仁术、中和与天道

——中华文化身体学与生命伦理思想的多元历史建构

马家忠　著

东 南 大 学 出 版 社

·南京·

图书在版编目(CIP)数据

仁术、中和与天道:中华文化身体学与生命伦理
思想的多元历史建构/马家忠著. —南京:东南大学出
版社,2013.11
　ISBN 978-7-5641-4669-6

　Ⅰ.①仁…　Ⅱ.①马…　Ⅲ.①中医学－医学哲
学－研究　Ⅳ.①R2-02

中国版本图书馆 CIP 数据核字(2013)第 289653 号

出版发行:东南大学出版社
社　　址:南京四牌楼 2 号　邮编:210096
出 版 人:江建中
责任编辑:刘庆楚
网　　址:http://www.seupress.com
经　　销:全国各地新华书店
印　　刷:南京玉河印刷厂
开　　本:700mm×1000mm　1/16
印　　张:14.50
字　　数:276 千字
版　　次:2013 年 11 月第 1 版
印　　次:2013 年 11 月第 1 次印刷
书　　号:ISBN 978-7-5641-4669-6
定　　价:48.00 元

本社图书若有印装质量问题,请直接与营销部联系。电话:025-83791830

序

——为马家忠君《仁术、中和与天道》的出版而论道

孙慕义

　　临在于嘈杂与潦草的学术时风,细读马家忠君的这部书稿,凝思一下关于中医文化和中华生命伦理学的这些事,百念胶结,难以自已。

　　我想说的是,首先,中华民族本应有自己鹤立独行的生命伦理元素,并应该是人类道德文化的一个重要部分,但因为历史上沙障与蛮远戈壁的阻隔,几乎没有易医文化与西方医学人文精神以及经典生命伦理思想的交流或互生;我们的医学的封闭仅仅是对于自由意志的争取而缺乏自由世界主义的气势,我们如同科学技术一样,闭关自守的结局,使中华医学和由其养育的身体人文难以克服其非科学化内在品行;医学仅仅是维系或应付人们的健康与疾病救治的需求,作为生命本身一直存在着医药卫生的危机,由此造就的生命伦理观念,也明显离异于西方道德和宗教模式。其次,儒释道文化,尤其是儒学与道学,一直直接融润和辖控着中华医学的基本理论,医学哲学包括生命伦理思想或理论,是附属和依附于儒释道思想、精神和语言的;生命伦理观念只是镶嵌于其中的一块具有动感的宝石。当然,道术与易医又具有十分独特的哲学背景和生命伦理内核,如此,作者也在书中有所关注。第三,鸦片战争以后的中西文化大交合、大碰撞的潮汐高涨之后,特别是西方基督医学的入驻,中华医学逐渐被仄逼进一个有限的区域,而新中华医学已经被迫改变了原有的纯净的架构,服膺于西方化的科学规范和原则以及世界主义精神的生命伦理学,已经淹没和遮蔽了中华民族独有的医学和生命伦理个性,其中,不乏对于民族历史积淀的精华的鲸吞或遗弃,即使我们用心挖掘、抢救与保护,但我们可以看到的是确实有个别的严重扭曲与变形的经过粉饰

的"遗产"。第四,中华民族的医学或汉民族一方的大中医、大国医概念,应该包括其他民族丰富的文化资源,有些具有十分特殊的科学品质和伦理特性:比如回族医学道德的伊斯兰文化因素,维吾尔医学道德除伊斯兰文化成分外与中亚各民族之间的汇合,蒙藏医学道德与佛教文化之间的内在联系;其他如苗、羌、傣、壮、东巴等民族医学道德各自独有的伦理文化基因。第五,生命伦理学从经典阶段向后现代的转换,主要是自由意志论世界主义向自由世界主义的精神根基的进化,这个过程中,表达了生命政治文化的变迁以及人类对于生命神圣意义的理解和对个体生命自主权利的尊重,人类始终没有放弃通过医学的善和爱的语言叙事对于健康的真全生活的追求,而在各自的医学科学化的发展中,以整全的生命伦理作为航标,创造新的身体伦理的模式,使人类的福祉不至于永远是一种无法实现的梦境。生活是现实的,特别是对于病者和伤残的人,对他们来说,恢复健康与解除痛苦不应该仅仅是一种祈盼。如是,我们的医学,不管是西方医学还是民族医学,在伦理上,应该做些什么最重要的事,应该如何把医学之爱付之于行动?

我们曾经在伦理学的诠释中,制造了很多新的概念,特别是作为有关生命科学技术与临床医学以及维护身体的康健的政策方面,我们投入了许多刻苦的热情。为人的身体的不幸而悲戚,为人的生命的权利而疾呼和奋争,并在生命伦理的指向上,力图用他治的伦理责任替代自治的道德。道德理想之一是使个体生存自由成为人类普遍的追求,并且从自在的意识中,具体确立使自我的责任成为为他人谋取生命的权利。

中国儒家古训,于医道之术,以仁术喻指医术。"医乃仁术"为大医精诚所致。《孟子·梁惠王上》云:"无伤也,是乃仁术。"仁术也是爱之术,人道之术,也是精益求精之术。有利无伤害,是医学伦理的国际通用原则,以病人利益为最高利益,也是《希波克拉底誓言》的基本精神。仁术之目的是博爱的艺术,是至善之术;至善为《大学》开篇的第一句话:"大学之道,在明明德,在新民,在止于至善。"在《大学章句》中,朱子将之称为《大学》的"三纲领"。无论明明德还是新民,都必须"止于至善":仁术至善,即指我们医务人员以精到的医术行天理、天道,以亲民,以善和爱这一医学伦理之核心作为我们为医的"大道"。我们的医道是人世间之大道,是替天行道,是人间正道,古人认为,医道乃为天德,元代王好古《此事难知·序》中说:"盖医之为道,所以续斯人之命,而与天地生生之德不可一朝泯也。"中华民族以"道"作为我们的信仰,道学、道统、道家深刻影响我们的医家操守;孔子《礼记》告诫:大道之行,天下为公。兴大道、行大道、循大道,即我们的医之道,也即天之道。医生的天职,是帮助延续人们的生命健康。这种道所体现出来的德和天地长养万物的大公无私之德相一致,它是佛性随缘而生利他妙用的生生之德。作为医生,一刻也不应缺少这种德。此"大道"集合了中华民族儒释道传统的内在精华。同时,叙说了哲学家伊曼纽尔·康德的名言"头上的星空,心中的道德律",即"天"和"大道"。中国为中央之国,中华民族为中道之民族,以"和"文化为重要道德传统,和气生贵,和气维道,家和万事兴。中和为中庸之道,是中国文化的骨髓,作为一种方法论,它已经深深渗透到了与中华文化有关的每一个元素和成分之中,成为构成普遍的文化心理和社会心理的核心要素之一。每个置身于中华文化视野中的社会成员,无论你愿不愿意,承不承认,是否认肯,你都无法摆脱那与生俱来的中庸的思维模式和价值观。因此,在医务活动中,正确地认识中庸之道,并加以合理的应用,既是一种智慧,也是一种无可回避的文化责任。《尚书》的《盘庚篇》的"各设中于乃心",《吕刑》"罔非在中",《酒诰》的"作稽中德"等;在《尚书·大禹谟》中,有被宋儒称为"十六字心传"的那一著名的箴言:"人心惟危,道心惟微,惟精惟一,允执厥中。"《尚书·洪范》记载,周武王向殷代的遗臣箕子请教国事,箕子提出九条大法,其中就有中道的思想"无偏无颇,无偏无党,王道荡荡"。由此,我们可以把《尚书》中强调"执中"的生命政治智慧,看作是中庸之道的思想源头。"中庸"一词,语出《论语·雍也》。中和,作为生命伦理智慧,更契合于亚里士多德的过犹不及思想,得数有常,天地循常庸之道,是最美好的道。医由此"道",方有所得(德),乃"道德"是也。科学哲学从物理正负中和与化学中的"化合"获得启示,为医之道,必克服各种矛盾和痛苦,化解病理、心理和人理的冲突,恢复健康和平和,救死扶伤,实行人道。中和更有宽容、宽厚、宽松、和谐、平和之意,在当下医患关系紧张的情势下,"中和"思想是十分宝贵的,是我们继承和发扬中华民族的道德哲学遗产,使我们的民生组织和机构成为公民信赖的和谐、温馨、充满亲情的小社会。

在对道德的解读与诠释上,我们这个民族做了太多的事,下了太多的功夫,给我们悠远的历史留下了不小的财富,但也曾经余存太多的遗憾与负面的影响。

中华民族的道德有其特有的民族性、本土性,而作为文化传统,通过几千年历史的嬗变,其内涵已有很大改变。在道德或所谓"伦理"的语义认知与理解上,中华民族一直没有停止与外来民族或外来文化的交融或互为影响,不能说,我们是一个完全的、孤独的、单一的道德教化的民族。

应该说,中西道德文化差异和情感上难以真正彻底互融,是客观存在的。

其实,我们应该同意,亚里士多德所言:德性是一种支配我们选择的气质。他这句话,其实回避了对德性或道德本质的概念诠释,而只是说明了道德的功能,等于没有言说什么和如何判断以及如何选择才是道德的,或者那样去做就是正当或善。结果,留下了一个结论,也就是道德之事是不言而喻的。

学人钱穆言:"言其德性,斯谓之诚矣。"①他又说,犹如老庄哲学的自然,道德须以诚为贵,诚者实为自成,是物之终始。中国古人认为,正德利用厚生,在内正德,方能在外有利用,最后以生命的安平、身体的康健为目的。医学更应以道德为前提,敬畏生命为最终的追求。这样的生命伦理观念,为道德的诠释提供了一个明晰的基础。持有正道,方具德性,循正道尊德性才可德(得)行。

米兰·昆德拉的小说《生活在别处》的前言中,一再对我们说,要反对既定的思维模式,绝不墨守成规和媚俗取宠,要用一种新的美感与道德观,解答"人的存在究竟是什么",他用玛曼重复艾吕雅的诗句来回应人类对于身体道德的疑问和困惑。

> "一只眼睛里有月亮,一只眼睛里有太阳。"②

昆德拉通过笔下人物的语言,道出不能言说的伦理和宗教的律令,并对于传统的"善"的观念所谓不言而喻以致被滥用的文化社会,进行批评,罗伯特·施佩曼无情地拆解医生的职业道德观念:

> 他们只是对于健康的风险进行消极的说明,缓和地规劝说:"倘若健康对您来说是至关重要的,这对您是最好的。"用对一位

---

① 钱穆:《现代中国学术论衡》,岳麓书社,1986 年版,第 66 页。
② 参阅米兰·昆德拉著:《生活在别处》,安丽娜译,青海人民出版社,第47 页。昆德拉在反叛和质疑人类道德的陷落,并阐扬个性和个人世界的美好。

患有肺炎的患者(具有社会身份的人)劝说,不要做出违反身体健康或疾病治疗的行为,那样的"恶"是医疗的伦理规则不能容忍的。[①]

施佩曼说明了医生有责任对病人传达为了保全生命必须摘除肾脏或者截肢的治疗为什么是合理的,也进一步追求,应该为此专门为此类行为的责任规范,建立一门伦理学。当然,这些都源于人类的道德传统和对于幸福的理想。

伦理学作为一门学科,出于"宇宙万物都是向善的。一切技术和科学都有目的"[②]。对于善、幸福与责任,应该有一门学科去研究,为生活做顾问,特别是技术与科学行为。选择与判断,需要理由和依据。对于善与恶的评价,要有标准和理由;对财富的分配,要有原则,说服那些没有获得所求利益的人;关于公正和权利,我们要解决由此类事件所引发的冲突,等等;因此,我们要制造一门伦理学。

中华身体学概念是一个核心的伦理概念,天人合一与身心合一,仁术与人之术相通相合,与易而变,与易而生,易医的哲学融汇了身体的伦理,这是西方医学所不具备的特质。

在兹,我以为,身体伦理学可以作为生命伦理学的变体,以此回应文化意义和生物学意义的人的生命存在和社会空间权利或人与人关系的诸多可能性,也可更直接地表达人的身体价值和道德效益。同样,生命伦理学也可以作为身体伦理实现它的学术追问和学科理念。凡是关于人的肉身与精神的道德问题的研究,可以构成身体伦理学的全部内容,身体伦理更直接与具象地对人的生死疾病、苦难、欲望、快感进行伦理的辨析与对话,并把肉身的真实体验和他者的测查、道德认知、观念以及主体表达,进行综合的审视或评价,最后获得权利等级的排序,以求得问题或案例解决的方案和计算。身体伦理学较之生命伦理评价更为精致与细腻,它并不排斥精神与灵性的侦查、觉悟与沉思,而更突出和强化了身体的社会性和生命政治意义,更符合物质的实存所引发的卫生经济价值与身体的文化功效。在

---

① 罗伯特·施佩曼著:《道德的基本概念》,沈国琴等译,译文出版社,2007年版,第2页。施佩曼为德国当代最著名的哲学家之一,特别对医学与自然科学的伦理界限、基因技术问题,有很多具有影响力的文章。

② 亚里士多德著:《尼克马科伦理学》,苗力田译,中国社会科学出版社,1990年版,第1页。

此,只要有伦理的要素始终参与对于人性的反省,就不至于将身体物化或仅仅是作为失人性的符号。如此,人的身体会更加自由,更有尊严,更加个性化。人类伦理研究,更贴近于现实生活,会加强医学或生命科学技术的亲切感,更会显现个人世界主义意识,提高医生与病人交流的质量和效率。

我们身体的文化与社会意义,在于它承担思想和情感的实现功能,由此,才可以通过这种身体的叙事,来表示善或者恶的诉求,以其达到道德理想,使无数个体建立各种关系,并接受权利和权力,拒绝暴力的鞭打和压迫。身体是实现生命伦理意向的唯一工具,因此,身体的概念绝非仅仅限于物质的平面,而其广度与深度都与心理、精神、灵性的功能紧密相连,有时合为一体,身体可以替代(几乎是一种常态)思想和意志,实现人的活动和创造力,旨在于完成“心”的召唤和命令,但如果没有身体的同一或同步配合,道德效应只能等于空灵。医学生活和疾病过程是一个社会和技术的肉身反应和身体的病理性经验,没有它,人的身体也就没有展开的空间和施治、爱的对象。只有医学生活有效地恢复到健康的正常的程序化生活,身体才能找到自身的完整性:主体的生命社会化秩序才可以建立,与之相关的人的活动才可以展开和运行,才能够使伦理性和生理性获得完美结合。所以,梅洛-庞蒂说,身体“本质上是一个表达空间”,因此,“身体的空间性……是一个有意义的世界形成的条件”,并断言“身体是我们能拥有世界的总的媒介”。[1] 而美国社会学家约翰·奥尼尔则在《身体形态》一书中更详尽地指出:身体是我们赖以栖居的大社会和小社会所共有的美好工具。身体同样是我们在社交中表达亲昵和热情的工具。

人的行为或生活行动的法则主要接受伦理观念的控制,比如公正和爱;这是由理性对整体秩序的约束所支配。理性在伦理上由理论思想构成,在观念上与可理解性上是由伦理本身构成。胡塞尔的理性强调存在的重要性,它覆盖了“整个人类存在的意义和无意义的各种问题”[2]。作为身体现象学来说,对于“我”与“他者”共现在一种完全的心理和身体的“共存”唯我论经验之中,是通过触感和情感统

---

[1]　参阅莫里斯·梅洛-庞蒂著:《知觉现象学》,姜志辉译,商务印书馆,2001年版,第三章部分章节。

[2]　保罗·利科著:《论现象学流派》,蒋海燕译,南京大学出版社,2010年版,第27页。此句转引自 *Krisis II. §2.*

一在心理场和感觉场之中,只有在其心理和身体进行联系时,主体才会有意识把身体作为自我的一个替代。笛卡尔的神圣真实性是建立在生命的那个特指的身体观念自明性的基础上,胡塞尔则从现象出发,分析本质中居有一个"他我"的身体观念,即把身体的自然和理性意向分开,制造了一个"自我"和"他我"的相异性。这样我们就可以将身体分别以医学、物理学、哲学、宗教或艺术、社会学视角作出不同的评价,而最后用伦理学的最高本体收集与整理,获得整全的生命伦理形式,归结为人的医疗行为的正当性选择,而就不至于被身体的扩延的意念知觉和痛苦或快感的经验所困惑。

人的身体有时被分离,但这种分离的整体,依然作为身体本身,人通过身体移动进行感知,表达自己的存在,我们的肉体"充当在次级还原中不再形成客观世界而是极其重要的自然、固有的自然的所有身体的参考极"。因此,胡塞尔进一步分析道:

> "由于这种对一切陌生事物的抽象消除,为我们保留的是一种世界,一种被还原为固有的本性,正是因为肉身,即心理—胜利的自我、肉体、灵魂和个体的自我,还原世界独一无二的特点才融入到本性当中。"①

人的自我的自身和自然的自身之抽象远远超过由教育习成的虚构形式或想象,我们日常对身体的理解仅仅是一种化身,自己的自然是以我为中心的自然,是可以运用权力的境遇,它是可以看到、听到、触摸到的;身体作为物质的肉身是这种对本有境遇的还原,至此,身体依然是没有被察觉的器官,依然没有被"我"的行为渗透的器官,"我"的行为最终以事物终止,这就是我和我的肉身。② 问题是,我们必须有一个确认自身是"我"的过程,如何获得在场的自身成为他者的在"这里"的体验,我可以自由地驾驭和控制我的身体,并使得我的

---

① 保罗·利科著:《论现象学流派》,蒋海燕译,南京大学出版社,2010 年版,第 182—183 页。此句为利科对胡塞尔"第五沉思"的分析,见 Cf. [129,1.8] (81—82).

② 保罗·利科著:《论现象学流派》,蒋海燕译,南京大学出版社,2010 年版,第 184 页。胡塞尔的意思是,自我是以现象的身份成为自己实存的世界,人类在生活的境遇中,通过相应的构成综合的途径,完成对自身和身体自然的统觉,是这种统觉将人转化为世界的一个存在。

身体透视的原点所接受的经验体系的方向和他这另外的经验体系的方向的统一,使身体的双重归属合法地被不同的视觉评价后实现最后的同步,由此避免他者逃逸"这里的我",背叛自身原我的道德意义。人类的身体应该最终结束和圆满完成局部孤立的平行活动(愉快),另外就是完善亚里士多德所称道的工具的功能(人类的成果);此外,达到康德称道的决心实现的人类重点,即命运或计划,也就是我们所描述的幸福。幸福不是欲望的全部,身体内不可能绝对自由,人只是一种通过身体的承诺,只能享有有限的欲望满足快乐,因为时间的限制,只是局限的完美。生命的进程是由人的身体指定和呈现,我们的身体无法逃脱自然所规范的伦理程式,即使我们经常充盈着身体表达的自由意志的冲动与激情,我们也不能放任它和"自我"的解离。

对身体形象的体验、感觉、记忆以及联想、想象,对于身体患病中疼痛的放大、夸张,外显图示的延伸、编织、杜撰和猜想,皆建立在原始的身体空间性外壳以及肉性基质的描述与语言中。医生用科学和技术的"看"来拷问疾病的元素和因果关系,用己身的知觉,分析他者呈示或给予的非正常身体现象,以求得疾病的诊断,获得治疗的意见。医生以个人的身体去接触病人的身体,形成身体与身体的相互交通,成为被关注、被爱护、被救治的主体,接受另外一个职业的施爱与权力的主体的道德行动目的和伦理追求。生命伦理学则更加生动和具象、外显、现实以及易于体验与理解。

> "道,可道,非常道;名,可名,非常名。无,名天地之始;有,名万物之母。"

中华医学应该本身就是人之道。

道为宇宙本体,道为万物之源,道为事物变化运行的规律。《道德经》与犹太—基督教的《旧约:创世纪》相互呼应:"太初有道,道与神同在,道就是神。这道太初与神同在。万物是藉着他造的;凡被造的,没有一样不是藉着他造的。生命在他里头,这生命就是人的光。"①这光就是世人的道,亦为道法,唯有信他的,才可有道、得道,并方能培育爱养万物之恩德。《圣经》开篇即道:

---

① 圣经:约翰福音1:1—4。

　　"起初神创造天地。地是空虚混沌,渊面黑暗：神的灵运行在水面上。"①

　　道是自在者(I am),"耶和华"(Yhwh-jehovah)、"夷、希、微"②等,都是基督教的命理,我是我所是的,即是：道是永在的造化者、超越者、富有的生命者、启示者、公益者与拯救者。在老子那里获得了全面的诠释,并以生命的道理,说明宇宙的大道。

　　"我对你们所说的话就是灵,就是生命。"③

　　"老子之道,以自然为来源；以无为体,以有为用；以反始守柔为处世之方。其言曰：反者,道之动；弱者,道之用；天下万物生于有；有生于无。"④

　　闻道幽昧深远之"道",可会意,只能会意其中蕴涵生命伦理之正道。

　　汉语言之"道",既为实又为虚,既为有又为无；真理、规律与方略,皆为道。道为生命之来源,如《系辞》："乾道成男,坤道成女,乾知大始,坤作成物。"乾坤二卦表述了中国古代医学的基础和宇宙之物力取向,乾卦代表了大道的本体。人命归于天,乃谓明道与命道。南怀瑾借易经的道说,解释疾病和病理生理,同时关注易学的医学伦理之道,透悟出生命的伦理之学,可谓机巧。⑤

　　因为人类要攫取"道之用"来规范行为,引导善行,则以求道义,缩微精到之,可谓"义之道"、正义之道。义指一种立法、卫法、守法的行动和规则,是政治、社会的根本原理,也是道德的根本原理。郭沫若考证,"德"中有正直、正义的道德观念,中华民族从周代开始,把

---

　　①　圣经：创世纪1：1—2。
　　②　详见孙慕义著：《后现代生命神学》,文峰文化事业有限公司,2007年版,第255页。
　　③　约翰福音6：63。
　　④　王力著：《老子研究》,天津市古籍书店,1989年版,第1页。
　　⑤　南怀瑾：《易经杂说》,中国世界语出版社,1994年版,第138页。先生将生命与道德问题连接在一起,借说易经和医学来讨论,显出其睿智的学术思维和风格。

"义"作为百德之王。①

"礼以行义"②，"德义，利之本也"③。这是中华文化的义德的遗产。与此相对照，西方的道德观念与生命政治观念，格外强调政治与法。

> "古今中外，并不是先有礼与法，而后有道德上的'义'或'义道'，实际上是先有人民或社会公认的道义，而后有一定的礼法或法典（……是人民要求的正义与道德规范）。"④

先于华夏文化的尼罗河文化中，即公元前 21 世纪，和古希腊宙斯的女儿 Dike 主管"义"一样，人们崇拜的诸神中有一位 Maat 女神，其职责即是义、正、中、平，她是农神 Osiris 的女儿，手握天秤，西人把 Maat 译为主管公正、真理和公义之神。公元前 2000 年，埃及的一位明君普塔豪特普（Ptahotep）的墓志铭就是："公正或义，胜过所有。"雅利安人征服后的古代印度，混融了"义德"文化，创造了达摩（Dharma）一词，与 Maat 一样，表示"义"的主德。释迦牟尼用"去恶行慈"普救百姓脱离困苦，把韦陀和婆罗门的那种强硬的达摩义法（伐），改造为慈悲的义道和义术。⑤

基督教圣经从摩西五经开始，一直到《启示录》，不管是《旧约》还是《新约》，都是叙事一个"义"字，是巴比伦文化、希伯来文化、古代埃及文化以及古希腊等文明的混合积淀和结晶。圣经的义德文化细腻而精致，如"我告诉你们，你们的义如不胜于文士和法利赛人的义，断不能进天国"⑥。通过神的话语，说明"义"的含义的差异。路德的因"信"道而成"义"道，便为人类的正义之道开了先河。

但是正义（justice）或公正（righteousness）在基督教文化中，以至于对于世俗社会道义德性的影响、使用与延伸中，又十分复杂与宽

---

① 见周辅成：《论中外道德观念的开端》，载《中西哲学与文化比较新论》，人民出版社，1995 年版，第 154 页。

② 《左传》，僖公二十九年。

③ 同上，僖公二十七年。

④ 见周辅成：《论中外道德观念的开端》，载《中西哲学与文化比较新论》，人民出版社，1995 年版，第 160 页。

⑤ 同上书，第 161—163 页。

⑥ 《马太福音》5：20。

泛。对于基督徒来说，其正义就是对于上帝杰明的恪守与遵循，对于上帝来说，正义就是正直的楷模形象以及对于人的德性的引导与教诲，并在具体分配利益时给以公平的评价与裁判，即重新分配权利（retribution）。耶稣在"山中宝训"中为门徒描述的正义，主要是道德的，而不是遵守法律或形式主义外化的"义"，完全是人的一种自觉的善的品质。

西方的义，主要追求公平之正义，平等观念中的义，除一神一主外，人皆兄弟，中国人为差等的义，主张亲亲、君君、臣臣的等级义序；西方人是由上帝或神祇作为义德的引导者和义人的主宰，中国人往往以帝王或圣旨代表天命之大义；西方依律法监督不义之行，维持义德秩序，中国人以伐（罚）和礼义、仁义为重；西方人以信望爱来维系义德，中国人以人治武功、交相利、智仁勇维系义之道。以上为中西义德文化的差异。

医学的正义也是一种核心的社会道德规范，是指导人在医疗过程中的行为原则；医学正义是一种评价标准，核查与决定是否接受某一行为的凭据；医学正义佐证了人的行动的义务性与合法性。因为这一正义符合法律的要求，同时符合社会利益与自然规律，因此，医学的正义必须满足人的权利的需要；这一原则含有强制、明确并对被损害的利益的必要补偿的特征。对于义务论所指的医学正义而言，其形式可分为互相交换与互惠、卫生资源和生命权利分配的合理性、服从普遍的社会利益需要、平衡与均平各社会成员之间的正义、爱、自由的权利。[①]

罗尔斯的正义伦理试图以社会正义的规范伦理学替代古典功利主义和康德的义务论伦理学，试图为社会制度的公正安排提供理论依据。罗尔斯把正义称之为"公平的正义"。正义原则是用来分配公民的基本权利和义务，划分由社会合作产生的利益和负担的主要政治和经济制度。在罗尔斯看来，人们的不同生活前景受到政治体制和一般经济、社会条件的限制，也受到人们出生伊始就具有的不平等的社会地位和自然禀赋的深刻而持久的影响，而且这种不平等又是个人无法自由选择的，这种不平等就是正义原则的最初应用对象。换言之，即正义原则就是要通过社会制度的合理正当调节，来从全社

---

① 以上观点可以参考卡尔·白舍客著：《基督宗教伦理学》（第2卷），静也等译，上海三联书店，2002年版，第260—274页。

会角度处理这种出发点方面的不平等,尽量排除社会历史和自然方面的偶然因素对于人们生活前景和经济状态的影响。

罗尔斯的"作为公平的正义"理论体现的是一种经济伦理思想,体现一种生命原则、自由原则和平等原则,对于卫生资源的合理优化配置提供了某些理论依据。在卫生资源有限的境况下,如何解决卫生资源的来源和使用问题,要在同时照顾公共、公众利益,又要做到每个人享有极大的公正和生命平等,是个难度很大的卫生经济伦理学问题,在这里蕴藏着进行卫生经济决策和改革、规范卫生行为的理论依据和重要原则。因此,公正的理想扩大并强化了个人和政府的责任。如果说正义论是从社会制度的伦理精神进入医学伦理和生命伦理视域并为医学伦理学体系建构提供了一个理论视域和建构路径,那么,"义务论"主要是从个体行为的规范性切入医学伦理学和生命伦理学的。

传统的医学伦理学是以义务论为轴心的体系。围绕道德义务的根本信念而建立起来的对医学主体的各种美德要求与美德规劝,体现道德义务与美德的各种规范与应尽的责任要求等等,都是传统医学伦理学的重要内容。在当代生物医学的发展带来的医学伦理学转型的过程中,不能够否认义务论在医学伦理学发展中和医德实践中的历史作用和重要地位,甚至可以认为义务和美德是医学行为的道德底线。只是要充分地认识到,科学和技术的发展带来的一系列道德难题和医学道德的时代性困境,仅仅以义务论作为理论基础和方法手段是十分单调、软弱和残缺的。从现代哲学和伦理学理论中吸收必要的营养,从当代生物医学的发展实际情况出发创新医学伦理理论是当代医学伦理学的历史使命和当务之急。事实上,当代生命伦理学的发展就是理论创新和实践创新的结果。医学伦理学由义务论规导医学行为的道德方向,到生命伦理学由义务论、公益论和价值论引领现代生物医学的发展走出道德困境,表明义务论既不能退出历史舞台,也不能继续独自担当医学伦理学发展的重任。现代医学伦理学的发展需要解决具体医学道德问题,同时更需要建立与之相适应的新的理性思维,否则,医学伦理学的发展就可能缺乏理性支撑和缺少终极思考,割裂伦理的普遍性与特殊性、绝对性与相对性的辩证关系。

事实上,医学伦理的规范生态应该是功利论与道义论的结合。如,无论是对现代生命科学技术、生命质量和价值的判断、死亡方式的选择,还是医疗卫生改革与决策等,都必须在功利论和道义论的结合中才能得到合理性与合法性论证。现代高新生命科学技术的迅速发展是医学伦理学向生命伦理学发展的背景条件之一,这种转变同样根本无法回避功利论和道义论这两种道德评价系统,无法回避存在于后现代医学实践中的种种"价值困境"以及在"道德价值"问题上的内在紧张及其与传统伦理的某种断裂,也不可能在个体生命和社会制度的二元分裂中完成人文精神和生命伦理精神的重建。

　　我依然以为,中华医学,包括少数民族的大家庭的医学道德文化资源是极其宝贵并十分丰富的,值得我们去挖掘、醇化与清理;但是,关于中医学,还应定位于一门非正规科学,它具有马塞尔·莫斯式的复杂性与文化的原始性,但具有特殊的科学精神,已经剔除了初级性;由于它的特定的人种医学的研究范围,反映了黄河与长江流域的肉体象征人类学和被沙漠相隔裂的形而上学与灵学概念锁链,与儒道释文化融汇,演变为知识的、经验的、工具化的、感悟的、现象学的群体健康依赖与精神、社会信仰;我们不能用幼发拉底河和底格里斯河的美索不达米亚区域的闪民族的两河观念,或地中海文化圈的西方科学观框定、评价、审视、质疑中医,西方主义的话语系统不适宜于对中医文化和技艺的理解;只有用理性与非理性两种方式,才能共同保存中医文化结构的持续性,不要用西方式的现代性符号霸权剥夺民族传统和文化遗产,只能通过历史的反思和反省,在泛文化和时空的跨越中融会在人类的精神文化相关体中,中医的发展决定于人类的文化自觉,没有必要借助于任何权力或暴力。应该说,医学的诞生是目的化的,但不同文化思维和语言境遇,使各民族医学不可类比,西方医学的主体地位决定于其强大的效用性、可验证性、重复性、观测性和体系化;但中医应该有自己的品格和精神,中医应该自信;关于中医的讨论只是科学与非科学之争,不应作为科学与不科学或伪科学之争。中医与西医不是结合问题,而是与其他民族医学长期互补、共存;中医的发展,首先是一种文化的变革,是一种中华民族独有的思维与传统的不可再生的经典载体,其次才考虑一种生存工具和生活方式的迁移与选择习俗的变更。当代,中医存在的最大危机是人文化和人文精神的危机,是中医管理队伍、中医医务人员、中医文化工作者和学者的责任感的淡化,导致中医学医学科学目标和学科目的的迷失;中医行政体制和权力的滥用与腐败,加重了这种方向感的错位以及角色的失准。中医的文化哲学讨论,应该以正面交锋与争鸣为主要形式,应该鼓励组建中医哲学内部和非中医哲学的外部的学派,进行与语言或话语符号体系、意识、世界科学印记观念以及宗教哲学方向的对话;同时考略与社会生活、道德习俗、政治体制、市民健康保健心理、经济消费与传媒价值、教育等关系。应该努力挖掘、激活和开发中华民族的医学中特有的人文资源,并与西方的文化产品活思想进行比较性研究,这是一项十分艰巨的使命。我们今天面对的这部关于中华生命伦理文化的作品,就是试图践行这一动议指向的作品,这是一个很好的开端。

此时,我有感而思,读罢马家忠君的这部书稿,深为其努力和有心所撼动。这是一个前无古人的选题,也是一种尝试和知性的冒险,因为还没有人系统地真正用大篇幅的学术文字去深入叙事如此这般的中华多民族医学道德问题,并作出学理评价与精论。书中不乏精彩的议论和前卫的思维。很多是作者多年的思想积淀和文化守望的成就。本书独有的见地和智性的研究,显然填补了这个领域研究中的空白,有很多光耀闪烁的文字和颇有见地的意见,值得我们了悟和玩味,同时也启发了我们后来的青年学人,如何规划我们关注的项目和选题,如何避开把生命伦理学研究作为一种追随西方那种新闻跟踪似的猎取,或者鹦鹉学舌似的作秀;而应如何坚持民族的品性和中国的特性。当然,本书只是这个议题的开始,很多思考还限于一个开端,有些论述还不甚透彻和深刻,书中有些分析还限于平面的话语,有些观点也值得商榷。当然,如何挖掘中华医学遗产中的生命伦理学资源,不是一朝一夕的行动,这使我想到很多学者致力于儒家生命伦理学、道家生命伦理学或佛家生命伦理学的研究,已经有了很可以环顾和凝视的成果,只是还在一个过程之中的探索,无疑更应有深层的测度和考量,想来,留下与本书作者这个议题一并汇合起来,聚成一派中华生命伦理的大河,以其生命政治思想和中华生命伦理精神之涌浪,带动和激荡其生命伦理的自由世界主义的大海汪洋。

我念,本书作者有更惊人的成果,在不久奉献给我们。

2013 年 6 月 16 日　南京贰浸斋

在施予中，我们有所得；在饶恕中，我们得到饶恕；在死亡中，我们重生，得以进入永生。

——圣方济

凡大医治病，必当安神定志，无欲无求，先发大慈恻隐之心，誓愿普救含灵之苦，长幼妍媸，怨亲善友，华夷愚智，普同一等，皆如至亲之想。

夫大医之体，欲得澄神内视，望之俨然，宽裕汪汪，不皎不昧。

——孙思邈

"人只是一种动物，或拼合在一起的弹簧，它们彼此环环相扣，让人们找不出自然与人类圈之间的接点……"心灵使者一套体系中的一个齿轮：它所有的性能和属性"对大脑和身体结构极端依赖，它们即该构造本身"。

——大卫·勒布雷东《人类身体史和现代性》

目　　录

第一章　身体学和中医人体哲学

　　在人类的历史长河中，人们面临持久地对于人自身的拷问：精神和肉体，理性和感性，存在和虚无，健康和疾病，以及生、老、病、死带来的医学、哲学、文化、宗教、社会学、人类学等意义上的不懈追问与深刻反思，叩问肉身的人的存在和身体存在背后隐藏的价值追求。世界上没有相同的人类个体，在一个个鲜活的生命背后，又蕴含着怎样纷繁复杂的道德判断和诉求。在古希腊德尔斐神庙的入口处镌刻着一句名言："认识你自己"，我们的存在与身体息息相关，"身体是我们能拥有世界的总的媒介"①。对身体的探讨本质上就是对人本身的探讨，身体的命运实际上也正是人自身命运的生动写照。

---

① 保罗·利科著：《论现象学流派》，蒋海燕译，南京大学出版社，2010年版，第27页。

第一节　人类身体史溯源

一、西方人类身体史溯源

西方思想传统主要来源于古希腊和基督教文化。这两大传统文化缔造了迄今为止的西方精神,身体作为西方精神的具体承担者同样深受其影响。

1. 古希腊神话中狄奥尼索斯和阿波罗带来的身体意象

罗素指出,古希腊民族存在着两种非常明显的倾向:一种是热情的、宗教的、神秘的、出世的;另一种则是欢愉的、经验的、理性的。[①]前者的代表是酒神狄奥尼索斯,后者的代表是太阳神阿波罗。前者是性力、迷狂、激情之神,是早期希腊宗教狂乱行为背后的驱动力;后者则是秩序、理性和一致性之神。

在古希腊狄奥尼索斯秘教中,狄奥尼索斯是作为植物之神,尤其是作为欢乐的生命之神被人们崇拜的,狄奥尼索斯秘教中一个最引人注目的特征就是对欲望的放纵和对狂欢状态的追求。在对狄奥尼索斯的祭祀仪式中,妇女抬着一个庞大的男性生殖器的象征物,反映了秘教宣扬的是对人类本能的随心所欲的释放。狄奥尼索斯是酒神,所以,酒成为他的信徒的圣物,痛饮之后,男女更容易达到酣醉的状态。阿波罗是光明之神,在阿波罗身上找不到黑暗,他从不说谎,光明磊落,所以他也被称为真理之神。阿波罗被视为司掌文艺之神,主管光明、青春、医药、畜牧、音乐等,是人类的预言之神、迁徙和航海者的保护神、医神以及消灾弥难之神。

在西方哲学传统中一直存在着一种不平等的二元论即身心二元论,在古希腊语境中,身体代表感性,心灵代表理性。具体到狄奥尼索斯和阿波罗,狄奥尼索斯代表的是身体,是感性;阿波罗代表的是心灵,是理性。显然,理性推理高于感性判断。

2. 柏拉图的客观唯心主义思想

柏拉图是西方客观唯心主义的创始人,他的哲学主要建立在实

---

① 罗素著:《西方哲学史(上)》,马元德译,商务印书馆,1963 年版,第46 页。

在与现象的二元划分上。柏拉图将世界划分为具体的感性世界和抽象的理念世界,他认为理念世界是永恒不变的真实的存在,而人类身体感官所接触的现实的感性世界,只是理念世界的影子,它由现象所决定,而每种现象因为时空等因素而表现出暂时变动的特征。因此,这种感性世界的存在从根本上来讲是非本真的、无意义的。

在柏拉图眼中,灵魂与肉体是对立的,柏拉图对肉体的态度始终是贬抑和否定的,怀有强烈的敌意。"我们要接近知识只有一个方法,我们除非万不得已,得尽量不和肉体交往,不沾染肉体的情欲,保持自身的纯洁。"①因为身体的烦恼和贪欲会扰乱灵魂的宁静。在柏拉图看来,哲学家毕生追求的目标是智慧。"智慧本身是一种极其纯净的东西;身体是心灵的牢笼和坟墓,阻碍了心灵对智慧的追求。只有当哲学家真正摆脱身体的羁绊,灵魂才能获得自由,只有自由的灵魂才能达到对智慧的追求。"②柏拉图认为,在现实生活中,死亡并不可怕,因为只有死亡才可能达到身心的彻底分离,让心灵摆脱身体的束缚,自由自在、无拘无束地去寻求和获得智慧。

3. 笛卡尔的身心二元论

意识哲学来源于笛卡尔,他用他的经典名言"我思故我在",表明了他对身体与心灵关系的认识,笛卡尔认为,正是因为有了灵魂,所以才有我的存在,我是灵魂性存在,而不是身体性存在。笛卡尔把心灵和身体分属于两个不同的区域:心灵与精神、思维联系在一起,而身体与物质、广延联系在一起,从而形成了身心二元论。"虽然笛卡尔的形而上学仍然把最高实体归于上帝,但上帝在这里的位置不过是'虚位'。……只有心灵和物质才是实体。"③笛卡尔以其"普遍怀疑"确立了理性的权威,并以"心灵和物质"确立了人与自然之间的关系。笛卡尔的唯理主义理论取缔了"看"、"听"、"感受"等的全部感性意义,他认为通过我们的身体和感官经验获得的东西是不可信的,只有心灵的能力才能揭开知识的秘密。在获得真理的过程中,他用普遍怀疑的方法切断了对身体的依靠,"单凭我心里的判断能力我就了

---

① 柏拉图著:《斐多》,杨绛译,辽宁人民出版社,2000 年版,第 17 页。

② 王瑞鸿:《身体社会学——当代社会学的理论转向》,华东理工大学学报(社会科学版),2005(4):1—7.

③ 赵敦华著:《西方哲学简史》,北京大学出版社,2000 年版,第 302—303 页。

解我以为是由我眼睛看见的东西"①,从而把寻求知识和真理的机会都归于无躯体的心灵("我思")。

4. 基督教的身体隐喻:十字架下的罪孽和苦修

基督教作为传统西方思想的另一个重要源泉,同样包含了系统的身体思想,这成为我们理解西方身体思想的另一个重要参照。基督教沿袭了柏拉图关于身体与心灵的看法,除了强调身体的卑贱和低劣外,基督教还将上帝引入进来。在基督教中,柏拉图的理念世界变成了神圣世界——天国,感性世界变成了世俗世界,而且是充满"原罪"的世界。身体成了走向天国这个神圣世界的工具和阶梯。在柏拉图那里,哲学家的最高任务是追求智慧,而在基督徒这里,基督徒的神圣使命是回到上帝身边,进入永恒的天国。要想达到这一目的,必须通过禁食、节欲、折磨身体等苦修来抑制身体的欲望,驱除心中的魔鬼。基督教还有许多对身体的隐喻,例如,最经典的亚当和夏娃的故事,实质上隐喻的是男女两性的绝对不平等,因为女性只是男性身体的一个组成部分,这一思想后来成了弗洛伊德"阴茎羡妒"理论的重要来源;此外,在亚当和夏娃的故事中,由于女性的存在,身体的欲望,导致了亚当的堕落,从而开启了基督教中源远流长的禁欲主义传统。圣灵感孕(圣母玛利亚处女生子)的故事更是直接点明了身体的无用性。"在西方,随着基督教作为一种文化力量在政治上变得越来越重要,对身体所持的禁欲态度也变得越来越细致,由于基督教把身体界定为邪恶的东西,身体逐渐与作为一种堕落的或有缺陷的动物的人联系起来。人的身体实际上被转化为肉体观念,于是也把人的身体与动物性联系起来……在苦行僧传统中身体作为肉体被给予更灰暗的印象,需要用饮食控制、静坐冥思和宗教行为来训诫。"②

二、当代人类身体学兴起的社会文化背景

随着近几十年社会经济文化的发展,身心二元论的观念和轻视身体的传统逐渐发生了改变,身体作为一个不可缺少的内容开始浮现在理论领域中。"身体这个范畴也开始借助于全球化的力量与政

---

① 笛卡尔著:《第一哲学沉思集》,庞景仁译,商务印书馆,1986年版,第31页。

② 布莱恩·特纳著:《身体与社会》,马海良、赵国新译,春风文艺出版社,2000年版,第17页。

治改革、经济发展、文化生活、社会建设、意识形态等这些举足轻重的术语相提并论,并共同组成了某种异于传统的理论框架"①。随着后现代社会的到来,消费主义、享乐主义盛行于世,越来越多的人开始更加关注对形体美的追求、对衰老身体的否定、对死亡的摒弃、对健身运动以及保持身体健康的重视。当代身体社会学的触角已经逐渐扩展到社会的众多领域之中,身体正以全新的姿态凸现出来,这也许可以称为身体社会学真正繁荣的前奏。人类身体学理论之所以能够在当代开始全面兴盛,其主要原因表现为以下四个方面:

1. 身体成为当代学者的一项重要研究课题

从 20 世纪开始,学者不仅认识到身体是当代政治和文化的一项重要课题,而且开始把身体问题化、哲学化,并把它作为理论研究的一个重要组成要素。其中以尼采、福柯为代表的谱系学传统和梅洛-庞蒂、保罗·谢尔德等人为代表的身体现象学研究为当代人类身体学理论的发展起到了关键性的作用。

(1)尼采、福柯的谱系学研究

在黑格尔之后的现代西方哲学中,由于纯粹意识和理性主体受到广泛批判,导致了在身心关系中处于卑位一方的身体渐显优尊之势。尼采(F. Nietzsche)的口号是,一切从身体出发,要以身体为准绳,他认为"我完完全全是身体,此外无有,灵魂不过是身体上的某物的称呼。身体是一大理智,是一多者,而只有一义。是一战斗与一和平,是一牧群与一牧者,兄弟啊,你的一点小理智,所谓'心灵'者,也是你身体的工具,你的大理智中一个工具、玩具"②。所以,身体理所当然具有重大的价值。

尼采的思想来源于对身体的热爱和感知:"这就是人的肉,一切有机生命发展的最遥远和最切近的过去靠了它又恢复了生机,变得有血有肉。一条没有边际、悄无声息的水流,似乎流经它、超越它、奔突而去。因为,肉体乃是比陈旧的'灵魂'更令人惊异的思想。当每一个个体生命都能从自己的生命强力本身而建立善与恶时,人类就将进入一个生命价值得以充分实现的'理想阶段'。无论在什么时代,相信肉体都胜似相信我们无比实在的产业。简言之,相信我们的

①　转引自:文军:《身体意识的觉醒:西方身体社会学理论的发展及其反思》,华东师范大学学报(哲学社会科学版),2008(6):73—81.

②　尼采著:《苏鲁支语录》,徐梵澄译,商务印书馆,1997 年版,第 27—28 页。

自我胜似相信精神。"①针对"从前灵魂轻蔑肉体,这种轻蔑在当时被认为是最高尚的事:——灵魂要肉体丑瘦而饥饿。它以为这样便可以逃避肉体,同时也逃避了大地"②。尼采提出把偶像打翻在地的思想,指出:"迄今为止,理想这一谎言统统是降在现实性头上的灾祸,人类本身为理想所蒙蔽,使自己的本能降至最低限度,并且变得虚伪——以致朝着同现实相反的价值顶礼膜拜,只因受了它的欺骗,人类才看不到繁盛、未来和对未来的崇高权利。"③因此,尼采对表现身体本能的酒神狄奥尼索斯进行了热情的赞美。

尼采认为身体是一切事物的起点,而米歇尔·福柯(Michel Foucault)④则进一步认为身体是社会组织的焦点。西方传统社会通常认为,身体是灵魂的牢笼,福柯却指出灵魂是身体的牢笼。整个人类身体史就是一部身体被压抑、被规训、被宰制和糟蹋的历史。在福柯看来,身体成为各种权力的追逐目标,一旦身体被涵盖在现代规训体系之中,心灵就会变成论述权力的据点,因而,只有身体才是真正的本原。当代社会是一座巨大的监牢,层层监视、规范化裁决和检查是对身体进行规训的主要手段,学校、医院、兵营等组织和机构是对身体进行规训的具体场所。福柯在《性史》中指出,身体成为权力的对象,性成为权力对身体统治的工具。福柯的性学理论集中在对性禁忌的伦理学分析。性禁忌是权力的运作方式,是压制与煽动的游戏。这种认识有其价值合理性,即性禁忌造成两种影响:一是压制性,把性看作肮脏、淫秽、羞耻的东西,"文明"是对肉体的精神压制,这造成两种压抑:男人对女人的性别压抑和异性恋者对同性恋者的压抑;二是煽动性、重视性,使人们都处于"性文明"的监视之下,用神秘的隐藏勾起人们的兴趣,把性器官从人体的器官中脱离出来,成为

---

① 马丁·海德格尔著:《尼采十讲》,苏隆译,中国言实出版社,2004年版,第176页。

② 尼采著:《查拉斯图拉如是说》,尹溟译,文化艺术出版社,1990年版,第7页。

③ 尼采著:《权力意志——重估一切价值的尝试》,张念东、凌素心译,商务印书馆,1996年版,第5页。

④ 米歇尔·福柯(1926—1984)是当代法国结构主义和后现代主义代表之一,他的研究跨越哲学、医学、历史、政治学、文学、语言学和性学等领域,批判现代文明的理性霸权和资本主义权利关系。福柯一生著作甚丰,其中《癫狂与文明》、《临床医学的诞生》、《事务的秩序》、《知识考古学》、《权力与知识》、《性史》等最为著名。

一个独立的、特殊的个体,性禁忌培养一种虚伪的人格并对色情文化的泛滥起了推波助澜的作用。福柯在《规训与惩罚》中,着重阐述了现代性过程中作用于身体的社会力量的变化,即如何从公开的、直接的身体惩罚转变为隐蔽的从空间上控制并规训身体行为的模式,《临床医学的诞生》和《疯癫与文明》等也极富洞察力地阐明了身体政治的问题。福柯指出,被政治体制与知识权力安排是个人身体无法回避的选择,现代政治和权力的运作必然会产生奴性化的、被动的身体,权力的规训和监控必然生产出大量驯服的身体,福柯的身体政治思想影响了其后一大批身体研究者。

(2) 梅洛-庞蒂、保罗·谢尔德等人为代表的身体现象学研究

梅洛-庞蒂围绕身体展开的现象学讨论几乎扩展到所有哲学领域,其中贯穿的主线就是用身体表达取代意识表达。梅洛-庞蒂(M. Merleau-Ponty)的身体现象学以直接介入的、现象学的姿态重新诠释了所与者与所思者、心灵与物体、主观与客观的意义,把身心问题纳入一个全新的视野。他认为身体为我们提供了一种"初生状态的逻各斯"[①]。人首先是以身体的方式而不是意识的方式和世界打交道,是身体首先"看到"、"闻到"、"触摸到"了世界,它是世界的第一个见证者。

梅洛-庞蒂通过对身体和心灵的重新思考,把纯粹的意识主体改造成"肉身化主体"。它不是客观意义上的身体和主观的意识,而是一种"现象的身体"。"当身体在退出客观世界时,它将会拉动把身体与其周围环境联系在一起的各种意向之线,最终将向我们揭示出知觉主体和被感知的世界。"[②]在身体研究发展史上,梅洛-庞蒂最重要的贡献在于,他回答了逻各斯中心主义所无法解决的一个问题即身心如何融合统一的问题,为身体研究的兴起奠定了哲学上的基础。梅洛-庞蒂认为身体是有生命的肉体,逻各斯中心主义因肉体的感性和有限性而抛弃了它的价值,转而把注意力放在普遍性的精神之上,但实际上,肉体的感性及其与周围环境密切结合的特性使得我们的存在既具有强烈的个体性,也具有能理解他人处境的沟通能力以及抽象思维能力。同时,肉体与周围环境

---

① 莫里斯·梅洛-庞蒂著:《知觉的首要地位及其哲学结论》,王东亮译,生活·读书·新知三联书店,2002 年版,第 11—31 页。

② 莫里斯·梅洛-庞蒂著:《知觉现象学》,姜志辉译,商务印书馆,2001年版,第 105 页。

的密切互动与互生特性也使得身体是关系中的、情境中的身体，是与世界相互包容的身体。由于身体是与世界密切联系的身体，是"我"与周围环境互相交织的身体，所以对梅洛-庞蒂来说，身体及其处境所包蕴的涵义，是消除"我"与他人、物体彼此客体化从而达到和谐共存的核心要素。

保罗·谢尔德(P. Schilder)在1935年出版了《人体的形象和外表》。这本书分成三个部分，即身体形象的生理基础、身体形象的力比多结构和身体形象的社会学。他主要描述和分析了他所谓的身体的"姿态模式"。他认为这是一个被建构的形象，并且不是和人体的生理特性就是和纯粹的感官性保持着间接的关系。他涉及了广泛的诸如失语症和脑损伤这样的病理学发现，得出这样的结论：正常的身体意识具有构造性和习惯性。根据身体的力比多结构，谢尔德承认身体的情绪和感受活力。谢尔德相信身体形象都是通过社会关系建构和培养的。谢尔德写道："身体形象主要是社会的，我们自己的身体形象从来不是孤立的，而总是同他人的形象相伴。"[1]谢尔德的著作从心理学、社会学和文化的角度来理解身体形象，同时又将它们整合为人格和社会互动的基本方面，他认为："所有的身体形象都带有人格。但是，另一种人格及其价值的培养只有通过身体和身体形象的媒介才有可能。这个他者的身体形象的奠定、构造和保留因此就变成了他完整人格价值的符号、标记和象征。"[2]最后，谢尔德根据舍勒的观点断定，我们不应该将客观的身体看成是同主观身体的内心意识无关的一个独立整体。"只有一个单元，这就是身体。有一个身体外观，还有一个填充这种身体的有重量的物质。但是，这个意义上而言的身体总是表面可见的，它不是感觉的产物，而感觉要得到它们的最终意义只有从身体这一单元出发，身体单元也即是我们经验的诸多基本单元之一。"[3]

2. 女性主义运动对身体关注的提升

当代女性主义思潮和妇女运动对当代社会产生巨大的影响。

① 莫里斯·梅洛-庞蒂著：《知觉现象学》，姜志辉译，商务印书馆，2001年版，第108页。
② 莫里斯·梅洛-庞蒂著：《知觉现象学》，姜志辉译，商务印书馆，2001年版，第85页。
③ 莫里斯·梅洛-庞蒂著：《知觉现象学》，姜志辉译，商务印书馆，2001年版，第105页。

可以说，当代身体社会学是女性主义运动在社会学研究领域中所产生的一种政治后果和社会后果，也是西方工业化社会长期深刻转变的结果。女性主义理论之所以对当代身体理论而言是根本性的，就是因为女性主义运动将生物、性别、性征这三者之间的关系问题化了。

女性主义是指一个主要以女性经验为来源与动机的社会理论与政治运动。女性主义的观念基础是认为现时的社会建立于一个男性被给予了比女性更多特权的父权体系之上。其探究的主题包括身体、歧视、刻板印象、物化（尤其是关于性的物化）、压迫与父权。强奸、乱伦与母职是女性主义普世性的议题。女性主义理论重要著作《第二性》问世之后，身体性别成为长盛不衰的话题。女性主义者一直在思考女性身体为何被社会和文化构建，以及以何种方式被建构的问题。性别的身体一直是女性主义批判男性—逻各斯中心主义的强大武器。在男性—逻各斯中心主义主导的世界中，女人被等同于身体，身体成为女性性别的符号表征。20世纪六七十年代女性主义开展了对身体性别建构性特征的揭示，80年代的"酷儿理论"成为一种质疑和颠覆性与性别的两分模式，挑战男权文化的思想武器，是后现代主义在性学研究上的典型表现，以及近年对男性性别及男性气质的研究。

3. 人口老龄化背景下人们对身体关注的增加

人口老龄化是指总人口中因为年轻人口数量减少、老年人口数量增加而导致老年人口比例相应增长的动态过程，全球性的生育率的下降和平均寿命的延长是人口老龄化的主要原因。根据联合国的数据显示，全世界65岁及以上老年人口比例从1950年的5.2％上升到2000年的6.9％，到2010年该比例上升到7.6％，预计到2050年将达到16.2％。随着老龄人口的增多，老龄化社会的全面到来，衰老已经不再仅仅是一个生理年龄变化的问题，而是进一步上升为有关经济、哲学、法律、文化、政治的重大社会问题。在人口老龄化广泛的社会影响中，最令人担忧的有三个方面：劳动力市场、养老金计划和健康计划。即人口老龄化可能带来劳动力市场供不应求；未来老年人激增可能导致养老金入不敷出，在经济上不能支持未来的老年人的晚年生活，从而引起社会经济动荡甚至价值体系的坍塌；老年人医疗服务需求增加会对健康照顾计划造成巨大的压力。据统计，老年人医疗费用消耗了近80％的总医疗费用。每一位老年人的医疗费用支出至少是在职人员的 3 倍以上。随着老年人口的增多,老年人医疗费用的增长将构成医疗总费用的主要部分,对健康照顾计划造成巨大的压力,老年人医疗消费增长速度快,已经成为不争的事实。

人们常常会忽视自己的身体,但是,衰老、生病的人却会强烈地体验到身体的重要。现实生活中的身体是有缺陷的,疾病和死亡对身体的威胁如影随形。医学与身体关系的研究主要表现在三个方面。首先是日常生活中身体的医学化问题。约翰·奥尼尔提出身体的医学化的概念,指"人们生命的每一个阶段——怀孕、分娩、哺育、性交、疾病、痛苦、衰老、死亡等均处于以医疗管理为中心的职业化和官僚化体系的掌控之中"[①]。通过身体的医学化,身体被纳入国家机构的监控之中,进入一个庞大的工业化网络体系,而且通过这一网络身体获得社会化。其次,与身体医学化问题紧密相关的是医学知识对人体的监管、控制问题。米歇尔·福柯通过对癫狂、疾病和性的研究指出了医学知识如何通过身体及疾病的隐喻对身体进行分层、分类管理,并界定身体的心理与行为。[②] 医学知识对人体的监管无处不在,甚至深入到家庭对儿童身体行为的监控上。再次是生命伦理学对身体问题的探讨。医学上的变革常常会引发重大的伦理问题,譬如 16 世纪解剖学的诞生与 20 世纪人类基因组计划,它们在帮助我们更好地了解我们是谁、我们从哪里来、我们的身体为何会生病的同时,也深刻地改变了我们对身体的看法。当今,生命伦理学探讨的脑死亡、安乐死、器官移植、变性手术、人类辅助生殖技术、基因治疗等给人类提出了一个深刻的问题:对人的身体开展的医学研究,技术上可能做的,是否都应该做? 如何才能体现出对人类生命的尊重,对人本身的尊重,对人的权利和尊严的尊重? 人类生命面临十字路口的抉择。

4. 消费社会与身体审美时代的到来

不管我们承认与否和价值评判的高低,目前的世界业已踏入"消

---

① 约翰·奥尼尔著:《身体形态:现代社会中的五种身体》,张旭春译,春风文艺出版社,1999 年版,第 123 页。

② 米歇尔·福柯在《疯癫与文明》(刘北成、杨远婴译,生活·读书·新知三联书店,2003 年版)、《临床医学的诞生》(刘北成译,译林出版社,2001 年版)和《性经验史》(第 1、2、3 卷)(佘碧平译,上海人民出版社,2000 年版)中对此进行了探讨。

费社会"却是毋庸置疑的。对"消费"进行前所未有的深入思考并形成独特消费社会理论的是法国著名思想家波德里亚。在波德里亚看来,消费已经成为现代社会人类活动的主宰,而且已经从被动接受走向主动欲求。在《消费社会》里,波德里亚甚至说:"消费是个神话,也就是说它是当代社会关于自身的一种言说,是我们社会进行自我表达的方式。"①在现代社会,消费以其强大的魔力成为社会运行结构的核心,从而在人们日常生活中占据支配地位。

与消费主义密切相关的是,人们对身体的审美日渐重视了,而这则是从长相的角度来强调苗条和自我调控。消费文化和时尚产业特别重视身体的表面,强健、美丽、苗条的身体观念促进了消费的发展,广告、时装、芭比娃娃、脱衣舞等轮番上演。在这个消费社会的成长过程中,我们可以看到西方价值观发生了历史性的变化,出现世俗化的倾向。西方价值观先是因为一些苦修的原因强调内心控制,现在则因为审美的目的而强调对身体的操控。饮食的目的以前是用来控制精神和灵魂生活,现在的目的则是为了变得更性感和更长寿。迈克·费瑟斯通认为"苦行般的身体劳作所带来的回报不再是对灵魂的救赎或是好转的健康状况,而是得到改善的外表和更具市场潜力的自我"②。为了对身体进行控制而设置的饮食管理,通过医学化的作用转变成了世俗的健康和卫生道德。

迈克·费瑟斯通(Mike Featherstone)探究了当代消费文化中身体为何及如何作为自我的一部分被体验和改造。他指出:"当代消费社会的文化工业已经形成一个有关身体的产业链,它们强调身体作为自我身体的体现,是未完成的,也是需要不断修饰、改变或变形的。与传统道德规训身体快感不同的是,消费文化打着享乐主义和满足身体需要的口号,实施了对身体新的规训方式。这种新的操纵身体的方式是通过不断刺激欲望并把欲望进行符码化与美学化处理,因而更为隐蔽也更具诱惑力"③。不同的社会阶层形成了不同的主流身体形象,"根据布尔迪厄的观点,中产阶级偏向苗条,工人阶级养成的

① 让·波德里亚著:《消费社会》,刘成富、全志钢译,南京大学出版社,2000年版,第227—228页。

② 汪民安、陈永国编:《后身体:文化、权力和生命政治学》,吉林人民出版社,2011年版,第277页。

③ 迈克·费瑟斯通著:《消费文化与后现代主义》,刘精明译,译林出版社,2000年版,第38页。

身体则有意展示男性力量。这样,我们就会看到,身体作为一个区分标记、作为阶级差异的象征再现、作为一个性别区分领域,也作为一个潜能被引入时尚和消费社会中"①。人们越来越意识到,身体是被社会性地建构和生产的;身体被碎片化了而且有多种多样的身份;身体不再是牢牢地固定在一个稳定的社会空间内。一旦身体变得时尚化,一旦它被编码整理,在社会理论中就会越来越多地强调欲望、性和情绪,这就是主宰福柯、德里达、波德里亚等人的思想的后结构主义运动的一部分。

第二节　中医身体学哲学

中国古代哲学是一种有别于西方传统身心分离的"身体学哲学",这种"身体学哲学"最初发端于《周易》里,并以一种源远流长、源流不二的方式体现在一切中国古代的文化形式之中。

一、中国传统重身体的观念

中国儒家传统非常重视身体:"身体发肤,受之父母,不敢毁伤","仲尼居,曾子侍。子曰:'先王有至德要道,以顺天下,民用和睦,上下无怨。汝知之乎?'曾子避席曰:'参不敏,何足以知之?'子曰:'夫孝,德之本也,教之所由生也。复坐,吾语汝。身体发肤,受之父母,不敢毁伤,孝之始也。立身行道,扬名于后世,以显父母,孝之终也。夫孝,始于事亲,中于事君,终于立身。《大雅》云:'无念尔祖,聿修厥德。'"(孝经·开宗明义章)中国儒家思想对人的身体给予了特别的关注:人死亡后叶落归根,重葬轻死,甚至孟子提出守孝三年的说法,像西藏藏民的"天葬",在汉民族文化圈里是匪夷所思,难以接受的;谈到中国的刑罚,也特别强调了对肉体的惩罚,仅以死刑而论就花样繁多:炮烙、车裂、腰斩、剐刑、杀头等等。

甚至头发都具有特殊的含义和重要性。最早的关于头发的记载来自商汤。《书传》记载,汤伐桀之后,大旱七年,史卜曰:"当以人为

---

① 汪民安、陈永国编:《后身体:文化、权力和生命政治学》,吉林人民出版社,2011年版,第16页。

祷。"汤便把自己的头发、指甲作为祭品,于是天降甘霖,方数千里;曹操讨伐张绣时,正值麦熟季节,于是曹操颁布军令:"大小将校凡过麦田,但有践踏者,并皆斩首。"岂料他自己的坐骑却踩坏一大片麦田。曹操闹着要自杀,被劝阻后,来了一个"割发权代首"。也有人认为是"作秀",但在当时是相当严肃的自我惩罚,因为头发"受之父母","全而生之,当全而归之",所以中国古代曾有"髡刑",即强行剃去人的头发,这是对人精神和人格的一种蹂躏。《资治通鉴》记载,有一回,杨贵妃被唐玄宗赶出宫去,杨贵妃剪下一缕头发,交给宦官说:"妾罪当死,陛下幸不杀而归之。今当永离掖庭,金玉珍玩,皆陛下所赐,不足为献,惟发者父母所与,敢以荐诚。"唐玄宗一看见杨玉环的青丝,怨气顷刻烟消云散,连忙让高力士将杨玉环接回宫中,从此恩宠益深。

二、中医"身体学哲学"的内涵

中国自先秦时期就形成了儒家身体观,抽象出"形—气—心"的理论类型。指出身体是礼的象征符号,礼的精神通过身体实践彰显,自然之身由之转化为社会之身和道德之身。"孔子以体合礼的威仪身体观、以体习礼的体育身体观,孟子仁内义外的身体观,荀子以礼导体、以体达礼的礼仪身体观、乐舞身体观、百戏身体观、修炼身体观,都使社会规范与个体身心达成统一。"①儒家的礼仪教育,关注形体和心志的统一,身体运动强调形体与道德的融会贯通,身心和谐。儒家、道家、墨家都讲修身,但内容不尽相同。儒家自孔子开始,就十分重视修身,并把它作为教育八目之一。儒家"提倡'修身以道,修身以仁'。认为修身的终极目标是:'志于道,据于德,依于仁,游于艺'。这意味着修身的目标在道的实现,修身过程中不能违背道德精神,修身又必须符合'礼'的标准。而'游于艺'对修身更有特殊的涵义。'艺'之修习,正是一种身心整体都投入其中的'动'。"②儒家认为修身的过程是:格物、致知、诚意、正心,人们可以通过修身达到齐家、治国、平天下的目标,"自天子以至于庶人,壹是皆以修身为本"(《礼记》)。道家的修身要求做到顺应自然;墨子则要求做到"志功合",兴利除害、平天下。

① 葛红兵著:《身体伦理学》,学林出版社,2000 年版,第 213 页。
② 周与沉著:《身体:思想与修行》,中国社会科学出版社,2005 年版,第309 页。

　　中国古代的中医理论可以视为"身体学哲学"最为鲜活、生动的应用,并直接关系着中华民族能否生存、能否绵延的命运,同每一个生命的健康、疾苦、安危息息相通。可以说,它的存在实际上已经超越了单纯的学科和学术意义,中医的"身体学哲学"体系主要表现为以下三个方面:

　　1. 天人合一

　　《周易》对生命的起源进行了翔实的阐述。生命来源于天地,起源于乾天坤地阴阳二气的交合,"有天地,然后万物生焉。"(《序卦传》)"天地之大德曰生"、"生生之谓《易》"(《系辞传》),"天地氤氲,万物化醇"(《系辞传》)。《说卦传》曰"乾为天"、"坤为地"。"乾,阳物也;坤,阴物也。阴阳合德,而刚柔有体。夫乾,其静也专,其动也直,是以大生焉。夫坤,其静也翕,其动也辟,是以广生焉。广大配天地,变通配四时,阴阳之义配日月,易简之善配至德"(《系辞传》)。《周易》的思想在《黄帝内经》中得到进一步发挥,"人以天地之气生,四时之法成……夫人生于地,悬命于天,天地合气,命之曰人。"(《素问·宝命全形论》),《灵枢·决气》曰:"人有精、气、津、液、血、脉,余意以为一气耳。"这种观点和《庄子·知北游》所说"人之生,气之聚也"及《论衡·言毒》所说"万物之生,皆禀元气"等观点是完全一致的,显示了气学理论在人体生命研究中的重要性。《吕氏春秋·贵生》也谈到:"人之与天地也同……其情一体也。"

　　天人合一思想在中医医疗实践中获得广泛的运用。人体各项生命活动的正常进行是以脏腑经络、气血津液为基础的,脏腑是人体生理、病理之核心。在中医学中,脏腑不仅具有解剖器官的基本功能,它还具有时空特性。脏腑经络的时空特性反映出人体生命活动与自然规律的一致性。天人合一观将天地人视为一个对立统一的有机整体,在自然界中考察人体的生理、病理现象,从生物—心理—社会的新的医学模式对健康和疾病进行全面的认识与治疗。在情志方面,随着季节的转变,人体脏腑气血等存在着与四时更迭相适应的变化,精、气、神同样必须与四时气候相协调,"五脏应四时,各有收受"、"和于阴阳,调于四时"(《素问·金匮真言论》)。正因为人与自然是一个统一的整体,人体的五脏功能活动、气血运行都与季节的变化息息相关。

　　2. 藏象学说

　　藏象学说是研究人体脏腑的生理功能、病理变化及其相互关系

的学说。中医学把人体内在的重要脏器分为脏和腑两大类,脏腑是
人体内脏的总称。古人把内脏分为五脏和六腑两大类:五脏是心、
肝、脾、肺、肾;六腑是胆、胃、大肠、小肠、膀胱和三焦。此外还有一个
心包络,它是心的外卫,在功能和病态上,都与心脏相互一致,因此,
它也是属于脏。有关脏腑的理论称为"藏象"学说。脏,古作藏,指居
于体内的脏腑;象,指脏腑的功能活动和病理变化反映于体外的种种
征象。这也就是说,内脏虽然存在于人体内部,但是它的生理、病理
方面的变化,都有征象表现出来。张介宾《类经》释"藏象"时称:"象
者,形象也。藏居于内,形见于外,故曰藏象。"中医学的脏腑学说,就
是通过观察人体外部征象来研究内脏活动规律及其相互关系的学
说。中医学里的脏腑,除了指解剖的实质脏器官,更重要的是对人体
生理功能和病理变化的概括。因此虽然与现代医学里的脏器名称大
多相同,但其概念、功能却不完全一致,所以不能把两者等同起来。
中医学认为,人的有机整体是以五脏为核心构成的一个极为复杂的
统一体,它以五脏为主,配合六腑,以经络作为网络,联系躯体组织器
官,形成五大系统。这是中医学系统论的一部分。人体内脏器官之
间,不但有结构上的某种联系,而且在功能上也是密切联系、相互协
调的。某一生理活动的完成,往往有多脏器的参与,而一个脏器又具
有多方面的生理效能。内脏之间的这种相互联系是人体内脏生理活
动的整体性的表现。因此内脏发生病变后也可以相互影响。

3. 阴阳五行学说

阴阳是中国古代哲学的一对范畴。阴阳的最初涵义表示阳光的
向背,向日为阳,背日为阴。阴和阳,既可以表示相互对立的事物,又
可用来分析一个事物内部所存在着的相互对立的两个方面。一般来
说,凡是剧烈运动着的、外向的、上升的、温热的、明亮的,都属于阳;
相对静止着的、内守的、下降的、寒冷的、晦暗的,都属于阴。以天地而
言,天气轻清为阳,地气重浊为阴;以水火而言,水性寒而润下属阴,
火性热而炎上属阳。中国古代的哲学家们体会到自然界中的一切现
象都存在着相互对立而又相互作用的关系,就用阴阳这个概念来解
释自然界两种对立和相互消长的物质势力,并认为阴阳的对立和消
长是事物本身所固有的宇宙的基本规律。

中国人一贯把自己的身体视为小宇宙,以天人合一的意识融身
于大自然之中。这种做法使得中国人能把自己的身体看得像宇宙一
样具有完整性、独立性、系统性和关联性等特质。一旦某个机体受

损,整个身体就会发生病变。美国精神病学家凯博文博士曾经对中医病理学做过这样精辟的概括:"……在传统的中国人之间,身体被认为是一个小宇宙,与社会甚至行星的大宇宙产生象征的共鸣。身体的'气'应该与周遭流动的气调和。'阴阳'构成身体本身,是相对互补的,而且也与构成群体与自然的'阴阳'相互作用。感情与身体构成要素密切的相互作用,身体要素又与天时、地利、人和有紧密的关系。"①

阴阳学说认为,世界是物质性的整体,自然界的任何事物都包括着阴和阳相互对立的两个方面,而对立的双方又是相互统一的。阴阳的对立统一运动,是自然界一切事物发生、发展、变化及消亡的根本原因。正如《素问•阴阳应象大论》说"阴阳者,天地之道也,万物之纲纪,变化之父母,生杀之本始"。所以说,阴阳的矛盾对立统一运动规律是自然界一切事物运动变化固有的规律,世界本身就是阴阳二气对立统一运动的结果。事物的阴阳属性,并不是绝对的,而是相对的。这种相对性,一方面表现为在一定的条件下,阴和阳之间可以发生相互转化,即阴可以转化为阳,阳也可以转化为阴。另一方面,体现于事物的无限可分性。阴阳学说的基本内容包括阴阳对立、阴阳互根、阴阳消长和阴阳转化四个方面。

在中医学理论体系中,处处体现着阴阳学说的思想。中国古代的医学家们,在长期医疗实践的基础上,将阴阳五行学说广泛地运用在医学领域,用以说明人体的生理功能、组织结构和病理变化,来指导疾病的诊断和治疗。阴阳学说成为中医理论的重要组成部分,对中医学理论体系的形成和发展,起着极为深刻的影响。

三、中医"身体学哲学"的特点

1. 整体性

中医是一种关注整体、连续性的文化,人和自然处于统一体之中。中医的身体不是视觉对象化的事物,而是一个与各种可能性相关的具体的生命体。中医的身体观是一种开放性的关系,在自然领域认为"人身小天地,天地大人身",在社会学视野中关注人国同构,在用药上本草与身体的阴阳五行属性相互参补,产生五行共生共济

---

① 转引自黄俊杰:《传统中国的思维方式及其价值观:历史回顾与现代启示》,http://www.aisixiang.com/data/14603.html? page=2.

的动态平衡,把世间百草与身体整合为一个整体,通过体气而感诸万物。

2. 交互性

依据《周易》"物相杂,故曰文"、"爻者,交也"的思想,并"近取诸身"地从男女交感的元话语出发,中医的"身体学哲学"更多强调的是概念的"交互性"。也就是说,"阴阳"并不像自然科学的表述那样,是对两种完全不同的自然物质属性的概念性表述,而是对身体生命系统"你中有我,我中有你"这一关系状态的描述性的指称。这一方面意味着"阴平阳秘,精神乃治;阴阳离决,精气乃绝",意味着"凡物之死生,本由乎阳气;顾今人之病阴虚者十常八九,又何谓哉? 不知此一阴字,正阳气之根也",也即中医坚持阴阳两者互根互生,两者须臾不可分离,而所谓的辨证施治不过就是阳病治阴、阴病治阳,使人的身体从阴阳失调状态中重新恢复到阴阳平衡;这也进一步地反映出,中医理论与西医理论不同,从这种根于每一个个体生命的阴阳关系出发,它实际上并没有完全的"健康人"与"病人"的严格的区别。对于中医来说,每一个人既是潜在的"病人",又同时为潜在的"健康人"。这样,中国古人从根本上消解了健康与疾病两者非此即彼、势如水火的对垒,并从中真正实现了对人类生命中"病魔"的祛魅和重拾在现代医生的威严目光下业已荡然无存的我们每一个人对自己生命的自信。

3. 直接性

中医文化是重身体直接感受的生命文化。《周易》说:"古者包牺氏之王天下也,仰则观象于天,俯则观法于地,观鸟兽之文与地之宜,近取诸身,远取诸物,于是始作八卦,以通神明之德,以类万物之情。"身体的仰俯姿态,目光的远近转换都表达了古人对天地万物的切身体验。中医的"身体学哲学"的基本概念与《易》的"近取诸身"的原则一致,诸如气血、阴阳、经络、藏象等等,并非是高度抽象的概念,而是人身体生命直接的活生生的征候和象征。同时,也正是从这种"藏象"不二、以"象"测"藏"的理论出发,中医强调辨象施治。这一切,不仅使中医的概念作为一种有血有肉的身体性符号,而且也使中医的符号系统从一开始就立足于人生于斯长于斯的"生活世界"。

第三节　相术与命学

一、相术

中国古代相术通过对人的形体相貌、情态举止等外在表征的观察与分析来探究个人的命运吉凶,它与中国古人的命运观念有着异乎寻常的密切关系。一方面,它的存在是以古人崇信先天命定思想为前提的;另一方面,随着相术的传播,其所依凭的先天命定思想又反过来对中国古人的命运观念产生深刻的影响。

相术在古代社会中远不止于相人之术,而是包括了相六畜、相刀剑、相地形、相宅墓等内容。此外在杂占类,还有关于相蚕、相土地、相植物等方面的内容。古代相术以目验的方法观察事物的外部特征,了解、分析其位置、形势、结构、气度等。《汉志·数术略》把相术分为四类:"(1)主要与山川走向和形势,屋舍、墓地的位置和结构有关,包括相地形和相宅墓。如形法类的《山海经》、《国朝》和《宫宅地形》。(2)主要与人和家畜有关,包括相人和相六畜。形法类的《相人》和《相六畜》即属此类。(3)主要与物件有关,形法类的《相宝剑刀》、杂占类的《武禁相衣器》属此类。(4)主要与农业与养殖业有关,杂占类的《神农教田相土耕种》、《种树臧(藏)果相蚕》中的'相土',也叫'相土之宜',与农业有密切关系;'相蚕',则与养殖业有关。"①

到东汉时期,著名思想家王充对相术理论倾注了较大的热情,他的传世名著《论衡》中就有专门论述相术的《骨相篇》。王充发展了先秦时期老子、庄子等人用"精"、"气"的凝聚解释万物生成的天道自然观,认为天地万物是物质性的"气"构成的,进而在此基础上提出:"人皆察气而生,含气而长,得贵则贵,得贱则贱。""凡人受命,在父母施气之时,已得吉凶矣。"至于如何了解各人的吉凶贵贱等命禄情况,王充认为:"人有寿夭之相,亦有贫富贵贱之法,俱见于体。故寿命修短

---

① 转引自王晶波:《相术起源与中国古代命运观》,甘肃社会科学,2004(5):120.

皆集于天,骨法善恶皆现于体","察表候以知命,犹察斗解以知容矣。表候者,骨法之谓也。"也就是说,人的骨骼、形体、相貌可以反映内在的命运,因此,可以通过"案骨节之法,察皮肤之理"来"审人性命"。王充以"察气说"理论来阐释相术问题,他虽然进一步从根本上否定了天帝命定思想,但也仍然认为命运是先天注定,非人力所能改变,仍然没有摆脱先天命定思想的樊篱。

二、命学

中国先民对命运比较自觉的思考,在进入奴隶社会之后。随着物质财富的日益丰富,人与人之间也变得越来越不平等,有人生下来就享受荣华富贵,而有人生下来就是奴隶,对这种不合理的社会现象,当时的先民百思不得其解,最后只能归结到命运的安排,认为人的贫富贵贱都是先天命定的,推而广之,人的智愚善恶、病痛灾厄、吉凶祸福等也都是先天命定的。就是这种先天命定的思想观念在后来世代相传,在一定程度上,长期主宰着炎黄子孙的思想意识,也成为后来各种命学术数中最主要的思想理论基础。

先天命定思想经历了不同的发展阶段,相术是其发展到一定时期后的产物。古代命书《滴天髓阐微·孙序》指出:"古之言命者,简而赅,庖牺曰'正命',仲尼曰'天命',老聃曰'复命'。类皆得之于天,赋之于人者。"就是说,孔子、老子以及在他们之前的上古贤哲,都信奉天命思想,认为人的命运是由上天来决定的。早期先民认为上天是通过天帝来体现其意志的。天帝是一个能呼风唤雨、降灾赐福、超越自然与社会的至上神灵,自然和社会的种种现象都归结到天帝的意志上。从我国最早的记事文集《尚书》和一些卜辞中可以看出,殷商和西周时期,这种天帝命定的思想观念十分流行,对天帝的顶礼膜拜是人们日常文化生活的重要内容,人们凡事都要卜问天帝,求得天帝恩准。

中国古代相术以先天命定思想为基础,相术的流行又极大扩展了先天命定思想的传播和影响力。首先,中国古代出版的相术著作虽然门派不一、类目纷繁,但都没有脱离先天命定思想的原理。相术典籍问世,使相工命士、文人学子广泛受到影响,因笃信相理而对先天命定思想深信不疑。其次,看相论命者以相信命运前定为前提,相工命士直接把先天命定的宿命意识传播给求相问命者。相工命士对相术的普遍认识是:人的寿夭贵贱、吉凶祸福都是与生俱来,不可改变的,看相论命也就是根据命运与外在表征的某种对应规律来解读各人的命运密码,揭示出人的一切外在表征所蕴含的不同的命运消息。他们把先天命定的宿命意识与人的形体相貌联系起来,在给人看相的过程中,不知不觉地把先天命定的宿命思想传播给了每一个求相问命者。此外,相工命士为了炫耀自己看相手段的高明,一般都会不遗余力地宣扬先天命定的宿命思想,以致不惜把一些原本平常的生活现象说得神乎其神。历代的相工命士众口一词的宣扬,就会使先天命定思想变得神圣不容置疑。既然个人命运是由先天注定,那么个人后天的奋斗也就并无实际意义,于是屈从命运的摆布便成为人们的思维定势。先天命定的宿命思想培养出人们居易以顺命、知命以安时的人生信条。

第四节　头上的星空：天人、天地与天道

“一方水土养一方人”,任何一种文化传统的形成都有其自然客观因素。我们的祖先生活在天高地厚的黄河流域,从事着与天文和地理有密切关联的农耕劳作。这种“日出而作,日落而息”,靠天耕田、靠地吃饭的农耕生活,使得我们的祖先对天地自然产生了一种发自内心的亲切感、依赖感,而且风调雨顺、阴阳协调方能作物丰收的生产经验,使得我国自古就形成了一种以和谐为基本特征的文化传统。

两周之际,周太史史伯就提出了“和实生物”的观点:

夫和实生物,同则不继。以他平他谓之和,故能丰长而物归之。若以同裨同,尽乃弃矣。故先王以土与金、木、水、火杂,以成百物。是以和五味以调口,刚四支以卫体,和六律以聪耳,正七体以役心,平八索以成人,建九纪以立纯德,合十数以训百体、出千品、具万方、计亿事、材兆物、收经入、行姟极。故王者居九畡之田,收经入以食兆民,周训而能用之,和乐如一,夫如是,和之至也。于是乎先王聘后于异性,求财于有方,择臣取谏工,而讲以多物,务和同也。(《国语·郑语》)

　　天下万物皆是由土、金、木、水、火杂和而成。所谓"和"就是以一种元素同另一种元素相配合,致力于矛盾的均衡和统一。就像悦耳的音乐是"和六律"的结果,美味的食物是"和五味"的结果,多样性的事物是"杂五材"、"合十数"的结果。所以,智慧的国君要善于"以他平他",求得矛盾的均衡和统一。用来指导生产,就能"丰长而物归之",用来治理国家,就能"择臣取谏工",取得"和乐如一"的局面。史伯从万物因"和"而生,推及至培育作物、治理国家皆要"务和"。

　　孔子提出了"和为贵"的思想(《论语·学而》)。孟子提出:"天时不如地利,地利不如人和"(《孟子·公孙丑下》),认为"人和"是人兴、家兴、国兴、事业兴最为关键的因素。荀子认为:"上不失天时,下不失地利,中得人和,而百事不废。"(《荀子·王霸》),汉代大儒董仲舒认为:"天地之美莫大于和。"(《春秋繁露·天地阴阳》),宋儒张载也主张:"太和所谓道。"(《正蒙》)

　　可见,"和"的文化,在我国是源远流长。但是有人对"和"产生了误解,认为"和"就是同类事物的凑合,表现在人际交往上,就是谁也不得罪,大家都异口同声,不允许有反对意见,不允许有不同的声音,这样就不是"和",而是"同"。我国的先人对此进行了反复的论述,对"和"与"同"进行了严格的区分。所谓的"和",并不是同类事物的简单附加,并不是无原则的"一团和气",而是杂多的均衡和统一。

　　史伯在提出"和实生物"的观点时,特别强调"同则不继"。指出如果"去和而取同",害怕对立面,那就"以同裨同,尽乃弃矣",以此奏乐,"声一无听",以此调味,"味无一果",以此论物,"物一不讲",以此治国,那就是"制",变成排斥异己,独断专行。

　　春秋末年的晏婴就对这种观点进行了深化:

　　　和如羹焉,水火醯醢盐梅以烹鱼肉,燀之以薪,宰夫和之,齐之以味;济其不及,以泄其过。君子食之,以平其心。君臣亦然。君所谓可,而有否焉,臣献其否,以成其可。君所谓否,而有可焉,臣献其可,以去其否。是以政平而不干,民无争心。……今据不然。君所谓可,据亦曰可;君所谓否,据亦曰否。若以水济水,谁能食之? 若琴瑟之专一,谁能听之? 同之不可也如是。(《左传·昭公二十年》)[1]

————————

　　[1]　肖萐父、李锦全主编:《中国哲学史》,人民出版社,1982年版,第59页。

晏婴从调羹讲起,只有各种佐料火候等相互交融,才有味道。同样政治上君臣所说的话都有否有可,互相商讨,才能做到政平民和。像"据"那样,国君说什么他就说什么,那就叫"同"而不叫"和"。

孔子在提出"和为贵"思想(《论语·学而》)的同时,指出:"君子和而不同,小人同而不和"(《论语·子路》)。主张"群而不党"(《论语·卫灵公》)、"周而不比"(《论语·为政》),要求君子能合群而不结党营私,讲团结但又不相互勾结。他所强调的"和"也是不同事物的相成相济,是在承认矛盾基础上的发展、协调的多样性的统一。具体表现在处理人际关系上,是有原则的和睦相处,反对盲目附和而丧失原则。

人际之间的"和",有一个前提,就是人与人之间能够互相沟通和理解,否则"和"就是一句空话。为此,我们的先人在人际关系上提出了"推己及人"的思维模式。儒家思想的核心是"仁",而"仁"从字形上来分析就是"二人",也就是人与人之间的关系。那么什么是"仁"呢?"仁者,爱人"(《论语·颜渊》)怎样才能做到"爱人"呢? 这就需要从自己的喜好推想到别人的喜好。"子贡问曰:'有一言可以终身行之者乎?'子曰:'其恕乎! 己所不欲,勿施于人。'"(《论语·卫灵公》)"我不欲人之加诸我也,吾亦欲无加诸人。"(《论语·公冶长》)。这种通过"换位思考"的方法来处理人际关系,在中国得到了很好的延续。《礼记·大学》提出:"所恶于上,毋以使下;所恶于下,毋以事上;所恶于前,毋以先后。所恶于后,毋以从前;所恶于右,毋以交于左;所恶于左,毋以交于右;此之谓絜矩之道……民之所好好之,民之所恶恶之,此之谓民之父母。"清初大儒戴震指出:"凡有所施于人,反躬而静思之:人以此施于我,能受之乎? 凡有责于人,反躬而静思之:人以此责于我,能尽之乎? 以我絜之人,则理明。"(《孟子字义疏证》卷上《理》)这样一种思维模式就打通了人与人之间的隔阂和障碍,在人和人之间架起了一座沟通和理解的桥梁,也为人际之"和"打下了坚实的理论基础。

第五节　心中的道德律:大医与大德

康德有句名言:有两种伟大的事物,我们越是经常执著地思考它们,我们心中就越是充满永远新鲜、有增无减的赞叹和敬畏——我们头上的灿烂星空,以及我们心中的道德法则。古代的中国是一个从来都不缺乏自豪元素的国度,比如历经千年仍熠熠生辉的中医学。然而,中医学的魅力与光辉并不仅仅来源于她神奇的疗效和独特的理论体系,还有一个很重要的原因就是历代中医大家们身上闪烁着人性光辉色彩的医德,它随中医独特的诊疗艺术一起传承至今。纵观古今中医大家,无一不是医德和医术的集大成者,他们用自己的言行举止诠释着"医乃仁术",用自己的心血汗水捍卫着医道尊严。

一、医德

医者德为先,医德与其他职业道德一样,是一种社会意识形态。它的产生和发展与医疗卫生工作实践、医学科学的发展密不可分,同时也受整个社会伦理道德观念的制约,与地区、民族、风俗习惯和文化传统有着直接联系,因此在不同地区、时期必然存在一定的差异。在我国传统文化中,儒、释、道是中国传统医德的三大背景支柱,其衍生出来的思想成为历代贤医先哲恪守终生的医学道德信念,其对中国传统医德所造成的影响,远非其他文化所能比拟,从而造就了特色鲜明、内涵丰富的中国传统医德理念。中医的医德修养有以下几方面具体的要求:

1. 尊重人的生命价值

尊重人的生命价值是医学人道主义最核心的思想,"医乃仁术"被中医定为行医的唯一原则,"活人为务"是医学的根本目的。从古到今,医学典籍和医家都对尊重人的生命价值有深刻的理解和体味:"天地之性,人为贵"(《黄帝内经》);"天覆地载,万物备悉,莫贵于人"(《黄帝内经》);"人命至重,有贵千金,一方济之,得逾于此"(孙思邈《大医精诚》);"事莫重于人命"(宋慈《洗冤集录》);"无恒德者,不可以作医"(《省心录·论医》);"夫医者,非仁爱之士不可托也,非聪明理达不可任也,非廉洁淳良不可信也"(杨泉)。明代的徐春甫斥责一些缺少仁爱之心、不学无术、坑蒙拐骗的庸医:"庸医不早死,误尽世间人。"明代医生罗链曾著医书给他的儿子,但有一天,他儿子喝醉了酒为人治病,罗链发怒说:"奈何以性命为戏?"于是就把他的医书烧掉了,没有再传给他的儿子。这说明古人在培养医学人才中对医德的注重。

2. 尊重病人

儒家尊重病人表现为医术与医德的统一,医生必须博极医源,深究医理,力争做到"无一方无出处,无一技无来路","无一药不通其性,无一方不通其理"。《灵枢》中强调医生要"入国问俗,入家问讳,上堂问礼,临病人问所便"。并且主张对待患者要"举止和柔,无自妄尊"。儒家要求医生诊治施药,应该"如临深渊、如履薄冰",不论是开处方还是施药,必须细心谨慎,防止诊断或者用药错误而伤害了病人。孟子认为:"无伤也,是乃仁术。"(孟子·梁惠王上)由此可见,不伤害病人,不仅是儒家仁爱思想的要求,也是对病人生命尊重的具体体现。孙思邈在《大医精诚》中说:"省病诊疾,至意身心,详察形候,纤毫勿失,处判针药,无得参差。"在用药方面,为了避免给病人带来伤害,按照儒家的纲常规定:"君有疾饮药,臣先尝之;亲有疾饮药,子先尝之。医不三世,不服其药。"虽然尝药行为对尝药人来说是有害而不人道的,但它既是儒家忠孝思想的反映,也是对医生经验重要性的强调,这就要求医生必须成为良医,这样处方才会安全可靠而达到有利无伤的目的。

由于医患之间医学背景、知识储备的不同,处于事实上的不平等地位,所以医生的"慎独"和"推己及人"尤为重要。明代名医李天成指出医生应该:"吾济于人者,若济吾母。"清代名医费伯雄认为:"我欲有疾,望医之相救者如何? 我之父母妻子有疾,望医之相救者如何? 易地以观,则利心自淡也。"推己及人,换位思考,这样才会对患者深切同情、真诚关爱。明代江瓘在《名医类案·二卷·医戒》中也提倡:"人生疾苦,与我无异。凡来请召,急去无迟。或止求药,宜即发付,勿问贵贱,勿择贫富,专心救人为心。"明代陈实功在《医家五戒十要》的"五戒"的二戒中规定:凡视妇女及孀尼僧人等,必候侍者在旁,然后入房诊视,倘旁无伴,不可自看。张杲在《医说》中记载:"北宋宣和年间的医家何澄,有一次为一患病缠年而百医不愈的士人诊治,其妻因丈夫抱病日久典卖殆尽,无以供医药,愿以身相酬。何澄当即正色说:娘子何为此言! 但放心,当为调治取效,切勿以此相污!"后来,这位病人在何澄的精心治疗下终于获得痊愈。何澄的这种高尚的道德情操,一直为世代传颂。这正如清代名医喻昌所言:"医,仁术也。仁人君子,必笃于情,笃于情,则视人犹己,问其所苦,自无不到之处。"(《医门法律》)

3. 重义轻利

追求济世的职业理想在传统医学实践中成为医家精进医业、不倦求索的强大动力,传统医德认为行医是在"悬壶济世",反对把医疗技术作为谋取私利的手段,认为医生不能以施恩者自居,更不得利用医疗技术谋财、猎色。追求济世的崇高理想和仅以行医为谋生途径,"夫以利济存心,则其学业必能日造乎高明;若仅为衣食计,则其知识自必囿于庸俗"(《临证指南医案》),这是两种不同境界的职业追求,两者必然导致不同的职业情感、行医态度和医术水平。孙思邈说:"医人不得恃己所长,专心经略财物,但作救苦之心。"张仲景在《伤寒杂病论·序》中指出:"怪当今居世之士,曾不留神医药,精究方术……但竞逐荣势,企踵权豪,孜孜汲汲,唯名利是务",对当时追逐名利、依附权势的社会风气进行了无情的揭露和批判,要求医家要一心施治,精究医术,不要为名利所惑。清代名医费伯雄指出:"与救人学医则可,预谋利学医则不可。"义与利的选择,是医生必然要碰到的难题,这一点突出地表现在对待诊金的态度上,名医李梴在《医学入门·习医规格》中说得更实在:"治病既愈,亦医家分内事也。纵守清素,藉此治生,亦不可过取重索,但当听其所酬。如病家亦贫,一毫不取,尤见其仁且廉也。"中国传统文化中"重义轻利"的思想,对医德的影响极其深远,我们从"杏林春暖"对董奉的讴歌中可见一斑。据说三国时期有个民间医生叫董奉,每天给病人治病,从不索取诊金,他唯一所求的酬报就是请痊愈后的病人给他栽种杏树。如此十年,得十万余株,郁然成林。他将卖杏换来的粮食用来救济贫苦百姓。这就是流芳千古的"杏林佳话"。后来人们在感谢医生时常以"杏林春暖"、"誉满杏林"等作赞美之词,"杏林"在中国民间成了医学界的代称。

4. 尊重同道

强调同行之间"和为贵",即同道相重,谦和谨慎。孙思邈认为:"夫为医之法,不得……道说是非,议论人物,炫耀声名,訾毁诸医,自矜己德,偶然治瘥一病,则昂头戴面,而有自许之貌,谓天下无双,此医人之膏肓也。"(《大医精诚》)由此不难看出,他虽然在他所处的时代是首屈一指的名医,但是他在同行面前仍然是谦恭的典范。明代医生陈实功在《外科正宗·医家五戒十要》中指出:"凡乡井同道之士,不可生轻侮傲慢之心,切要谦和谨慎,年尊者恭敬之,有学者师事之,骄傲者逊让之,不及者荐拔之,如此自无谤怨,信和为贵也。"他的同行范风翼在《外科正宗》序中写道:"我的同行陈实功君从来胸怀坦荡,仁爱不矜,表现了同业之间互相敬重、虚心好学的品德。"金元四大家中的养阴派创始人朱丹溪曾为一患结核病的女子治病,病快好了,但她面颊上有两个红点一直不消,朱丹溪无计可施,于是他亲自写信让病人家人请江苏省的葛可久治疗,果然患者得以彻底痊愈。明代医学家龚廷贤在《万病回春·云林暇笔》中指出:"吾道中有等无行之徒,专一夸己之长,形人之短。每至病家,不问疾疴,惟毁前医之过,以骇患者。设使前医用药尽是,何复他求?盖为一时或有所偏,未能奏效,岂可概将前药为庸耶!"①可见历代中医都认为医生之间应该互帮互助,团结合作,拥有始终把病人的利益放在首位的仁爱思想。

二、医术

医学是一门博大精深的学科,医学的根本任务在于以术济人,良好的医德必须以精湛的医术为载体,因此,中医历代医家都十分重视把"精术"作为"立德"的根本和基础。医家追求精术,也就如同道家体悟大道,为求体悟大道,老子认为人需要不断地努力,"上士闻道,勤而行之;中士闻道,若存若亡;下士闻道,大笑之。不笑不足以为道"。(《道德经》第四十一章)"合抱之木,生于毫末;九层之台,起于累土;千里之行,始于足下。"(《老子》)人必须有毅力,慎终如始,才能获得成功,需要遵循自然的规律去做,方能"无为而无不为"。庄子认为人要通过坐忘、心斋等方式体悟大道。医学是"至道在微,变化无穷"的学问,为医者必须才高识妙,"盖医者人命所关,固至难极重之事,原不可令下愚之人为之也。",(清徐灵胎《医贯砭·卷上·伤寒论》)需要"上知天文,下知地理,中知人事",广泛涉猎群书,精研医术,才能真正领悟医道。孙思邈在《大医精诚》中首先强调了医学乃"至精至微之事","故学者必须博极医源,精勤不倦"。也就是说,从医者必须从"至精至微"处深刻认识为医之重任,从而刻苦钻研,不断提高医术。

清代王士雄在《回春录序》中说:"医者,生人之术也,医而无术,则不足生人。"一个医生,如果没有高超的技术,即使仁爱无私,也不能挽救病人的生命。"是必慧有凤因,念有专习,穷致天人之理,精思竭虑于古今之书,而后可言医"。(《言医序》)中医诊断时要求"医之临病,胜于临敌。运筹帷幄之中,决胜千里之外,良将是也。存乎呼

---

① 转引自李海燕:《儒家伦理与传统医德》,武汉科技大学学报(社会科学版),2003(4):34—38.

吸之间,而远退二竖之舍,良医是也。察色不可不精,审声不可不详,持脉不可不静,辨症不可不细,既责其有,又责其无,既求其始,又虑其后,既达其常,又通其变,必使有济无损,有利无害,慊于己而无怨于人,庶明德可积,冥谴可逃矣"。(清·怀远《医彻·医箴·疗医》)宋代《医工论》要求医者"动须礼节,举乃和柔"。《大医精诚》要求医者给病人看病时"澄神内视,望之俨然"。历代"医训"都要求医家在为病人诊治时,谨慎小心,认真负责。《素问·征四失论》指出:"精神不专,志意不理,外内相失,故时疑殆。"要求做到"无一病不穷究其因,无一方不洞悉其理,无一药不精通其性"。(清·徐大椿)要"战战兢兢,如临深渊,如履薄冰"(唐·孙思邈),《医学集成》要求:"医之为道,非精不能明其理,非博不能至其约"。这些都说明要成为技术高超的医生,不仅要精通医理,而且要善于抓住要害,学医必须"博极医源,精勤不倦"(孙思邈),清代柯琴在《伤寒来苏集·季序》说:"世徒知通三才者为儒,而不知不通三才之理者,更不可言医。医也者,非从经史百家探其源流,则勿能广其识;非参老庄之要,则勿能神其用;非彻三藏真谛,则勿能究其奥。"医生需要从各方面提高自己的素养:"医者,书不熟则理不明,理不明则识不精。临证游移,漫无定见,药证不合,难以奏效。"(清吴谦等《医宗金鉴·凡例》)书本知识的学习和临床实践都非常重要,"读书而不临证,不可以为医;临证而不读书,亦不可以为医。"(清陆九芝《世补斋医书李冠仙仿寓意序》)因此,儒家文化一直强调要"先知儒理","方知医理"。中医学还常以"用药如用刑"、"用药如用兵"(《本草衍义》)来提醒医家必须谨慎用药。医学,不是一门冷冰冰的学科,它应该充满着人性的温暖与关怀,用仁爱之心去关爱人,用高尚的医德去感动人,用高超的医术去拯救人,这样医生才能无愧于病人的生命相托,才能对得起医生这个神圣的职业。

第二章 中华身体观念与生命伦理思想

中华传统文化中蕴涵着丰富的关于人体文化的内容,如舞蹈、气功等人体动作文化形式和关于人体的生理结构、生长发育、保健、养生,以及性爱、繁衍、美容等人体体质文化形式。在针对此人体文化现象的探讨中,道家、儒家、佛教从各自的独特视角,对此进行了深入的思考,构成了中华身体观念与生命伦理思想,其核心在于"天—地—人"合一。在这一思维架构中,"人"为其主导和中心,"人"地位的尊崇促进了中华医学在很早就发展、成熟,尊重生命、以人为本成为中华传统医学道德最重要的思想基础和最突出的人文特征,这种以"人"为贵的思想也成为中华生命伦理学思想的灵魂。

第一节　传统医学中的汉语人体文化

中华传统文化博大精深,蕴含着丰富的人体文化的内容。人体文化是人类关于人体的精神创造物,即关于人的生命体的世代相传的精神创造物的总体。

中国汉字对"人"的注解异常丰富。有的从肉体来解释"人":"有七尺之骸,手足之异,戴发含齿,倚而食者,谓之人。"(《列子·黄帝》)"故人者,天地之德,阴阳之交,鬼神之会,五行之秀气也。故人者,天地之心也,五行之端也,食味、别声、被色而生者也。"(《礼记·礼运》)有的从精神上来解释"人",即人是动物之至灵者,"人,天地之性,最贵者也"(《说文解字》)。中国古代又有"仁"通"人"之说,谈到了人的道德性:"人,仁也;仁,生物也。"(《释名·释形体》)认为天地以生物为心,是天地有仁;人同具此仁心,所以人具有天地之性,是最高贵的生物。而对"仁"的解释,《礼记·中庸》解"仁"字云:"仁者,人也。亲亲为大。"《说文解字》认为"仁,亲也"。《论语·学而》曰:"泛爱众,而亲仁。"这些都指出了"人"是有仁爱道德的人的称谓,是有爱心的人的称谓。所以,在中国人的认识里,"人"绝不是一个单纯的动物性肉体,而是一个有天地之性、集五行之秀、具仁德之质的至贵生物。何谓"体"? 中华书局的《辞海》中,将人之"体"释为:"全身之总称。"《说文解字》云:"体,总十二属也。"

人体文化的最大价值在于不是将人仅仅当作肉体,当作生理架构来看待,而是赋予其文化品性。这就使得人们在面对人体时必须以文化的视角对之进行审视,因而一切与人体有关的行为都不可避免地带上了文化的色彩和烙印。中国文化语境下的汉语人体文化对中国的生命伦理思想产生了极其深远的影响,主要表现在以下几个方面:

一、人体动作文化形式——舞蹈、气功

所谓人体动作就是人体横纹肌的收缩引起的人体部分或整体在时间和空间里的运动表现形式。人体运动和动物运动在生理结构上并没有太大区别,但人体的动作是符号行为,而动物的动作则是信号

行为。人体动作只有在婴幼儿时期属于自然的本能动作,以后的动作都经过加工训练而成,很少再有本能的成分,是属于人的精神创造物,这就是人体动作的文化意义。

1. 中医与舞蹈

人类社会最早创造出来的人体动作文化形式就是舞蹈。舞蹈是八大艺术之一,是以身体为语言作"心智交流"现象的人体的运动表达艺术,一般有音乐伴奏,它综合了人类文化学中的各种元素,以有节奏的动作为主要表现手段,用以表现人类社会的各种生活场景,如战争、狩猎、农事、出生、成年、死亡、社交、求偶、爱情、婚姻、丰年、医疗等,展现多元的社会意义和作用,传达内心的情感和诉求。

关于舞蹈的起源,学界有不同的看法,有人认为舞蹈起源于性爱活动,是原始人择偶、求婚和进行情爱训练的主要方式和表达手段;也有的学者认为人在非常激动和兴奋的情况下,只有舞蹈才能充分地表达人类的情感,"诗者,志之所之也。在心为志,发言为诗,情动于中而行于言,言之不足,故嗟叹之,嗟叹之不足,故咏歌之,咏歌之不足,不知手之舞之,足之蹈之也"。(《毛诗序》)所以,人们在生产活动、性爱活动、图腾崇拜、宗教祭祀等有重大意义的情感和活动时,都会用舞蹈的形式来表达。

舞蹈自古以来就与中医养生有着密切的关系。早在三皇五帝之前的旧石器时代,传说中的"阴康氏"部落的先民由于生活在潮湿的自然环境中,劳动非常繁重,所以不少人得了"关节不利"的毛病。为了对付这种疾病,阴康氏部落的先民发明了一种"摔筋骨、动支节"的养生方法。这就是《路史》前纪卷九所载的:"阴康氏时,水渎不疏,江不行其原,阴凝而易闷。人既郁于内,腠理滞着而多重,得所以利其关节者,乃制为之舞,教人引舞以利导之,是谓大舞。"[①]《吕氏春秋·古乐篇》也谈到:"远古地阴,凝而多寒,民气郁瘀而滞着,筋骨缩瑟而不达,故作舞以宣导之。"聪明的古人利用舞蹈来驱寒、健身、防病,起到宣达腠理、通利关节、散瘀消积的作用。由此可见,舞蹈起源于人们长期的生活与劳动实践,确实具有养精神、通经络、益脏腑、活筋骨、调气血、利关节的功效。

中医有"舞蹈以养血脉"之说。如果经常舞蹈便会舒筋活血、疏通气息、调和脏腑。《红炉点雪·静坐功夫》里说:"歌咏可以养性情,

---

① 周际明著:《中国古代养生史略》,东华大学出版社,2009年版,第1页。

舞蹈可以养血脉,又不必静坐(练静功)。"明确指出舞蹈可以濡养血脉,流通气血,从而使人健康长寿。民间谚语也有"手舞足蹈,疾病减少","手舞足蹈,百岁不老"的说法。由此看来,舞蹈能起到舒筋活血、畅达经络的作用,的确是一种科学的养生方式。1989 年至 1990年,"舞蹈有益身心健康和发展舞蹈疗法国际交流会"先后在加拿大多伦多和日本东京召开,舞蹈疗法已逐渐被世界医学界认可。

2.　中医与气功

气功是中国传统文化的精华内容之一,是中华民族的瑰宝。在医学领域,气功疗法是传统中医药学的一个重要的组成部分。气功作为中医学的一个分支,在理论上主要以中医理论为基础,在创编功法和气功锻炼中应用阴阳、五行、脏腑、经络、精气神等学说作指导;对气功锻炼产生的效应及气功作用机制等认识,也主要用中医理论来阐述。气功强调对意念的运用,是对中医调神理论和情志学说的补充和发展。调心、调息、调身被称为气功锻炼的基本方法,是气功学科的三大要素或称基本规范,调心是调控心理活动,调息是调控呼吸运动,调身是调控身体的姿势和动作。掌握了气功心身同练的特点,有助于深入理解中医"形神合一"、"天人合一"的整体观,而气功作用机制的探讨,亦有益于对中医"气化论"、"精气神"理论和脏腑心理相关性等的深入认识。当然,气功实践不只为医家独有,儒、道、佛、武等各家各派在各自不同的实践中,也分别对气功形成了自己独特的理论和实践。

从中医发展史来看,我国历代医家对气功都很重视,不仅在著作中有对气功的论述,而且许多名医本人也是气功实践者。在我国现存最早的医学经典著作《黄帝内经》中,对气功锻炼的方法、理论和治疗效果等内容,均有记载。在《素问》的 81 篇中,就有十几篇直接或间接地谈到有关气功方面的内容。《素问·上古天真论》说:"夫上古圣人之教下也,皆谓之虚邪贼风,避之有时,恬淡虚无,真气从之,精神内守,病安从来。是以志闲而少欲,心安而不惧,形劳而不倦,气从以顺,各从其欲,皆得所愿,故美其食,任其服,乐其俗。是以嗜欲不能劳其目,淫邪不能惑其心,愚智贤不肖,不惧于物,故合于道。所以能年皆度百岁而动作不衰者,以其德全不危也。"[1]针对调息,《素问·遗篇·刺法论》指出:"所有自来肾有久病者,可以寅时面向南,净神

---

①　这段论述谈论了气功中养心的重要性。

不乱思,闭气不息七遍,以引颈咽气顺之,如咽甚硬物,如此七遍后,饵舌下津令无数。"同样,调理身体也是非常重要的:"余受九针于夫子,而私览于诸方,或有导引行气、乔摩、灸、熨、刺、焫、饮药之一者,可独守耶,将尽行之乎?"(《灵枢·病传》)由此可见,早在春秋战国时期前,气功已经成为一种重要的医疗保健方法。

汉代名医张仲景在其名著《金匮要略》中说:"四肢才觉重滞,即导引吐呐,针灸膏摩,勿令九窍闭塞。"这里所说的"导引吐呐"就是气功的一种方法。传说为汉代名医华佗所创制的"五禽戏",是通过模仿虎、鹿、熊、猿、鸟五种动物的动作,以治病养生,强壮身体,即是导引之术,含有气功的成分。晋代葛洪所写的《抱朴子》、南北朝时期陶弘景所写的《养性延命录》、唐朝孙思邈的《备急千金要方》、王焘所写的《外台秘要》、宋朝的《圣济总录》等著作中都有对气功的阐述。明朝医药学家李时珍所写的《奇经八脉考》中谈道:"内景隧道,惟返观者能照察之。"即在练某种静功的过程中能够觉察出人体的经络变化。清代温病学家叶天士和吴鞠通,也有对气功的相关论述。近代名医张锡纯所写的《医学衷中参西录》中,也有专门论述气功的章节。① 由此可见,气功养生学历史悠久,气功在中医学中有着重要的地位。

二、人体体质文化形式

人体文化的内涵极其丰富,绝不仅限于舞蹈、气功等方面。因为人体是一个具有外观形态、内部结构和运动动作的多因素或多种子系统的构成体,同样人体文化也是一个多因素的构成体。所谓人体体质文化,是指对人的自然生命体的内部结构、功能及外部形态的静态认识的精神创造物,属于人体科学和体质人类学研究的对象。其内容主要包括以下几个方面:

1. 关于人体的生理结构等解剖学知识

关于解剖学知识的记载,可追溯到古代中国,人们最初是在祭祀、制备食物、打猎和战争负伤时对人体和动物的内部结构获得一些初步知识的。在《黄帝内经》中,已经有关于人体形态结构的描述。东汉名医华佗,已经开始做外科手术。1026 年,宋代的王惟一用铜

---

① 李晶:《中医与肿瘤康复》,中国中医药现代远程教育,2010(17):276—277.

铸成人体模型,此模型被后人称为"宋天圣针灸铜人"。它是中国乃至世界上最早铸成的针灸铜人,开创了世界上用铜人作为人体模型进行针灸教学的先河。铜人标有 354 个穴位名称,所有穴位都凿穿小孔。体腔内有木雕的五脏六腑和骨骼。不仅可以应用于针灸学,也可应用于解剖学,体现了当时较高的人体美学和铸造工艺。1247年宋慈著《洗冤集录》一书,是世界上现存的第一部系统的法医学专著。书中除详细记载了全身各部的骨骼名称、数目、形态,并附有检骨图,较详细地记叙了检验骨骼的方法,并指出生前形成的骨损伤与死后形成的骨损伤的区别,提出了至今仍有价值的"骨蔟说"。清代名医王清任著有《医林改错》,他曾在瘟疫流行的灾区观察未掩埋的儿童尸体 300 多例,绘制了大量的脏腑图,对古书记载的人体结构做了许多订正和补充,是中医解剖学上具有重大革新意义的著作。

2. 关于人体的生长发育、保健、养生的文化

健康与长寿,自古以来就是人们的向往与追求。珍惜自己的生命,是人的本能,每个人都希望自己生命能够更加长久。在这种期盼下,养生、保健受到人们的关注。养生一词最早见于《吕氏春秋》:"知生者也,不以害生,养生之谓也。"在《庄子》和《管子》中也有"养生"一词。养生,亦称摄生、卫生、道生、保生、厚生等,即保养、养护生命之意,所谓中医养生,就是以传统的中医学理论为指导,遵循阴阳五行、生化收藏的变化规律,对人体进行调养,以达到减少疾病、增进身体健康、延年益寿的功效。

中医养生的最高境界是致中和,人体只有达到与外界自然以及内在系统之间的和谐平衡状态,才是健康的,否则就会伤害身体健康。中医学认为"天地合气,命之曰人",人的九窍、五脏、十二节皆通天气。人与天地相应,因此,中医养生讲究天人合一,顺应自然。要求顺应四时变化,顺应地域特点以及顺应社会发展。《素问·四气调神大论》中云:"逆春气,则少阳不生,肝气内变。逆夏气,则太阳不长,心气内洞。逆秋气,则太阴不收,肺气焦满。逆冬气,则少阴不藏,肾气独沉。夫四时阴阳者,万物之根本也。所以圣人春夏养阳,秋冬养阴,以从其根。逆其根,则伐其本,坏其真矣。故阴阳四时者,万物之终始也,死生之本也。逆之则灾害生,从之则苛疾不起,是谓得道。道者,圣人行之,愚者背之。从阴阳则生,逆之则死;从之则治,逆之则乱。反顺为逆,是谓内格。"《素问·生气通天论》中云:"阴平阳秘,精神乃治;阴阳离决,精气乃绝。"在疾病调治上,中医主张:

"寒者热之,热者寒之,温者清之,清者温之,散者收之,抑者散之,燥者润之,急者缓之,坚者软之,脆者坚之,衰者补之,强者泻之。各安其气,必清必静,则病气衰去,归其所宗,此治之大体也。"(《素问·至真要大论》)其目的亦在于致中和。

3. 关于人体的机能障碍进行矫正、治疗的文化

人身处浩渺的宇宙之间、六合之内,极其渺小。中有七情伤于内,外受虚邪贼风的侵袭,还有虫兽、刀剑、跌打等意外伤害,人之一生面临诸多疾患,祛邪治疾是人类重要的社会活动之一。由此形成了以维护身体健康为核心的丰富多彩的医学文化。其中,中医药文化是世界医学文化中的一朵奇葩。

中医是研究人体生理、病理以及疾病的诊断和防治等的一门学科。它承载着中国古代人民同疾病作斗争的经验和理论知识,是在古代朴素的唯物论和自发的辩证法思想指导下,通过长期医疗实践逐步形成并发展成的医学理论体系。中医产生于原始社会,甲骨文中就有记载人体解剖部位名称和各部疾病的记录。春秋战国时期中医理论已经基本形成,"四诊"法开始使用。西汉时期,开始用阴阳五行学说解释人体的生理、病理现象,出现了"医工"和金针、铜钥匙等治疗工具。东汉著名医学家张仲景著《伤寒杂病论》,确立了辨证施治、理法方药的临床诊治体系。华佗以精通外科手术和麻醉闻名天下,他创立了健身体操"五禽戏"。唐代孙思邈的《备急千金要方》成书,他总结前人的理论并结合自身的经验,收集整理5 000多个药方,是中国较早的临床百科全书。唐朝时,中国医学著作和理论开始大量外传到日本、高丽、中亚、西亚等地。宋时官办医科大学——太医局,医学分科接近完备,由苏颂编成《图经本草》。明清以后,出现了温病派、时方派。明朝后期李时珍的《本草纲目》标志着我国本草学达到了新的高峰。

4. 关于人体的性爱、繁衍后代方面的文化

"性"是自然界为实现万物生机勃勃的密码,"万物负阴而抱阳,冲气以为和",阴阳和合方能化生万物。"性"的方式对人类而言既是一种本能的需求,又是繁衍后代的必需。"性"的关系对人类自身的健康来说至关重要。男女不能交合或交合不当不但会危害身体健康,而且严重影响人类后代的质量。

中国性研究已有四千多年历史,古人对性爱非常重视。《黄帝内经》、《易经》都有关于性养生保健的研究。在汉朝的画像砖中,有一

种人首蛇身的画像,下身的两条蛇躯紧紧缠绕在一起,上身的人像据考证分别是传说中的始祖伏羲和女娲。张仲景在《金匮要略》中将遗精称为"梦失精",并详细叙述了治疗方法。张仲景认为性功能产生的原因是多方面的,在治疗方法上除药物内服、外敷脐部及丹田外,还用药物缠绕阴茎加以施治。张道陵把《房中术》引入道教,作为房中养生保修研习。1973年长沙马王堆汉墓出土的竹简、帛书记载了合阴阳之方、接阴之道、嬲乐之道、阴阳大道、媚药方与合气之道等多种房中术。① 葛洪曾对性功能障碍的治疗养生药物和性体位改变加以详述。隋代医家巢元方亦对性功能障碍有过进一步的阐述。孙思邈在《千金要方》中论述了男性学上的研究,他根据历代方剂,尤其根据自己对不育症的认识,认为男女双方都有造成不育症的可能②。李时珍的《本草纲目》中有性治疗的药物。晚清《傅青主女科》、《傅青主男科》对性科学进行了专门论述和探讨。日本人丹波康赖收集了我国古代专著《医心方》,其《治伤篇》、《药石篇》分别论述了各种房劳、损伤及治法。

5. 关于人体的中医美容文化

人体文化的最高境界就是对美的追寻,延至医学领域,就是历史悠久的中医美容文化。中国丰富的传统文化的底蕴,使中国构建的美学理论体系极富特色,推动了中医美容学的发展。"美容一词有狭义和广义之分。狭义美容仅指颜面五官的美化和修饰;广义美容则包括颜面、须发、躯体、四肢以及心灵等全身心的美化。中医美容学属于广义美容的范畴。"③"中医美容学是一门在中医美容基本理论指导下,研究损美性疾病的防治和损美性生理缺陷的掩饰和矫正,以达到防病健身、延衰驻颜,维护人体神形美为主要目的的专门学科。"④中医美容可以分为治疗美容和保健美容两大部分:"治疗美容是指在中医美容基本理论指导下,采取中医方法和手段治疗人体的损美性疾病,消除疾病所致的容姿缺陷,达到维护人的形象美的目的……保健美容是指在中医美容基本理论指导下,主要通过自我保健,采用保

　　① 朱越利:《马王堆帛书房中术的理论依据》,宗教学研究,2003(2):1.

　　② 史成礼:《性学研究的回顾与前瞻》,婚育与健康,2000(2):6.

　　③ 高学敏、党毅主编:《中医美容学》,中国科学技术出版社,1999年版,第3页。

　　④ 高学敏、党毅主编:《中医美容学》,中国科学技术出版社,1999年版,第3页。

健药品、保健食品以及运动、养生等多种方法和手段,达到预防疾病、延缓衰老、驻颜美形的目的。"①

我国美容学发展历史悠久,甲骨文已记有"疥"、"疕"、"癣"、"疣"等损美性疾病。美容品的制作也很早,《中华古今注》云:"盖起自纣,以红蓝花汁凝作燕脂,以燕地所生,故曰燕脂,涂之作桃花状。"历代医药典籍中载有大量的具有美容效果的中草药和美容方剂。如:张仲景创设当归芍药散治疗肝血瘀滞引起的肝斑,麻子仁丸治疗燥热所致的皮肤粗糙等方法;孟诜《食疗本草》载"萝卜,性冷……服之令人白净肌细";明代胡文焕校刊的《寿养丛书》收有《香奁润色》一卷,专为妇女美饰而写,辑录有大量美容方;《本草纲目》载豌豆具有"去□䵟,令人面光泽"的功效;明代陈实功《外科正宗》中亦载有许多美容诊治方法,如内服下容散、外敷玉肌散治疗雀斑,用"灰米膏"治疗面部黑痣等。

中国博大精深的文化所提供的美学思想,尤其是中医独特的理论体系,使中医美容学焕发出独特的魅力。中医美容注重整体,认为五脏与形体诸窍联结成一个整体,颜面五官、须发爪甲只是人整体的一部分,且与内在脏腑相连。藏象学说的整体观认为,五脏各有外候,与形体诸窍之间有特定的联系,五脏的失常会引起容颜的异常和衰退。同样,气血的盛衰和运行状况也直接影响到容颜的状况。如气血不足则精神疲惫,面色萎黄;气血瘀滞则表情呆滞,面色晦暗,或有黑斑、雀斑等。心气、心血不足则面色无华,精怯气弱;脾气亏虚则面色萎黄,浮肿虚胖,唇色苍白;肾阳虚则面色白,浮肿,两目失神;肝血不足则两目无神,面色苍白;肾阴虚则头发脱落,面颊瘦削;肺虚失润,则毛发枯槁,皮肤粗糙少光泽,弹性差等。所以要得到局部的美,必先求得整体的阴阳平衡、脏腑安定、经络通畅、气血流通。中医美容强调通过中药、食膳、针灸、推拿按摩、气功以及心理调适等方式,使人体实现整体的阴阳平衡、经络畅通、脏腑安定、气血通顺,因此美容效果更加持久和稳定。

---

① 高学敏、党毅主编:《中医美容学》,中国科学技术出版社,1999年版,第1页。

第二节　仁术与天道

中医生命伦理学的最高指导思想可以概括为四个字：医乃仁术。我国自古以来，就将医术定位于"仁术"，孙思邈在《大医精诚》中即认为"仁"为"医之本意"。明朝医家王绍隆在《医灯续焰》中明确提出"医乃仁术"："医以活人为心。故曰：医乃仁术。"而我国医学之所以能孕诞出"医乃仁术"的生命伦理学思想，究其根源，乃是基于中国传统文化"天地人"合一的思维架构中对"人"的极其推崇，从而使"人"的地位得以彰显。这种"人为贵"的思想是中国生命伦理思想得以生发的根基。

一、人为天地之心，仁乃天道自然

中国古代生命伦理学的构建关键在于"人"、"仁"二字。只有确立人的崇高地位，才能关注人的生命价值，从而促进医学的快速发展。而只有具有"仁爱"之心，才能使医学焕发出灿烂的人性光辉。

1. "天—地—人"思维架构中"人"的主导地位

中国文化的精神特质，在于深刻体会天地人合一之道。就现存的文献资料来看，早在春秋时期，"天、地、人"作为宇宙三才的地位就已经确立。公元前517年郑子大叔引证"先大夫子产"论礼的话云："'夫礼，天之经也，地之义也，民之行也。'天地之经，而民实则之。"（《左传》昭公二十五年）明显反映出当时"天—地—人"三位一体的思维架构。这种"天—地—人"三位一体的思维架构可以说是中国传统文化最为基本的思维模式，体现在哲学、政治、经济、文学、天文、地理、农事、医学等各个方面，对此前人多有论述，这里就不再赘述。综观古代"天—地—人"的思维模式，虽然天地居于人之上，但其焦点却是在"人"身上，是希望"人"认识天地自然大道，以顺应大道，修性养命，达到个体和整个社会的和谐，强调的是人的中心位置和积极作用。孔颖达疏解《易·乾卦》之卦象云：

圣人作"易"，本以教人，欲使人法天之用，不法天之体，故名"乾"，不名天也。天以健为用者，运行不息，应化无穷，此天之自然之理,故圣人当法此自然之象而施人事,亦当应物成务。

《周易·象传》中曰:"天行健,君子以自强不息。""地势坤,君子以厚德载物。"《老子》第二十五章则明确指出:"人法地,地法天,天法道,道法自然。"都以人为核心,直指人发挥主观能动性效法于天地。因此,在中国古代"天—地—人"的思维架构中,人是居于主导地位的。人才是整个宇宙的中心,许慎《说文解字》解释:"天,颠也。""人,天地之性最贵者也。"段玉裁注:"颠者,人之顶也。""人者,天地之心也。"

2. 基于"天—地—人"思维架构的"人为贵"思想

早在先秦时期,我国就产生了人贵论思想。《尚书·泰誓》中即云:"惟天地,万物父母;惟人,万物之灵。"将人看作万物之灵长。《荀子·王制》将万物分为由低到高的四个等级:"水火有气而无生,草本有生而无知,禽兽有知而无义,人有气、有生、有知,亦且有义,故最为天下贵也。"

古人基于"天—地—人"合一的思维架构,认为人无论从生理结构还是人道法则皆与"天地"相合,人禀天地之精气而生,所以最为贵。偏于象数者,如董仲舒《春秋繁露·人副天数》中云:

天德施,地德化,人德义。天气上,地气下,人气在其间。春生夏长,百物以兴,秋杀冬收,百物以藏。故莫精于气,莫富于地,莫神于天。天地之精所以生物者,莫贵于人。人受命乎天也,故超然有以倚;物疢疾莫能为仁义,唯人独能为仁义;物疢疾莫能偶天地,唯人独能偶天地。人有三百六十节,偶天之数也;形体骨肉,偶地之厚也;上有耳目聪明,日月之象也;体有空窍理脉,川谷之象也;心有哀乐喜怒,神气之类也;观人之体一,何高物之甚,而类于天地。物旁折取天之阴阳以生活耳,而人乃烂然有其文理,是故凡物之形,莫不伏从旁折天地而行,人犹题直立端尚正正当之,是故所取天地少者旁折之,所取天地多者正当之,此见人之绝于物而参天地。是故人之身,首妛员,象天容也;发,象星辰也;耳目戾戾,象日月也;鼻口呼吸,象风气也;胸中达知,象神明也;腹胞实虚,象百物也;百物者最近地,故要以下地也,天地之象,以要为带,颈以上者,精神尊严,明天类之状也;颈而下者,丰厚卑辱,土壤之比也;足布而方,地形之象也。是故礼

带置绅,必直其颈,以别心也,带而上者,尽为阳,带而下者,尽为
阴,各其分。阳,天气也;阴,地气也。故阴阳之动使,人足病喉
痹起,则地气上为云雨,而象亦应之也。天地之符,阴阳之副,常
设于身,身犹天也。数与之相参,故命与之相连也。天以终岁之
数,成人之身,故小节三百六十六,副日数也;大节十二分,副月
数也;内有五脏,副五行数也;外有四肢,副四时数也;乍视乍瞑,
副昼夜也;乍刚乍柔,副冬夏也;乍哀乍乐,副阴阳也;心有计虑,
副度数也;行有伦理,副天地也;此皆暗肤著身,与人俱生,比而
偶之弇合。于其可数也,副数;不可数者,副类;皆当同而副天一
也。是故陈其有形,以著其无形者;拘其可数者,以著其不可数
者。以此言道之亦宜以类相应,犹其形也,以数相中也。①

偏于义理者如程颢说:"天人本无二,不必言合。"程颐也说:"道
一也,岂人道自是人道,天道自是天道?"(《程氏遗书》卷十八)他又指
出:"道未始有天人之别,但在天则为天道,在地则为地道,在人则为
人道。"(《程氏遗书》卷二十二上)

3. 人之"仁"乃天道自然

基于"天—地—人"的思维模式,在古人看来,人道与天道相合。
《易·贲·象传》云:"刚柔交错,天文也;文明以止,人文也。观乎天
文,以察时变;观乎人文,以化成天下。"人文乃效法天文而来,天文可
以内化为真实的人性与人格。孟子说:"尽其心者,知其性也;知其
性,则知天矣。"(《孟子·尽心》)《礼记·中庸》亦云:"天命之谓性,率
性之谓道,修道之谓教。"都明确指出人性乃秉承天道而成。北宋哲
学家张载在《西铭》中则明确指出:"乾为父,坤为母,予兹藐焉,乃混
然中处。故天地之塞,吾其体;天地之帅,吾其性。"而人之"仁"道亦
不例外,亦是禀自天道自然。

原始儒家论人性皆是从天性出发,追寻自然状态下的道德伦理
的当然性和必然性。梁漱溟先生认为"生"字是儒家最重要的观念。
"这一个'生'字是最重要的观念,知道这个就可以知道所有孔家的
话。孔家没有别的,就是要顺着自然道理,顶活泼顶流畅地去生发,
他以为宇宙总是向前生发的,万物欲生,即任其生,不加造作必能与

---

① 董仲舒著:《春秋繁露》,上海古籍出版社,1989年版,第74—75页。

宇宙契合,使全宇宙充满了生意春气。"①"仁"是儒家核心教义之一,《论语·述而》云:"志于道,据于德,依于仁,游于艺。"而这个"仁"并非外加的,而是出自人之"本心"。孔子论"仁"云:"克己复礼为仁。一日克己复礼,天下归仁焉。为仁由己,而由人乎哉?"(《论语·颜渊》)指出成"仁"在于自身,不在于外界的压制和强迫。孔子强调"仁"是安于"本心"仁的自然状态,而不是外在压力下的"强仁":"子曰:仁有三……仁者安仁,知者利仁,畏罪者强仁。"(《礼记·表记》)孔子曰:"知之者不如好之者,好之者不如乐之者。"(《论语·雍也》)"强仁"不是出自内心,而是由于外在知性的束缚,是不自然的。在人际关系上,孔子强调"忠恕",人要互相尊重,自然和谐地相处,"己欲立而立人,己欲达而达人"(《论语·雍也》),"己所不欲,勿施于人"(《论语·颜渊》)。孔子是希望用"出于自然"的仁学,通过自然和谐的人际关系,重建社会道德秩序和政治秩序。秉承孔子学说的是思孟学派。孟子力举"性善论"思想,将"仁义礼智"内化为人性的必有之义:"恻隐之心,人皆有之;羞恶之心,人皆有之;恭敬之心,人皆有之;是非之心,人皆有之。恻隐之心,仁也;羞恶之心,义也;恭敬之心,礼也;是非之心,智也。仁义礼智,非由外铄我也。我固有之,弗思耳矣。"(《孟子·告子上》)。宋明理学建立了典型的自然主义基础上的人文思想理论体系,自周敦颐开始,理学家都是从天道而及人道,天道自然观是他们探讨人性论的基础,为人伦之理找到本然的根据与最终的根源。在道德本体论上,他们吸取了道家本体论的思想,提出"天理"的概念,把天道与人道合二为一,把"人理"与宇宙本体融为一体,将人理上升为天理,人道上升为天道,使天道、天理具有人道、人理的内涵,又使人道、人理具有绝对的天经地义的神圣性质。上接韩愈、李翱,下启宋明理学的周敦颐所著《太极图说》与《通书》,旁求之道家而又深得于《易》,故而有深刻的天道自然观思想,认为"仁"是天地万物之心,是孕育万物的本体,"天以阳生万物,以阴成万物。生,仁也;成,义也。故圣人在上,以仁育万物,以义正万民"②。融宇宙生成论和道德伦理为一体,训仁为生,将儒家道德伦理范畴的"仁"升华为宇宙自然的本原,成为能化生万物的精神实体。明清之际的王夫之提出"仁义之本"的思想:"然仁义自是性,天事也;思则是

---

① 梁漱溟著:《东西文化及其哲学》,商务印书馆,1999年版,第121页。

② 周敦颐著:《子通书》,上海古籍出版社,2000年版,第36页。

心官,人事也。天与人以仁义之心,只在心里面。唯其有仁义之心,是以心有其思之能。不然,则但解知觉运动而已。此仁义为本而生乎思也。"①

二、基于"人""仁"基础上的"医乃仁术"思想

我国古代医学之所以能够很早即获得萌发并得以成熟,人贵论思想是其最基本的社会心理动机之一。《素问·宝命全形论篇》中即表达了为天地之间最为尊贵的"人"解除病痛的思想:"黄帝问曰:天覆地载,万物悉备,莫贵于人。人以天地之气生,四时之法成,君王众庶,尽欲全形,形之疾病,莫知其情,留淫日深,著于骨髓,心私虑之,余欲针除其疾病,为之奈何?"这种尊生贵命的思想历代医家多有论述。萧纲《劝医论》中云:"天地之中,惟人最灵。人之所重,莫过于命。"孙思邈在《备急千金要方·序》中解释自己将医著以"千金"为名云:"人命至重,贵于千金,一方济之,德逾于此。"其在《备急千金要方·治病略例》中云:"二仪之内,阴阳之中,唯人最贵。"

而正是出于这种尊生贵人的思想,才有了将医术定位于"仁术"的理念。在儒家看来,"仁"乃人性之生发,而医之所以称之为"仁术",乃是医者仁心的自然生发。元代著名儿科医家曾世荣把自己的书命名为《活幼心术》,其在序文中云"是心也,恒心也,恻隐之心也,诚求之心也"。明代裴一中《言医》中谓:"医何以仁术称?仁,即天之理、生之源,通物我于无间也。医以活人为心,视人之病,犹己之病。"清代医家吴达在《医学求是》云:"夫医乃仁术,君子寄之以行其不忍之心。"清代喻昌《医门法律》云:"医,仁术也。仁人君子必笃于情。笃于情,则视人犹己,问其所苦,自无不到之处。"都明确指出医之所以能成为仁术,其源自医者之仁心,仁心则是医事活动的最根本依据。另外,在古代医家看来,行医和行仁是合二为一的过程。晋代葛洪在《肘后备急方·序》中言:"岂止一方书而已乎?方之出,乃吾仁心之发见者也。"明代李时珍在《本草纲目·序》中说:"夫医之为道,君子用之以卫生,而推之以济世,故称仁术。"在古代儒士看来,学而优则仕兼济天下能够造福百姓,除此之外最好的济世之途就是行医。宋代范仲淹提出"不为良相,当为良医"的人生理想。据北宋吴曾《能改斋漫录》卷一三《文正公愿为良医》载:"……他日,有人谓之曰:'大

---

① 王夫之著:《船山全书》(第 6 册),岳麓书社,1996 年版,第 1091 页。

丈夫之志于相,理则当然。良医之技,君何愿焉？无乃失于卑耶！'公曰:'嗟乎！岂为是哉！古人有云:常善救人,故无弃人;常善救物,故无弃物。……能及大小生民者,固惟相为然。既不可得矣,夫能行救人利物之心者,莫如良医,果能为良医也,上疗君亲之疾,下救贫民之厄,中以保身长全。在下能及大小生民,舍夫良医,则未之有也。"而医术则是践行仁心的极好方式。正是这种"仁"的思想使古代医学焕发出无穷的魅力和勃勃生机,引领众多聪慧仁爱之士投身其中,使医学在"仁爱"的光辉下延绵不绝。许多读书人转而习医的心理动机和人生追求正是"医乃仁术"的基础。朱丹溪早年"从乡先生治经,为举子业",后来之所以"悉焚弃向所习举子业,一于医致力焉",正是认识到"士苟精一艺,以推及物之仁,虽不仕于时,犹仕也"。(元·戴良《九灵山房集》卷十《丹溪翁传》)其云:"吾既穷而在下,泽不能至远,其可远者,非医将安务乎?"(明·宋濂《故丹溪先生朱公石表辞》)可以说是与范仲淹同声相应,同气相求。

第三节　儒家思想与中医生命伦理学

儒家文化博大精深。中华文化上下五千年,儒家占据了主要地位,伦理思想是儒家思想体系的重要组成部分,并与其哲学、政治思想融为一体。儒家伦理思想的创始人是孔子。在战国时期,孟子和荀子分别发展为两大派别。秦汉时期,《中庸》和《大学》形成一套比较完整的理论体系。到了两汉时期,董仲舒为代表的儒家学者融合道、法、阴阳思想,将儒家的天命观与阴阳思想结合,提倡天人感应学说,他把儒家伦理思想系统化,提出了以"三纲五常"为核心的道德规范,迎合了封建统治者的政治需求,从而奠定了儒家伦理思想在两千多年的封建社会的思想统治地位。儒家思想对医德产生巨大的影响,古代医家认为医儒同道,甚至认为"医出于儒"(李梴《医学入门·习医规格》)。儒家思想对中国传统医学伦理思想的形成和发展产生了深刻的、多方面的影响,成为传统医学伦理思想的理论基础。

一、"仁爱救人"的行医准则

"仁"是儒家伦理思想的核心,是《论语》中最为重要的核心概念。

那么到底什么是"仁"？孔子对此有不同的阐释："樊迟问仁，子曰：爱人。"（《论语·颜渊》）"弟子入则孝，出则悌，谨而信，泛爱众而亲仁。"（《论语·学而》）"巧言令色，鲜矣仁！"（《论语·学而》）"颜渊问仁。子曰：'克己复礼为仁。一日克己复礼，天下归仁焉。为仁由己，而由人乎哉？'"（《论语·颜渊》）"子曰：'知者不惑，仁者不忧，勇者不惧。'"（《论语·子罕》）由此可以看出，仁从二人，即人对人，讲的是如何处理好人和人之间的关系。以"爱人"为出发点，每一个单独的个体，都可以通过"爱"与他人建立关系，推而广之，施之于社会成员，上至君主，下至黎民，都在"仁"所营造的"爱"的氛围之中。《论语》中两次谈到"吾道一以贯之"，何谓"一贯"？即：做人的道理千头万绪，都归结到"仁"上。通过"仁"，外在的等级制度被转化为内在的道德自觉。从父义、母慈、兄友、弟恭，推而广之，就成了"父子有亲，君臣有义，夫妇有别，长幼有序，朋友有信"，一切伦理纲常都最终转化为主体的道德自律。

历史上医出于儒，医儒相通，在仁爱思想的影响下，传统医德提出"医乃仁术"的思想。"医乃仁术"与"仁者爱人"如出一辙，说明医家与儒家有着共同的伦理道德观念和人文精神追求。"医乃仁术"表明了医生对人的生命的尊重："天覆地载，万物悉备，莫贵于人。"（《素问·宝命全形论》）"天地之性，人为贵。"（《孝经》）"人命至重，有贵千金。"（《备急千金要方·序》）这些论述均表达出对人生命价值的尊重和肯定，人的生命是最神圣的，医生应该尊重、关心自己的患者，并把他们作为最高的价值存在。此外，在古代医家看来，治病、救人、济世不可分割。"上以治民，下以治身，使百姓无病，上下和亲，德泽下流，子孙无忧，传于后世，无所终时"（《灵枢·师传》），"上医医国，中医医人，下医医病"（《备急千金要方·诊候》），"夫医之为道，君子用之以卫生，而推之以济世，故称仁术"（《本草纲目·序》），范仲淹的"不为良相，则为良医"（吴曾《能改斋漫录》卷十三），都表明了中国古代知识分子的价值判断和取向：医生具有济世救人的作用，以仁爱之心治理朝政（为良相），可天下太平；以仁爱之心救助患者（为良医），也可以把爱心传播到百姓之中，使人伦有序，同样可以促进社会的长治久安。这种对人的良好生存状态以及社会理想的追求，是古代医家和儒生共同的价值追求。因此，虽然在漫长的历史长河中，医生的社会地位不高，但是还是有一大批优秀的知识分子基于强烈的社会责任心和奉献牺牲精神投身到医学事业中去，为百姓的医疗、保健作出了卓越的贡献。

医学是"仁"学，是爱人之学，人道之学。所以，中医特别强调医生的道德修养，甚至将医生的医德作为行医的首要条件，"无常德者，不可以作医"①。孙思邈在《备急千金要方》中的《大医习业》和《大医精诚》中，从医术和医德两个方面对医生的职业道德进行了规范，指出要想成为一名"大医"，必须"博极医源，精勤不倦"，要坚持不懈地刻苦钻研，同时，还要有"志存救济"之心。(《备急千金要方·大医精诚》)这段论述完美地体现了中国传统的伦理道德观念，不仅被后世的医家奉为圭臬，而且得到了社会各界的广泛认可，成为传统中医伦理思想的重要基础，直到今天仍然具有重要的现实意义。明代著名医学家龚廷贤在《万病回春》中明确指出要急病人之所急，想病人之所想："凡病家延医，乃寄之以生死，理当敬重，慎勿轻藐"，能够做到"所召必往，寒暑雨雪不避也"。晋代杨泉提出了医家应有的道德品德，强调选任医家要德才兼备，以德为首："夫医者，非仁爱之士，不可托也，非聪明理达，不可任也；非廉洁淳良，不可信也。是以古今用医，必选名姓之后，其德能仁恕博爱，其智能宣畅曲解……如此乃谓良医。"(《物理论》)

二、重义轻利的医学价值追求

"重义轻利"，"以义制利"是儒家伦理观的重要思想。孔子认为"君子喻于义，小人喻于利"(《论语·里仁》)，"不义而富且贵，于我如浮云"(《论语·述而》)，"君子义以为上。君子有勇而无义为乱，小人有勇而无义为盗"(《论语·阳货》)，"君子义以为质，礼以行之，孙以出之，信以成之"(《论语·卫灵公十五》)，"见利思义，见危授命，久要不忘平生之言，亦可以为成人矣"(《论语·宪问》)，"君子谋道不谋食"，"君子忧道不忧贫"(《论语·卫灵公》)。同时，为了更高的道德追求，即使付出生命也在所不惜，"志士仁人，无求生以害仁，有杀身以成仁"(《论语·卫灵公》)。孟子更进一步指出"王何必曰利，亦有仁义而已矣"(《孟子·梁惠王上》)。"生，亦我所欲也；义，亦我所欲也。二者不可得兼，舍生而取义者也"(《孟子·告子上》)。荀子也认为，"先义而后利者荣，先利而后义者辱"(《荀子·不苟》)。在儒家重

---

① 李邦献著：《省心杂言·文渊阁四库全书》(第六九八册)，上海古籍出版社，1987年版，第559页。

义轻利、舍生取义的道德理想人格的深刻影响下，传统医德形成重义轻利、廉洁行医的义利观，强调以医济世而非以医谋利。

在儒家重义轻利思想的影响下，古代医家一心向善，淡泊名利，为了救治病人不惜牺牲个人利益，体现了医家关爱生命的"仁者之心"。孙思邈明确指出："医人不得恃己所长，专心经略财物，但作救苦之心。"宋代名医张杲认为："凡为医者，粗守仁义，绝驰骛利名之心，专博施救援之志……"（《医说·医通神明》）明末清初名医喻昌认为："医，仁术也。仁人君子必笃于情。笃于情，则视人犹己，问其所苦，自无不到之处。"清代名医费伯雄指出："欲救人而学医则可，欲谋利而学医则不可。"

三、"推己及人"与"易地以观"的医学道德情感

儒家所追求的理想的人际关系是"仁者爱人"，即人与人之间彼此真诚相待、互相关爱。众多医家用"仁"来规范、指导自己的医疗行为，通过医学实践实现自己兼济天下的道德理想。在实施仁爱的过程中，仅仅做到"己欲立而立人，己欲达而达人"（《论语·雍也》）是不够的，更多的要做到"己所不欲，勿施于人"（《论语·卫灵公》）。儒家教导人们要"推己及人"、"将心比心"。孟子提出："老吾老，以及人之老；幼吾幼，以及人之幼。"（《孟子·公孙丑上》）

在儒家的教诲和影响下，医家在"行仁术"、"施仁爱"的过程中，倾向于"推己及人"的思维模式，即"想病人之所想，急病人之所急"，根据自己的感觉和理解去治疗病人。孙思邈在《大医精诚》中云："见彼苦恼，若己有之，身心凄怆。"清代名医费伯雄在《费氏医书》中也说："我欲有疾，望医之相救者如何？我之父母妻子有疾，望医之相救者如何？易地以观则利心自淡矣！"

第四节　道家思想与中医生命伦理学

与西方医学主要构建于解剖学的基础之上不同，中医学的建立则主要是以中国哲学为基础，其中道家哲学是其最为重要的组成部分。李约瑟在《中国科学技术史》卷二《科学思想史》中曾说："中国如果没有道家，就像大树没有根。"此言验之于中医，确为至理之言。

《周易·系辞传》云:"一阴一阳谓之道","形而上者谓之道,形而下者谓之器"。《老子》第四章云:"道冲而用之或不盈。渊兮,似万物之宗。"《老子》第四十二章云:"道生一,一生二,二生三,三生万物。万物负阴而抱阳,冲气以为和。"《老子》第五十一章云:"道生之,德畜之,物形之,势成之。是以万物莫不尊道而贵德。"《庄子·知北游》中指出道"在屎溺"。因此,道为宇宙人生之大本,医亦莫能外,道家思想于医而言是一种居于上位的文化根基,道家思想对中医伦理产生了极其深远的影响。

一、医统于道

清代袁枚在《与薛寿鱼书》中云:"艺,即道之有形者也。精求之,何艺非道? 貌袭之,道艺两失。"此言用之于医可谓极其精准。医学作为一种"艺",其本源于"道"。

《灵枢·岁露》云:"人与天地相参也,与日月相应也。"把中医学摆在天地人这样一个大系统中来加以研究,究其源,即出于道家。《素问·五运行大论》云:"夫候之所始,道之所生。"说明一切征候皆出于道,是关于生命本质和规律的认识。中医认为万物的生成、变化、死亡都要遵循一定的"道",即天地自然的规律,不以人的主观意志为转移,如果背道而行,必定会受到惩罚。《素问·征四失论》中即云:"道之大者,拟于天地,配于四海,汝不知道之谕,受以明为晦。"人为何会产生疾病? 一个重要原因在于违逆了自然运化的规律,违逆了大道,造成人与自然、人本身之"失和"、"失衡"。《素问·四气调神大论》即云:"阴阳四时者,万物之终始也,死生之本也,逆之则灾害生。"具有"中医学灵魂"意义的临床诊断方法——辨证,即是揭示"天人合一"情态下人体的失和、失衡状态,而不是对病症的简单化描述,而是一个综合性的、整体性的具有丰富内涵的概念。对病人的施治则坚持循道施治的原则,坚持因时、因地、因人"三因制宜"。《金匮要略》中云:"虚虚实实,补不足,损有余,是其义也。"这与老子道的思想相通达,《老子》第七十七章即云:"天之道,其犹张弓与! 高者抑之,下者举之;有余者损之,不足者补之。天之道,损有余而补不足。"

故而习医应先明道。《素问·气交变大论》云:"夫道者,上知天文,下知地理,中知人事,可以长久,此之谓也。"自然界天地宇宙的运动规律叫天道,人类社会的运动规律以及人的行为准则叫人道,人道效法天道而来,所以老子在《道德经》中云:"人法地,地法天,天法道,道法自然。"人之所为,应循天道,尽人事。医学是研究人的生理病理发生发展规律、防病治病、保健养生的一门科学,其基本出发点就是对生命之道的认识,并顺应大道寻找各种方法,力图使每个人都能够达到自己应有的寿数。《易经·系辞》中云:"天地之大德曰生。"医之价值即在于"生"字。

二、道家贵命重生与中医伦理

生命伦理即源于对生命的尊重,中国古代哲学中对生命的尊重首推道家。

"贵身"是老子的一种重要思想,他认为人存于天地之间,与道、天、地并为域中四大之一。《老子》第二十五章云:"故道大,天大,地大,王亦大。"主张要宠辱皆忘,不要为追逐名利、荣辱、得失等身外之物而伤身,认为只有真正懂得贵身爱身的人才可以将天下托付给他。《老子》第十三章云:"故贵以身为天下,若可寄天下;爱以身为天下,若可托天下。"《庄子》一书中"重生"思想更是其学说的重要组成部分,主张摆脱一切外在物累,从而获得生命的张扬。庄子极力反对因外物而损耗生命,即使是整个天下也无法与生命的宝贵相比拟。其云:"夫天下至重也,而不以害其生,又况他物乎!""故天下大器也,而不以易生,此有道者之所以异乎俗者也。"(《庄子·让王》)天下尚且不足以衰耗生命,更何况它物呢?《庄子·让王》中讲述了一个小故事:韩国和魏国相互争夺土地。子华子前去拜见魏王昭僖侯,看到昭僖侯忧心忡忡的样子,开导他说:"如今让天下人到你面前写下誓约:'左手抓取东西就砍掉右手,右手抓取东西就砍掉左手,不过抓取东西的可以拥有天下。'你愿意抓取吗?"昭僖侯说:"我不愿意去抓取。"子华子于是曰:"甚善!自是观之,两臂重于天下也,身亦重于两臂。韩之轻于天下亦远矣,今之所争者,其轻于韩又远。君固愁身伤生以忧戚不得也!"两只手臂比天下重要,身体又比两只手臂重要,韩国与整个天下相比是微不足道的,如今两国所争夺的土地,比起韩国来又更是微不足道的。魏王因此而愁身伤生不是很可笑愚蠢吗?《庄子·让王》中云:"以随侯之珠弹千仞之雀,世必笑之,是何也?则其所用者重而所要者轻也。夫生者,岂特随侯之重哉!"如果有人用随侯宝珠去射飞得很高的麻雀,世人一定会嘲笑他,为什么呢?因为他所用的贵重而所求的轻微。生命,岂止随侯宝珠那样珍贵!名位利禄正如高空的鸟雀,而人的生命却是远比随侯宝珠珍贵得多。因此因名位利禄而伤生实在是得不偿失。所以，大智慧的人宁愿安贫乐道，也不会因外在的东西而给自己带来伤害。故"知足者不以利自累也，审自得者失之而不惧，行修于内者无位而不怍"。（《庄子·让王》）《道藏》首经《度人经》的主旨为"仙道贵生，无量度人"。《太平经》则认为"德"就是"成济众生，令成极道"。可见道教对德的要求不仅仅是"自度"，更重要的是"度人"。唯有积功累德，才能悟道得道。故道之德，在于追求济世利民，无量度人。

道家对自身生命的重视远超过儒家，把生命看作人生的第一要义，这种高度重视生命的思想对医学的发展产生了积极影响。以人为本、尊重生命是中医医德最重要的思想基础和最突出的人文学特征，救死扶伤是医生的神圣职责，医生必须重视人的生命，珍视人的生命。历代名医大家都反复强调作为医生，一定要对人、对生命高度尊重和倍加珍惜，须知人命关天和责任重大，决不可草率从事和等闲视之。

三、少私寡欲与为医清廉

医生道德丧失皆在于私利贪欲。正所谓"无欲则刚"，道家倡导"少私寡欲"、"见素抱朴"，对中国古代的医德建设起到了重要的作用。

"少私寡欲"是道家的一种重要人生观念。道家认为人之所以不能虚静，皆是由于人之私欲。《老子》第十二章即云："五色令人目盲，五音令人耳聋，五味令人口爽，驰骋畋猎令人心发狂，难得之货令人行妨。"人天性的丧失皆是由于外在声色名利的刺激，令人心昏志迷，精神为之癫狂。因此主张淡泊名利，不以物累形，不以欲滑和，知足常乐。《老子》第三章即提出要"虚其心，实其腹，弱其志，强其骨"。《庄子·刻意》云："虚无恬淡，乃合天德。"《庄子·马蹄》云："同乎无知，其德不离，同乎无欲，是谓素朴。素朴则民性得矣。"《老子河上公章句·无用第十一》云："治身者，当除情去欲，使五藏空虚，神乃归之。"薄名利、禁声色、廉财货、损滋味、屏虚妄、除妒忌，外不劳形于事，内无思想之患，以恬愉为务，以自得为功，这样则于身形体不敝、精神不散。

道家寡欲无求思想在中医典籍中亦随处可见。孙思邈在《大医精诚》中指出："凡大医治病，必当安神定志，无欲无求，先发大慈恻隐之心，誓愿普救含灵之苦。""医人不得恃己所长，专心经略财物"，"不得以彼富贵,处以珍贵之药,令彼难求,自炫功能","夫大医之体,欲得澄神内视,望之俨然,宽裕汪汪,不皎不昧。省病诊疾,至意深心,详察形候,纤毫勿失,处判针药,无得参差。虽曰病宜速救,要须临事不惑,唯当审谛覃思,不得于性命之上,率尔自逞俊快,邀射名誉,甚不仁矣!"《旧唐书》记载孙思邈生平云:

> 思邈,京兆华原人也。七岁就学,日诵千余言。弱冠,善谈庄老及百家之说,兼好释典。洛州总管独孤信见而叹曰:"此圣童也。但恨其器大,适小难为用也。"周宣帝时,思邈以王室多故,乃隐居太白山。隋文帝辅政,征为国子博士,称疾不起。尝谓所亲曰:"过五十年,当有圣人出,吾方助之以济人。"及太宗即位,召诣京师,嗟其容色甚少,谓曰:"故知有道者诚可尊重,羡门、广成,岂虚言哉?"将授以爵位,固辞不受。显庆四年,高宗召见,拜谏议大夫,又固辞不受。①

从孙思邈的生平简介中可以看出道家"知足寡欲,恬淡无为"的核心伦理思想在他身上的影响力,他三辞所封,毫不为名利所动,坚决留在民间,为普通老百姓疗疾治病。这种不慕仕途、不贪权势、淡泊名利、志存救济的精神离不开道家"无欲无求"、"清静寡欲"的思想。而要做到大医所要求的"澄神内视"、"至意深心"、"临事不惑"、"审谛覃思",倘若没有道家清静寡欲的功夫则是很难做到的。因为"人神好清而心扰之,人心好静而欲牵之"(《老子想尔注》),"心为道之器宇,虚静至极,则道居而慧生","静则生慧,动则生昏"(宋·张君房《云笈七籖·坐忘论》)可见只有内心虚一而静,才能产生悟知大道的智慧,自然与道相合;如果内心躁动不安,心神外驰,追求物欲,就会"以智害恬,为子伤本"(司马承祯《坐忘论·收心第三》),从而"率尔自逞俊快,邀射名誉,甚不仁矣"。

四、万物平等思想与中医伦理

在道家看来,万物平等,并无高低贵贱之分。《庄子·秋水》提出"物无贵贱",《齐物论》中提出"故为是举莛与楹,厉与西施,恢恑憰怪,道通为一",《知北游》中提出道"在屎溺",都体现出了万物皆融通

---

① 刘昫著:《旧唐书·本传》,中华书局,1975年版,第5094页。

于大道,齐同无差别的观念。因此,道家主张要平等对待一切人,老子即主张无差别的爱,《老子》第四十九章云:"圣人常无心,以百姓心为心。善者,吾善之;不善者,吾亦善之;德善。"得道的人以善心平等地对待任何人,做到"无弃人"、"无弃物"。

孙思邈认为:"若有疾厄来求救者,不得问其贵贱贫富,长幼妍媸,冤亲善友,华夷愚智,普同一等,皆如至亲之想。"(《大医精诚》)我国古代医家一向崇尚"平等待人,博施济众"的行医原则,把患者当作亲人,应该说是受到了道家思想的影响。

五、道家养生思想与中医伦理

"养生"一词,始见于道家经典《庄子·养生主》,文惠君听庖丁解牛的讲解后说:"吾闻庖丁之言,得养生焉。"《老子》第五十章即提出要"善摄生"的主张。道家尊重生命,即希望生命的质量得到保障。这种思想影响到中医,促成了中医养生学的兴盛,并对中医提出了比治病救人更高的要求。

古人论养生,理常托黄老之言,术常称老君之法,处处可见道家哲学思想的影响。中医养生吸收了道家"道法自然"的哲学思想,提出养生要"知道",要顺应自然规律。《素问·上古天真论》中即云:"上古之人,其知道者,法于阴阳,和于术数,食饮有节,起居有常,不妄作劳,故能形与神俱,而尽终其天年,度百岁乃去。"即只要取法于"道",保持生命的常态,人必能身心和谐,尽享与天俱来的寿命。中医把天人之间的关系作为一种相因相依的整体和谐关系,人应该通过顺应自然的养生方法来调节自身的阴阳平衡,实现天人合一的和谐状态,从而达到防病延年的目的。《素问·生气通天论》中说:"苍天之气,清静而志意治,顺之则阳气固,虽有贼邪,弗能害也。"这里"顺之"讲的就是顺应自然四时气候的变化以达养生的意思。《灵枢·本神》说:"故智者之养生也,必顺四时而适寒暑,和喜怒而安居处,节阴阳而调刚柔,如是,则僻邪不至,长生久视。"《素问·四气调神大论篇》中详细论述了春夏秋冬四季的特点和人们应该具备的与之相适应的心理状态、行为规范和起居方式,认为人的日常起居只有把握自然节候,方可收调摄之效,倘若违逆则祸患无穷。

老庄"恬淡"、"守静"的观点对《黄帝内经》中调神摄养的养生理论有着深刻的影响。《素问·上古天真论》中说:"恬淡虚无,真气从之,精神内守,病安从来? 是以志闲而少欲,心安而不惧,形劳而不倦,气从以顺……其民故自朴。是以嗜欲不能劳其目,淫邪不能惑其心,愚智贤不肖,不惧于物,故合于道。所以能年皆度百岁,而动作不衰者,以其德全不危故也。"《素问·阴阳应象大论》中则认为"圣人"之所以能"寿命无穷,与天地终",是因为他们"乐恬淡之能,从欲快志于虚无之守"。虚静不但能安神,且能强魄健体,提高身体抵抗病邪的能力。《庄子·刻意》中云:"平易恬淡,则忧患不能入,邪气不能袭,故其德全而神不亏。"《素问·生气通天论》中也认为清虚守静的心态可增强身体的抵抗力,"故风者,百病之始也,清静则肉腠闭,阳气拒,虽有大风苛毒,弗之能害,此因时之序也"。

领悟大道,少私寡欲,情怀淡雅高远,达到恬淡虚无、顺道乐天的素朴之境,"美其食,任其服,乐其俗,高下不相慕,其民故自朴"(《素问·上古天真论》),回归自然的"朴",就是保持生命的本真常态,在这种状态下才可以"尽其天年"。

最后要强调的是,道家养生无论是养形、养神、养心、养性,其共同原则都是顺应自然大道。陶弘景引《老君妙真经》云:"养生者,慎勿失道;为道者,慎勿失生。使道与生相守,生与道相保。"(《养性延命录·教戒篇第一》)

中医首重养生是中医生命伦理思想的一大特色,也是中医生命伦理思想超越西方生命伦理思想之处。并由此对中医提出了比治病救人更高的伦理要求,《内经》中即云:"上工治未病,中工治欲病,下工治已病。"

六、道家人格与中医伦理

道家秉承推天道以尽人事的思维方式,为人们的自我安身立命提供了精神依托,对健康人格的塑造具有一定的价值。

何谓"人格"? 一般来说,"人格"有两个方面的含义:一是指个人的道德品质;二是指人的气质、能力和性格等特征的总和。"人格修养"就是通过身心圆融的省思与实践,使自身的品德、气质、能力和性格逐步趋于完美境地的一种努力。而人格修养的前提就是确立理想人格,并以此作为修养的指针和方向。深刻影响中国社会的儒道文化都蕴含着各自对理想人格的追求,从而对中国人格产生了深远的影响,分别形成积极进取的儒家人格和淡泊无为的道家人格,共同构建起健康人格的大厦。儒家思想是将人定位于复杂的社会人际网络之中,以调和人际关系为准则,为人的言行制定了繁琐的礼仪规范,并为读书人制定了"修身,齐家,治国,平天下"的寓个人于家族、社会的人生理想。这为塑造人的社会性人格起到了决定性的作用,但是又具有明人事而昧天道、重家族社会而轻个人自由的弊端,这种人格观念过于狭隘,不利于塑造出健全的人格。而这个弊端由道家思想得以弥补,道家文化能够从人的主体性上对人施予关怀,大大地弥补了儒家的不足。

道家的理想人格总体特征是因循大道自然无为、胸纳天地逍遥自适,是以摆脱人为束缚、求得个人天性完满为宗旨的。根据道家文献的记载,道家理想中的人物也有不同的境界,如:

1. "与道合同"的真人

真人是道家理想中人物的最高境界,又被称为"至人",也就是说达到最高境界的人物。

何谓"真人"?《庄子·逍遥游》中说:"至人无己。"《庄子·大宗师》中说:"天与人不相胜也,是之谓真人。"天人合一是真人的最本质特点,没有任何人为的自我意识,保存了人最为本真的天性,完全与道相融。《文子·道原》中说:"真人体之以虚无、平易、清静、柔弱,纯粹素朴,不与物杂,至德天地之道,故谓之真人。"《淮南子·诠言训》亦言:"能反其所生,故未有形,谓之真人。真人者,未始分于太一者也。"真人是体悟大道,混沌未分,无知无欲的。这种人格的典型代表就是"赤子",《老子》第五十五章说:"含德之厚,比于赤子。蜂虿虺蛇不螫,猛兽不据,攫鸟不搏。骨弱筋柔而握固;未知牝牡之合而全作,精之至也。终日号而不嗄,和之至也。"婴儿含道之厚德,精神饱满,因没有沾染世俗私欲,无欲不争,"不以心损道,不以人助天"(《庄子·大宗师》),能与外界和谐共处,"其心忘,其容寂,其颡頯;凄然似秋,煖然似春,喜怒通四时,与物有宜而莫知其极"。(《庄子·大宗师》)因此,复归于婴儿之境,是道家的最高人生境界,正如《老子》第二十八章所言:"常德不离,复归于婴儿。"

那么究竟该如何修行达至真人之境呢?那就要"法天贵真"(《庄子·渔父》),效法天道以保养人之真性。《文子·九守》云:"所谓真人者,性合乎道也。故有而若无,实而若虚;治其内,不治其外。明白太素,无为而复朴。体本抱神,以游天地之根,芒然仿佯尘垢之外,逍遥无事之业。"要体悟大道,返璞归真,达到逍遥无为之境,其基本路径就是去除人为智慧、世俗之情,做到"见素抱朴,少私寡欲"(《老子》第十九章)。

2. "唯道是从"的圣人

虽然道家主张摆脱物累,实现心灵的超脱,但道家并非不关注现实社会,也为现实社会设计了一个理想人物:"圣人"。

圣人是社会秩序的建立者和维护者,与儒家倡导的人伦性圣人不同,道家理想中的圣人是法天象地,无为自化,使百姓各安其命。圣人首先是要尊道,正如《庄子·渔父》中所言:"道之所在,圣人尊之。"其次要顺天应人,没有私心己志,以道化世,以道安民,无为而无不为,正如《老子》第二章所说:"圣人处无为之事,行不言之教,万物作焉而不辞,生而不有,为而不恃,功成而弗居。"这样,就会使百姓安康,天下太平,"执大象,天下往。往而不害,安平太"(《老子》第三十五章)。

圣人是道家理想的治国人物,其治国方式极其简易,就是任随百姓之自然而不加人为干涉,既不需要去制定繁琐的法度规范,也不需对百姓进行教化,而是"行不言之教,无为之益",以自身的醇厚之德吸引人们前来归附,引导人们自我导化。圣人是德被天下,而不求于名,《庄子·逍遥游》中云:"圣人无名。"因此,圣人是安闲自适,恬静逍遥的,郭象形容圣人内圣外王之道说:"夫圣人虽宗尧,而尧未始有天下也。故宵然丧之,而尝游心于绝冥之境,虽寄坐万物之上,而未始不逍遥也。"(《庄子·逍遥游注》)

另外,道家还有大人、君子等理想人物。总起来说,这些人物都是有道之人,是摆脱了外在物累,保全了性命之真的人,都具有法天贵真、无知无欲、逍遥游世、清静无为等内涵。道家看到人们大都"丧己于物,失性于俗"(《庄子·缮性》),因此,大力倡导这些理想人物,以唤起人们对自由真性的渴望与回归。而一旦具有这些品格,就会成为一个自由、快乐、洒脱的自我。

道家具有人本主义思想,比如《老子》第二十五章云:"故道大,天大,地大,王亦大。域中有四大,而王居其一焉。"在老子那里,道的范畴中,人具有非常重要的位置。另外,这种人本主义思想还表现在并非以外在价值为评判人的标准,而关注于个人是否出于完全符合本性的逍遥自适状态,避免了人为压力下的人格分裂,保持人内心的恬静祥和。有研究者从道家发展史中找出众多道家人格代表人物,包括老子、关尹、杨朱、庄子、郭象、竹林七贤、陶渊明、李白、慎到、彭蒙、田骈、王充、葛洪、成玄英、司马承祯、陈抟等,认为道家人格包含"智慧"、"仁爱"、"成熟"、"坚毅"、"爽直"、"超脱"6 个因素①,这些人格特质为个体身心和谐发展提供了一个较为理想的模式。

在道家思想的熏染下,在中国人物长河中,出现了众多具有道家异彩风貌的人物,这其中就包括了诸多医家,如张仲景、葛洪、陶弘景、孙思邈等等,他们往往具有旷达傲世的情怀、处惊自若的雅量、超然物外的审美、至性至情的率真等人格魅力,使历代无数人为之倾倒和向往,成为影响一代又一代中国人精神风貌的风流人物。

第五节　佛教与中医生命伦理学

佛教于东汉末年自印度传入,填充了中国本土文化的缺憾,在儒家入世思想、道家玩世思想之外添加出世思想,使得中国文化得以实现圆融。佛教传入中国后,努力与中国本土文化相融合,很快得以广泛传播。佛教慈悲为怀、普度众生、众生平等思想给中医生命伦理学带来深远的影响。

一、佛教及其伦理思想简述

佛教以人生为苦,致力于探求实现人生解脱之道。佛教认为宇宙人世皆变幻无常,人随波逐流、无法自主,毫无安乐可言,只有无尽之苦,正所谓"苦海无边"。对于人世之苦,佛教有二苦、三苦、四苦、五苦、八苦,乃至一百一十种苦等无量诸苦。归纳起来看,佛教认为人有"生"即有苦,因为有"生",就逃脱不了老、病、死;有"生"就会产生爱恨别离;有"生"就会有贪欲,有贪欲就会有求不得之苦,等等。为摆脱人生之苦,佛教广泛探讨了获得人生解脱的途径和方法,在诸多论述当中,加强修行,去恶从善皆为其重要内容。因此,可以说佛教是一种伦理道德色彩相当浓厚的宗教,其戒、定、慧三学都与伦理道德相关。

戒是指戒律,是为防止佛教徒作恶而制定的清规戒律,比如不杀生、不偷盗、不邪淫、不妄语和不饮酒五戒,可以说是佛教徒的道德修

---

① 李敏荣:《道家人格结构及测量》,华中师范大学硕士论文,2007:18—21.

养规范。定是禅定,指修持者集中思虑观悟,以断除情欲,是为提高自身道德修养的一种修性之学。慧即智慧,是一种能使修持者断除烦恼、迷妄以获得解脱的学说,其中也贯穿了某些佛教道德学说的内容。另外,大乘佛教不但主张个人解脱,更致力于众生的解脱,认为没有众生的解脱,就没个人的真正解脱,提出了"救苦救难"、"普度众生"的口号。在传统的修持方法之外,增加了布施和忍辱两项内容。所谓布施,"是指用自己的财力、体力和智力去济助贫困者和满足求索者,是为他人造福成智也使自己积累功德以至求得解脱的一种修行方法"①。所谓忍辱,就是要忠于信仰,安于苦难和耻辱,要求信徒宁愿忍受"汤火之酷,菹醢之患,终不恚毒加于众生"(《六度集经·卷五·忍辱度无极章》)。大乘佛教"以大慈大悲、济度众生为道德出发点,以克制自我、救助他人为行为的准绳,以'自利利人'、'自觉觉人',即以个人利益和众人利益的统一,一己的解脱和拯救人类的统一,作为社会伦理关系的基本原则,也作为人生解脱的最高理想"②。

　　佛教自从传入中国开始,就在与中国本土伦理思想的冲突中不断调和发展,尤其是不断吸取儒家的道德伦理来改造和充实自己。因此,中国佛教的一个突出特色就是伦理道德的儒学化,"佛教伦理道德在中国古代伦理道德领域始终不占支配地位。……基本上是作为儒家伦理道德的配角而发挥其社会效能的"。当然,佛教"在一定意义上和一定程度上补充了儒家伦理道德的内容。同时也使理学家重视在人的内心深处调动起敬畏的力量和自觉的动力,去实践封建伦理道德"③。也正是由于佛儒两家的汇通,使得佛教伦理得以在我国历史上产生深远的影响,"佛教以大慈大悲、利己利他为伦理道德的出发点,这种道德训条和儒家的'恻隐之心'、性善论相通,和中国的国家本位与民本思想的文化传统相接近,因而在历史上的影响颇大"④。我国生命伦理学领域亦深受佛教伦理道德学说的影响。

―――――――――――

① 方立天:《中国佛教与传统文化》,上海人民出版社,1988 年版,第139 页。

② 方立天:《中国佛教与传统文化》,上海人民出版社,1988 年版,第141 页。

③ 方立天:《中国佛教与传统文化》,上海人民出版社,1988 年版,第284 页。

④ 方立天:《中国佛教与传统文化》,上海人民出版社,1988 年版,第285 页。

二、佛教伦理道德对古代医学伦理思想的影响

1. "慈悲为怀"对古代医德的影响

儒家以"仁"立人,将医术定位于"仁术",使医学蕴含有恻隐爱人的美好意蕴。与之相类,佛教慈悲为怀的思想则赋予医术以救苦救难的博爱光辉。悲天悯人、拯救世人出苦海是佛教的重要思想,特别是大乘佛教尤其强调以慈悲为怀,强调普度众生,利乐有情。龙树菩萨在《大智度论》卷二七中云:"大慈大悲者,四无量心中已分别,今当更略说:大慈与一切众生乐,大悲拔一切众生苦。"《大般涅槃经》卷十一云:"三世诸世尊,大悲为根本……若无大悲者,是则不名佛。"这种大慈大悲的思想对形成高尚的中医医德有着积极的意义。

唐代著名医家孙思邈是我国医学史上第一个较为全面论述医德的人,他精通佛典,医德思想深受佛教思想影响。其在《备急千金要方·大医精诚》中论述为医之德所用"大慈"、"普救"、"含灵"等词汇皆为佛教用语。孙思邈此段论述,明显受到佛教伦理道德的影响:首先,深受佛教众生平等思想的影响。佛教认为一切众生皆有佛性,对待一切众生必须一视同仁,不能区别对待。孙思邈也主张医生对待病人必须要"普同一等"。其二,深受佛教普度众生思想的影响。唐代大乘佛教已传入,孙思邈受大乘佛教解脱众生苦思想的影响,明确提出要"普救含灵之苦"。这里尤其要指出的是,古代医学深受儒家"仁爱"思想影响,但是儒家之"仁爱"是建立在"亲亲"基础上的,强调"老吾老以及人之老,幼吾幼以及人之幼",爱是有差等的。佛家众生一等的思想弥补了儒家思想的此种缺陷,在佛家思想影响下,医家之"仁爱"超越儒家的"亲亲"原则,而"誓愿普救含灵之苦",不论何等人前来求医,都要"如至亲之想"。孙思邈的医德思想对后世医家影响颇为深远,历代众多医家在这一方面身体力行,留下了千古美名。

2. 布施利他与中医伦理道德

佛教分小乘、大乘,二者教义有别。小乘虽然也讲布施,但其目的在于破除个人的吝啬和贪心,以免除来世的贫困,是着眼于个人利益的。而大乘佛教则秉持大慈大悲的教义,主张超度众生,甚至牺牲自我而布施于众人。在大乘佛教经籍中有大量的诸如倾家施财、慈悲救生,甚至舍身喂虎的故事。这种牺牲自我的道德行为,虽然看起

来有点盲目,但是对于形成利他助人的良好社会氛围还是有积极意义的。

这种乐于奉献的利他主义影响了古代许多医家,使他们急人所急,难人所难,全力地治病救人,形成了高尚的医德。据《九灵山房集·丹溪翁传》记载金元时代四大医家之一的朱丹溪:"四方以病来迎者,遂幅凑于道,翁咸往赴之。"《故丹溪先生朱公石表辞》载:"窭人求药,无不与,不求其偿,其困厄无告者,不待其招,注药往起之,虽百里之远,弗惮也。"明代医生闵自成仁而好施,据《钱塘县志》载:"闵自成……精内外医,名播郡城,求治者日不暇给。遇贫乏,概不受值。"《浙江通志》载其:"仁而好施,见贫乏者不受直,且诊视必先之曰:倘后彼恐其惭惺,不哑来必殆矣。丐者盈门,一一应之不厌,故远近翕然称长者。"元代医家赵梦弼是一个"赴人之急百里外,中诊叩门无不应"的好医生,甚至七八十岁时"犹救以往"。宋代医生张柄,治病救人"无问贵贱,有谒必往视之"。元末明初的名医刘勉"生平视病者,平等如一",他常说,"富者我不贪其财,贫者我不厌其求"。清代名医傅青主曾经为了医治一病危病人,赶了五天五夜的路程。这些医家都以他们不畏艰险、一心赴救的高尚行为为后人树立了不朽的典范。

3. 佛家戒律与中医伦理道德

戒,作为佛教三学之一,是佛教为信徒制定的戒规,以止恶行善。按其内容,分为止持戒和作持戒两大类。所谓止持戒,就是指为防止恶行而制定的各种戒,如五戒、八戒、具足戒等。所谓作持戒,是为了修习善行而制定的戒,如二十犍度等。佛教戒律较为繁杂,其出家僧尼奉行的具足戒,对出家僧人的宗教生活和日常生活的各种细节,都作出了繁细而严格的规定。据《四分律》所记载,比丘戒 250 条,比丘尼戒 348 条,为大众所熟悉的五戒为:"一不杀生,二不偷盗,三不邪淫,四不妄语,五不饮酒"。这些佛教戒律在中医医德的形成和发展中也起到了一定的作用。

唐代医家孙思邈即深受佛教"不杀生"思想的影响,主张不以"活物"入药。《大医精诚》中云:

　　　　自古名贤治病,多用生命以济危急。虽曰贱畜贵人,至于爱命,人畜一也。损彼益己,物情同患,况于人乎! 夫杀生求生,去生更远。吾今此方,所以不用生命为药者,良由此也。其虻虫、水蛭之属,市有先死者,则市而用之,不在此例。只如鸡卵一物,以其混沌未分，必有大段要急之处，不得已隐忍而用之。能不用者，斯为大哲，亦所不及也。

《千金翼方》卷四《虫鱼部》亦云：

> 鸟兽虫鱼之类，凡一百一十六种，皆是生命，各各自保爱其身，与人不殊。所以称近取诸身，远取诸物。人自爱命，即鸟兽自爱，固可知也。是以须药者，皆须访觅先死者，或市中求之。必不可得，自杀生以救己命。若杀之者，非立方之意也，慎之慎之。

中国原有哲学思想是以人为贵，万物皆可为人所用。而佛教因秉持众生皆有佛性、众生平等的思想，却将"不杀生"列为戒律之首。虽然孙思邈不以活物入药会对疗效带来一定影响，但不可否认这对培养医生的慈悲之心是大有裨益的。

比照佛教戒律，我国古代医家还制定了类似的医家戒律。如明代医家陈实功在其所著的《外科正宗》一书中也提出了"医家五戒十要"，其"五戒"云：

> 一戒：凡病家大小贫富人等，请观者便可往之，勿得迟延、厌弃，欲往机时不往不为平易。药金毋论轻重有无，当尽力一例施与，自然生意日增，毋伤方寸。
>
> 二戒：凡视妇女及孀妇尼僧人等，必候侍者在旁，然后入房诊视，倘旁无伴，不可自看。假有不便之患，更宜真诚窥视，虽对内人不可谈，此因闺阃故也。
>
> 三戒：不得出脱病家珠珀珍贵等送家合药，以虚存假换。如果该用，令彼自制入之。倘服不效，自无疑谤；亦不得称赞彼家物色之好。凡此等非君子也。
>
> 四戒：凡为医者，不可行乐登山，携酒游玩，又不可非时离去家中。凡有抱病至者，必当亲视，用意发药，又要依经写出药帖，必不可杜撰药方，受人驳问。
>
> 五戒：凡娼妓及私伙家请看，亦当正己，视如良家子女，不可他意儿戏，以取不正，视毕便回。贫窘者，药金可璧，病回只可与药，不可再去，以图邪淫之报。

从中可以看出，佛教戒律对我国传统医德医风的形成产生了较为深远的影响，这些医家戒律的制定对警戒医家、淳化医风起到一定的作用。

4. 业报轮回说对医德的影响

儒家思想是重现世，不问鬼神的。《论语·先进》中载："季路问事鬼神。子曰：'未能事人，焉能事鬼？'敢问死。曰：'未知生，焉知死？'"因此，个人行为道德的约束力主要来自人世间的伦理道德和内在的善之人性。但这种约束力常有失范之时，倘若秉着"我死之后，管它洪水滔天"的现世享乐思想，则极易造成恶行的爆发。佛教业报轮回学说应该说在一定程度上弥补了这种现世约束力不足的缺憾，给人以更强有力的止恶和行善的内心动机。

佛教所谓"业"，是"行动"或"作为"的意思。表现在心理活动方面的，叫"意业"；发之于口的，叫"口业"；表现在身体、言行举止方面的，叫"身业"。佛教认为业体现着力量和作用、功德与过失，由"业"而形成的"业力"，是众生所受果报的前因，也是众生流转生死轮回的动力。由于业的性质不同和业力的作用不一，感现的结果也就不一样，善业和恶业都会感现相应的果报，却不会相互抵消。由业故有轮回，什么样的业决定众生什么样的命运。"轮回"是比喻，是旨在说明众生生死流转、永无终期，犹如车轮一样旋转不停。所谓"轮回"，是说众生将来随业要到什么样的生存环境。佛家有"六道轮回"说，道是道路、途径的意思，六道则指：地狱、饿鬼、畜生、人、天、阿修罗。人皆因其现世业下世轮回到不同的境界。出于这种认识，佛教主张人人要行善事，正所谓善有善报，恶有恶报，要想得善果，一定要修善业。这和我国原有的"勿以恶小而为之，勿以善小而不为"有相通之处。佛教认为"救人一命胜造七级浮屠"，医学即在于救死扶伤，直接关乎人命，正是积累功德之事。一些医家正是接受了业报轮回说的理论，乐善好施，积极行医救人，反之则怕会招致恶报。孙思邈在《大医精诚》中即云：

　　老君曰："人行阳德，人自报之；人行阴德，鬼神报之。人行阳恶，人自报之；人行阴恶，鬼神害之。"寻此二途，阴阳报施，岂诬也哉？所以医人不得恃己所长，专心经略财物，但作救苦之心，于冥运道中，自感多福者耳。

　　医家之所以救人积德能够"于冥运道中,自感多福",正是深受业报轮回学说的影响,对来世充满了幸福的憧憬。对于这种轮回思想我们一方面要看到它的荒诞不经,另一方面也要看到它对医德建设的积极作用。

　　综上所述,佛教思想是我国医学道德的重要思想源泉之一,对我国古代医德的形成与发展产生了深远的影响。今天,我们要综合分析,去其糟粕,取其精华,批判地继承,让它在医德建设上发挥重要的作用。

中华医学道德哲学在历史的长河中绵延不息,是中华传统文化的瑰宝。道德哲学是一个民族繁荣昌盛赖以维系的根本之一。中华医学的道德哲学史建构是内生于中华医学体系之中的,并随着文化的延展而蓬勃壮大。自医巫揖别以来,中华医学道德哲学的进步推动了中华医学自身的发展,使得医学文化走出了神秘主义的藩篱。在先贤的伟大著作《周礼》当中,通过制度性的安排为中华医学的道德化成长奠定了坚实的基础。春秋战国时期,诸子蜂起,百家争鸣,可谓中华文化的第一个高峰。适当此时,中华医学道德哲学的发展也受益良多,逐步产生了传统的人道主义医学道德的雏形。其中,尤以扁鹊的"病有六不治"与《黄帝内经》中的论述为要。中华医学的道德哲学体系历经秦汉魏晋的发展,逐步借鉴与融合儒道之思想,至唐代又渗入了佛家的思想,逐步形成三教合流的态势。孙思邈的《大医精诚》则是中华医学道德哲学中最为经典的论述,将生命神圣的观念深深地植入医家的行医道德准则之中。宋元以降,伴随着官府医学的进步,医学教育有了良足的发展,同时名医迭出,学派争鸣。儒医的大量涌现,使得中华医学本身更加具有道德化的倾向。明代学术思想的发展,以及士人对于博物致知之学的青睐,对于中华医药的进步起到了极大的推动作用。中医行会组织的出现,促使同业内部准则的刊行成为可能,其代表为陈实功的《五戒十要》。有清一代,中华医学道德哲学大成,并与西方传入之医学互相映射,在继承与开拓上都有着极大贡献。

第三章 中华医学道德哲学史钩沉

第一节　殷周的巫与医

　　孙中山先生谈及："洪荒时代是人和兽相斗的时代,人类时时刻刻不知生死,所用自卫能力只有双手双足。第二个时代是人同天斗。遇到天灾,人类要免去灾害,感觉非常困难,于是发生神权,极聪明的人便提倡神道设教,用祈祷的方法去避祸求福。他们所做祈祷的功夫,在当时或有效、或无效,是不可知。"①正如《管子·君臣篇》中所说:"兽处群居,以力相争。"由此,不难看出,在殷周时期对于疾病的认识往往出于迷信,以天神所降或鬼神来进行解释,继而所出的治疗方式则以祈祷驱鬼为主。

　　巫的起源很早,三代之前便已有之。按《史记》扁鹊传:上古之时,医有俞跗,治病不以汤液醴洒,镵石挢引,案扤毒熨,一拨见病之应,因五脏之输,乃割皮解肌,诀脉结筋,搦髓脑,揲荒爪幕,湔浣肠胃,漱涤五脏,练精易形。又按《说苑》:中古之为医者曰俞跗。俞跗之为医也,搦脑髓,束肓莫,炊灼九窍而定经络,死人复为生人,故曰俞跗。在《韩诗外传》中:踰跗之为医也,㭰为脑,芷草为躯,吹窍定脑,死者复生。可见巫的职责是以法术驱邪致病,是鬼神与人之间的中间人,借着一种不正常的精神状态,可以做到灵魂出窍,见神鬼,借此为人治病疗疾。

　　《山海经·海内西经》所载六巫:"开明东有巫彭、巫抵、巫阳、巫履、巫凡、巫相,夹窫窳之尸,皆操不死之药以距之。窫窳者,蛇身人面,贰负臣所杀也。"晋郭璞注说:"皆神医也。《世本》曰:'巫彭作医。'《楚辞·招魂》曰:'帝告巫阳。'"清郝懿行《山海经笺疏》说巫履即十巫中巫礼,巫凡即巫盼,巫相即巫谢。郭璞《山海经图赞》:"窫窳无罪,见害贰负;帝命群巫,操药夹守;遂沦弱渊,变为龙首。"在《古今医统》中记载:巫彭初作周医官,谓人惟五谷五药养其病,五声五色视其生,观之以九窍之变,参之以五脏之动,遂用五毒攻之,以药疗之。

　　巫与医是同源的,从字型上看,医最初写作"毉",下面是巫字。

---

　　①　林品石、郑曼青:《中华医药学史》,广西师范大学出版社,2007年版。

最早的时候,巫医是一个具有两重身份的人。既能交通鬼神,又兼及医药,是比一般巫师更专门于医药的人物。从殷墟甲骨文所见,殷周时期的巫医治病,在形式上看是用巫术,造成一种巫术气氛,对患者有安慰、精神支持的心理作用,但真正治疗身体上的病,还是借用药物,或采取技术性治疗。

以巫术治病是世界各民族在古时代的一种普遍现象。在古埃及、古巴比伦均有所反映。古埃及的僧侣即为医生,以妖术和魔法祛除疾病。而古巴比伦则深信星体的运行和人间的疾病密切的关系,并认为肝脏是灵魂的归处。通过对牺牲动物肝脏大小、形状、位置和血流的判断来卜筮人间的吉凶。

据《周礼》记载,当时朝廷有在太史之下设"掌医之政令",并有食医、疾医(内科)、疡医(外科)、兽医等医学分科,标志着巫、医开始分家,司巫的职能在政权机构中的作用逐渐削弱。从此巫师不再承担治病救人的职责,只是问求鬼神、占卜吉凶。而大夫(医生)也不再求神问鬼,只负责救死扶伤、悬壶济世。周代的医学理论思维也提高到了一个新的阶段。《尚书·洪苑》中关于水、火、木、金、土五行学说,《周易》中关于阴阳对立双方的概括,是在巫术神学还占主导地位的条件下产生的具朴素唯物主义和辩证法思想形成的突破。在西周也有"以五味、五谷、五药养其病,以五气、五声、五色视其死生"的记载。

巫术又称为"祝由",在《素问·移精变气论》中记载如下:"黄帝问曰:余闻古之治病,惟其移精变气,可祝由而已。今世治病,毒药治其内,针石治其外,或愈或不愈,何也?岐伯对曰:往古人居禽兽之间,动作以避寒,阴居以避暑,内无眷暮之累,外无伸官之形,此恬淡之世,邪不能深入也。故毒药不能治其内,针石不能治其外,故可移精祝由而已。当今之世不然,忧患缘其内,苦形伤其外,又失四时之从,逆寒暑之宜。贼风数至,虚邪朝夕,内至五脏骨髓,外伤空窍肌肤,所以小病必甚,大病必死。故祝由不能已也。"祝由,即巫术作为一种上古文化体系,流传甚广,《古今医统》中载有"苗父上古神医,人有疾而求医,但北面而祝,十言而愈。古祝由科,此其由也"。这一传统流传甚广,隋唐之际太医署仍设有咒禁师一职,宋代以后逐步走向灭亡。

无疑,远古以至殷周时期的医学文化具有神秘主义的倾向,医巫并存,医术的创造者化身为远古的神话人物。同样,此时的医学道德更加类似于一种神灵赋予的品德,或者可以说远古医学本身就具有

道德律令的属性,其权威性与治疗的效力正是来源于神灵赋予的
品德。

第二节　《周礼》的生命伦理内核

　　《周礼》是一部通过官制来表达治国方案的著作,内容极为丰富。
《周礼》六官的分工大致为:天官主管宫廷,地官主管民政,春官主管
宗族,夏官主管军事,秋官主管刑罚,冬官主管营造,涉及社会生活的
所有方面,在上古文献中实属罕见。《周礼》所记载的礼的体系最为
系统,既有祭祀、朝觐、封国、巡狩、丧葬等国家大典,也有如用鼎制
度、乐悬制度、车骑制度、服饰制度、礼玉制度等具体规制,还有各种
礼器的等级、组合、形制、度数的记载。

　　《周礼注疏》卷一《天官冢宰》中记载:"医师,上士二人,下士四
人,府二人,史二人,徒二十人。食医,中士二人。疾医,中士八人。
疡医,下士八人。兽医,下士四人。医师:掌医之政令,聚毒药以共
医事。凡邦之有疾病者、疕疡者造焉,则使医分而治之。岁终,则稽
其医事,以制其食:十全为上,十失一次之,十失二次之,十失三次
之,十失四为下。"

　　《周礼》中为医师安排了四种属官:食医(食医:掌和王之六食、
六饮、六膳、百羞、百酱、八珍之齐。凡食齐眡春时,羹齐眡夏时,酱齐
眡秋时,饮齐眡冬时。凡和,春多酸,夏多苦,秋多辛,冬多咸,调以滑
甘。凡会膳食之宜,牛宜稌,羊宜黍,豕宜稷,犬宜粱,雁宜麦,鱼宜
菰。凡君子之食,恒放焉)、疾医(疾医:掌养万民之疾病。四时皆有
疠疾,春时有痟首疾,夏时有痒疥疾,秋时有疟寒疾,冬时有嗽、上气
疾。以五味、五谷、五药养其病。以五气、五声、五色视其死生。两之
以九窍之变,参之以九藏之动。凡民之有疾病者,分而治之;死终,则
各书其所以而入于医师)、疡医(疡医:掌肿疡、溃疡、金疡、折疡之祝
药劀杀之齐。凡疗疡,以五毒攻之,以五气养之,以五药疗之,以五味
节之。凡药,以酸养骨,以辛养筋,以咸养脉,以苦养气,以甘养肉,以
滑养窍。凡有疡者,受其药焉)、兽医(兽医:掌疗兽病,疗兽疡。凡
疗兽病,灌而行之以节之,以动其气,观其所发而养之。凡疗兽疡,灌
而劀之,以发其恶,然后药之、养之、食之。凡兽之有病者、有疡者,使

疗之；死则计其数以进退之）。这是以医学分科的思想划分的。食医的概念应来自于两周贵族的内侍中专主饮食的臣僚，但这部分人并不具有医的衔称。先秦时代通常意义上的"医"仅包括《周礼》"疾医"与"疡医"，《周礼》将这两类医生分职而立是有其现实基础的，战国时代的民间医生已经产生了治疗特长上的分化，很可能诸侯贵族的侍医也相应地有了职责上的区分。至于兽医的职业确实存在，贵族所属的兽医多服务于马厩，地位较低贱，不大可能像疗人疾病的医官一样成为贵族的近侍。《周礼》安排这四类医官平行并列，同属于医师辖下，可以看成理想化的制度规划。

《周礼》的立意，并非要实录某朝某代的典制，而是要为千秋万世立法则。《周礼》一书表达了对社会、对天人关系的哲学思考，周人尊重宇宙一切有生命的物质，显然是从原始社会神话时代的"活物观念"中序变出来的。"百物阜安"是周人对物质生命形态长存最由衷的祈愿。出于对人类自身生命本能的关注而考察到的自然与生命这种极为奇特的关系，使周人认识到，自然、人类以及其他生命的关系是互相联系、彼此为生存基础的。因而，关注人类共同体的生命存在的固有价值，必须重视物质世界其他生命存在的固有价值。

第三节　春秋战国时期的医学
人道主义之源

春秋后期，产生了我国思想史上两位最著名的思想家——老子和孔子，他们分别开创了道家和儒家两大流派。战国时期，造成了"诸子蜂起，百家争鸣"的局面。儒、墨、道、法、阴阳、名、农、纵横、杂、兵等"九流十家"便是当时思想战线上的代表性学派。与此同时，天文、算学、冶金、纺织、制陶、水利工程、建筑、机构等技术也有很大发展。

在春秋时期，中国已经出现了专职的医生队伍。医缓、医和、扁鹊及其弟子子阳、子豹等都是当时著名的职业医生，公元前 6～5 世纪的秦国还有了专门的宫廷医疗机构，并设有"太医令"这一官职。同时，专门医学著作也陆续问世，如长桑君授与扁鹊的《禁方书》，马王堆汉墓帛书《五十二病方》、《足臂十一脉灸经》和《阴阳十一脉灸经》也多成于春秋战国之际。战国时,医书的数量已十分可观,传世的《黄帝内经》,所引用的《上经》、《下经》、《金匮》、《揆度》等十多种古医书无疑都要早于《内经》。

春秋战国不仅是中国古代政治、经济、社会思想和科学技术史上极为重要的时期,也是中国古代医学史上极为重要的时期。相较于殷周之际的医术即巫术的状况,春秋战国时期的医学发展极为迅速。春秋战国时期哲学的发展不仅有力地促进了医巫的分化,而且也渗透到医学之中,促进了医学理论的形成。所有名家的哲学思想几乎无不涉及生理、病理、养生、治疗等,形成各自的哲理性医学理论观点;医学著作也吸收和应用哲学概念和思想从而逐步建立医学理论基础,如元气学说、阴阳学说、五行学说、天人相应论等思想,因而使中医理论一开始就具有浓郁的哲学思想气息。

随着巫、医的分流和医学研究的开展,春秋战国时期医学理论逐渐形成。如春秋时医和的阴、阳、风、雨、晦、明"六气"致病说,扁鹊言论涉及的"五脏"、"肠胃"、"血脉"、"血气"、阴阳等生理概念,《内经》确立了以脏腑经络气血为核心的医学理论体系,为后世医学的发展奠定了基础。

道家所主张的"道",是指天地万物的本质及其自然循环的规律,自然界万物处于经常运动变化之中,道即是基本法则。道家思想中,"清静无为"、"返朴归真"、"顺应自然"、"贵柔"、"形神兼养"及动形达郁的主张,对中医养生保健有很大影响和促进。老子《道德经》中,人法地、地法天、天法道、道法自然,认为自然界是人类生命的根本,只有顺乎自然的变化规律才能健康长寿。

道家哲学把宇宙生命、第一存在称为"道",其对"道"的根本精神的理解就代表着对宇宙生命本质特性的把握。老子说:"有物混成,先天地生,寂兮廖兮,独立而不改,周行而不殆,可以为天下母。吾不知其名,字之曰道,强为之名曰大。"(《老子》二十五章)《老子》首先指出了道作为万物之母的地位,并描述了"道生一,一生二,二生三,三生万物"(《老子》四十二章)的宇宙生成过程。之后就着眼于对"道"的特性的阐发,有这样一些话比较关键:"功成身退,天之道也"(九章);"水善利万物而不争"(八章);"天之道,其犹张弓与,高者抑之,下者举之:有余者损之,不足者补之。天之道损有余而补不足"(七十七章)。这些对道、天道的特点描述都是集中在道的根本精神层面。通过这些描述,能够看出,老子眼里的大道生养万物而不居其功,表现了道的超越性。与这些特性一致,法自然的大道也被视为具有超越性的至善的精神特质。

春秋战国时期,出现了大批名医,如医缓、医和、文挚、扁鹊等。

医缓,春秋时期秦国人。据《左传》记载,鲁成公十年(公元前581年),晋国国君景公姬据(公元前599~公元前581年)生病,先叫桑田巫治疗。桑田通过占卜,认定景公的病,是遭晋景公杀害的晋国大夫赵同和赵括的鬼魂作祟所致。晋景公听说秦国有良医,就派遣使臣求医于秦国。秦恒公(公元前603~公元前577年)派遣医缓往诊,医缓即到晋国,诊景公病直言不讳说:"疾不可为也!"因为病程已发展到"在肓之上,膏之下"的晚期,而"攻之不可,达之不及,药不至焉,不可为也"。就是说,以砭石、针灸攻治已不可及,服食药饵医治,亦不能至,而医疗无能为力。从此"病入膏肓"就成为一句典故与成语。

医和,春秋时期秦国人。据《左传》、《国语·晋语》记载,鲁昭公元年(公元前541年),晋平公姬彪(公元前557~公元前532年)有疾,求医于秦国,秦景公嬴后(公元前576~公元前537年)派遣医和往诊,医和诊病后说:"疾不可为也,是谓近女室,疾如蛊,非鬼非食,惑以丧志。"就是说,平公的病已不能治好,因为近女室,惑以生蛊。平公问道:"女不可近乎"? 得禁绝情欲吗? 医和答道"节之",要有节制和限度,还对疾病的机理做了阐释说,"天有六气,降生五味,发为五色,征为五声,淫生六疾;六气曰阴、阳、风、雨、晦、明也。分为四时,序为五节,过则为灾。阴淫寒疾,阳淫热疾,风淫末疾,雨淫腹疾,晦淫惑疾,明淫心疾"。并针对平公的疾病和提问,进一步解释说:"女阴物而晦时,淫则生内热惑蛊之疾。今君不节不时,能无及此乎?"医和还把这话告诉了赵孟,赵孟不解地问道:"何谓蛊?"医和解释说:"淫溺惑乱之所生也,于文,皿虫为蛊,谷之飞亦为蛊,在《周易》,女惑男,落风山谓之蛊,皆同物也。"赵孟听了这话,亦称赞说:"良医也!"

文挚,战国时期宋国人,洞明医术。事迹出于《吕氏春秋·至忠篇》,据说齐王田地(公元前323~公元前284年)有病,使人请文挚。文挚诊王病,根据病情决定采用心理疗法治疗,遂对太子说:"王之疾必可已也。虽然王之疾已,则杀挚也。"太子问:"何故"? 文挚说,"非怒王,则疾不可治,怒王则挚必死。"于是,太子再三恳求说:"苟已王之疾,臣与臣之母以死争之于王,王必幸臣与臣之母,愿先生之勿患也。"于是,文挚应允,愿冒死为齐王治病,便与太子约期前往,而文挚故意不守信誉,三次失约,不按约期为王治病,使齐王很生气,当文挚见齐王时,又不脱鞋就上他的床,还故意践踏他的衣服,用很不礼貌的语言询问他的病情,使齐王气得不肯答言。文挚却反口出陋辞,以激怒齐王。于是齐王大怒,与文挚争吵起来,使其病遂愈,而文挚终为齐王所烹死。

扁鹊作为这一时期名医的代表,司马迁在史记中专门作了《扁鹊仓公列传》,其中详细地记载了扁鹊的事迹。扁鹊具有代表性的医德论述,即"病有六不治":"使圣人预知微,能使良医得蚤从事,则疾可已,身可活也。人之所病,病疾多;而医之所病,病道少。故病有六不治:骄恣不论于理,一不治也;轻身重财,二不治也;衣食不能适,三不治也;阴阳并,藏气不定,四不治也;形羸不能服药,五不治也;信巫不信医,六不治也。有此一者,则重难治也。"①这一思想对后世产生了巨大的影响。

《黄帝内经》的著作时代,至今尚无定论。从其内容看,非一人一时之作,但一般认为其主要内容是反映战国时期医学理论水平的,基本定稿时期应不晚于战国时期。当然,其中有些内容可能出于秦汉及六朝人之手。《黄帝内经》所引古代医籍,有《上经》《下经》《揆度》《阴阳》《奇恒》《经脉》《五色》《脉经》等。说明在《黄帝内经》之前已有许多种医书流传于世。

经络与针灸,在《黄帝内经》中,居于主体地位,继承和发展了马王堆帛书《足臂十一脉灸经》《阴阳十一脉灸经》《脉法》《阴阳脉死候》和张家山汉简《脉书》,乃至扁鹊等的经络学说和针刺治疗经验,在针刺治疗上,不仅突破了上述帛简医书和《五十二病方》等只采取灸法的水平,同时也远比《史记·扁鹊传》记载的治疗经验更加具体和系统。在《黄帝内经》中,《灵枢》:经脉篇、经别、经筋,更加完整和系统地论述了经络学;《灵枢》:九针十二原、九针论等篇,论述了针刺器材的制备;《素问》:气穴、气府、骨空、水热穴等各篇,论述了腧穴分布;《灵枢》:九针十二原、邪客等各篇,论述了持针法则;《素问》:八正神明、离合真邪等各篇,论述了针刺的补泻方法;《灵枢》:诊要经终、禁例等各篇,论述了针刺禁忌等,以及各种疾病的针刺疗法。

① 张大庆:《"病有六不治":中国最早的医学伦理准则》,中华医史杂志,1998(03):5—8。

阴阳五行学说被引入医学,最早是秦国医和,马王堆帛书《阴阳十一脉灸经》中的"病至则恶人与火,闻木音则惕然惊",也反映了五行学说的内容,这段文字后来载入《灵枢·经脉篇》。《素问·脉解篇》说:"所谓甚则厥,恶人与火,闻木音则惕然而惊者,阳气与阴气相薄,水火相恶,故惕然而惊也。"说明阴阳五行学说,已被引入医学理论中。

《黄帝内经》撰成之初,在战国时代可能为《黄帝脉书》、《扁鹊脉书》等20余种单行本。西汉后期,刘向、刘歆父子校书,始由李柱国等校定为《黄帝内经》十八卷。到东汉初班固撰《汉书》时,这些医籍的传本仍被完整保存,而载于《汉书·艺文志》。东汉末张仲景撰《伤寒杂病论》、魏末皇甫谧撰《针灸甲乙经》时,《汉书·艺文志》的十八卷本《黄帝内经》传本即已不复存在,不仅被分割为《素问》、《九卷》或《针经》两书,而且"亦有所亡失"。《灵枢》,亦称《九卷》、《针经》、《九灵》、《九墟》等。汉魏以后,由于长期传抄出现多种不同名称的传本,唐王冰所引用古本《针经》传本佚文与古本《灵枢》传本佚文基本相同,说明为一共同的祖本,但与南宋史崧发现的《灵枢》传本(即现存《灵枢》传本)则不尽相同。史载北宋有高丽献《针经》镂版刊行,今无书可证。至南宋初期,《灵枢》和《针经》各种传本均失传。绍兴二十五年(1155),史崧将其家藏《灵枢》九卷八十一篇重新校正,扩展为二十四卷,附加音释,镂版刊行。至此,《灵枢》传本基本定型,取代各种传本,而一再印行,流传至今。《素问》在汉魏、六朝、隋唐各代皆有不同传本,为张仲景、王叔和、孙思邈、王焘等在其著作中所引用。主要有:(1)齐梁间(公元6世纪)全元起注本,是最早的注本,但当时其中的第六卷已亡佚,实际只有八卷。这个传本先后被唐代王冰、宋代林亿等所引用,至南宋以后失传。(2)唐代王冰注本,唐代宝应元年(762),王冰以全元起注本为底本注《素问》,将已亡佚的第七卷,以七篇"大论"补入,到北宋嘉祐治平(1057~1067)年间,设校正医书局,林亿等人在王冰注本的基础上进行校勘,定名为《重广补注黄帝内经素问》,雕版刊行而定型。

《黄帝内经》的著成,标志着中国医学由经验医学上升为理论医学的新阶段。《黄帝内经》总结了战国以前的医学成就,并为战国以后的中国医学发展提供了理论指导。在整体观、矛盾观、经络学、脏象学、病因病机学、养生和预防医学以及诊断治疗原则等各方面,都为中医学奠定了理论基础,具有深远影响。历代著名医家在理论和实践方面的创新和建树,大多与《黄帝内经》有着密切的渊源关系。《黄帝内经》受到历代医家的广泛推崇,即使在国外的影响也不容低估。日本、朝鲜等国都曾把《黄帝内经》列为医生必读课本,而部分内容还先后被译成英、法、德等国文字,在世界上流传。近年来一些欧美国家的针灸组织也把《黄帝内经》列为针灸师的必读参考书。

儒家"泛爱众"的伦理观是中国传统医学道德的一个重要内容。由于"仁之法在爱人",故行医治病、施药救人成为施仁爱于他人的一种最好手段。《灵枢·师传》云:"上以治民,下以治身,使百姓无病,上下和亲,德泽下流……"于是,行医治病成为实现"泛爱众"理想的一条途径。《黄帝内经》中明确提出人和自然是一个统一的整体:《素问·至真要大论》中指出"天地之大纪,人神之通应也";《素问·举痛论》中提到"善言天者,必有验于人";《素问·宝命全形论》中说"天地合气,命之曰人";《灵枢·岁露论》讲到"人与天地相参也,与日月相应也";《灵枢·逆顺肥瘦》说"圣人之为道者,上合于天,下合于地,中合于人事";《灵枢·本神》指出养生之道要"顺四时而适寒暑,和喜怒而安居处,节阴阳而调刚柔",才能"僻邪不至,长生久视"。

第四节 秦汉硝烟——贵生与护生的德行

秦代以法治国,在医药卫生方面也是如此。据《云梦秦简》记载,凡外来宾客入城,对其车上的衡轭要用火熏燎,以防马身上未被消灭的寄主虫等附着在衡轭和驾马的皮带上。用火熏燎的风俗是历史上延续最久的风俗之一,用这种方法除有防虫害作用外,对一些细菌和病毒也有杀灭作用,带有防疫性质。对于麻风病,秦人已不认为是命中注定,而是早发现,严格管理,地方官吏知有可能患麻风病者,即送官府由专人检查。采取隔离措施,对麻风病人死囚,采取活埋和淹死的办法,这在当时在一定程度上对防止麻风病,有其积极意义。

《吕氏春秋》和《淮南子》,表现出道家与医学的密切联系。《淮南子》中对养生导引、炼丹、药物等多有研究,道家思想至《周易参同契》

出现了又一个嬗变,更将研究的目标放在医药和人体的深层文化问题上。

从汉武帝以后,儒家思想占据了统治地位,对医药文化的发展同样产生了深刻影响。儒学的伦常原则,济世利天下的入世理想,在医药实践中强调上以疗君亲之疾,下以救贫贱之厄,中以保健自身。有些儒士弃儒从医,既扩大了医生的队伍,也提高了医生队伍的文化素质,对医术和医德的发展都有促进作用。在儒学思想的影响下,对病人的护理上也体现出君亲有疾,臣子须精心侍候的道理。但孝道中提倡"身体发肤,受之父母,不敢毁伤"的倾向,则导致对解剖学发展的阻碍,而儒学重人事远鬼神的观点,对促进医药学科学化、冲刷宗教神学的渗透起着积极作用。

秦汉时方仙道的影响较深,秦代的茅蒙,汉代的张良习服食辟谷、王仲都修炼御寒暑功夫,多有神秘色彩,东汉道教兴起后,为了在民间发展教徒,也多采用医药作为手段。《太平经》中对炼气、眼药、针灸等也有记述,大量吸收医药知识为宗教活动服务。

秦时的医和、医缓,西汉的淳于意,东汉末年至三国时期的华佗、张仲景等医学大家都是耳熟能详的名字。这段历史时期是中国医学发展的定型阶段。秦及其后的两汉四百年,医学不断发展,涌现了一批经典的医学著作如《黄帝八十一难经》、《神农本草经》、《治百病方》、《伤寒杂病论》等。

郭玉医术高明,医德高尚。为人诊病"仁爱不矜,虽贫贱厮养,必尽其心力",但在为贵人治病时,往往疗效不很满意。皇帝派一个贵人患者,换上贫寒人的衣服,并变换居处,请郭玉诊疗,郭玉一针而愈。皇帝诏问郭玉,郭玉回答说:"医之为言意也,腠理至微,随气用巧,针石之间,毫芒即乖,神存乎心手之际,可得解而不可得言也。"反映了他在诊治疾病时全神贯注,为病人负责的精神。郭玉对答中分析了为贵人诊病的难处,他说:"夫贵者处尊高以临臣,臣怀怖慑以承之,其为疗也,有四难焉:自用意而不任臣,一难也;将身不谨,二难也;骨节不强,三难也;好逸恶劳,四难也。针有分寸,时有破漏,重以恐惧之心,加以裁慎之志,臣意且犹不尽,何有于病哉?"

第五节　三国两晋南北朝时期的
生命伦理言说

从东汉末年到隋统一全国近400年间,是中国社会发展历程中最纷乱的时期之一,这个时期也是中国各民族大融合的一个时期,促进了经济文化的交流。在北方和长江上游地区,先后有曹魏和蜀汉分别制定魏律和汉律,推行屯田制;西晋初期改立占田制、课田制以及对王公官员的限田制,这对抑制土地兼并、补救战争创伤和恢复社会经济均有一定积极作用。北魏改变鲜卑族风俗、服制、语言,鼓励与汉族通婚,加强同汉人士族的联合统治。这些改革推进了民族融合,加快了各民族封建化进程,促进了北方经济的恢复和科学文化的发展。

东晋和南朝时期,江南地区的生产有较为迅速的发展。西晋末开始的北方战乱,迫使大量汉族农民迁至相对安定的江南地区,总数达70万人。北方先进的生产工具和生产技术被带到南方,广为传播,使江南火耕水耨的粗放耕作状态大为改变。农作物品种逐步增加,牛耕普遍推行,干旱地区采用了北方精耕细作的区种法。同时,还兴建了不少水利灌溉工程,创造了多种作物经营,使农业生产水平迅速提高,并带动了手工业的发展,促进了商业的繁荣,生产和经济的恢复发展,促进了科学文化的发展。

人民群众和许多医家面对战争连绵,社会动荡局面,以及民族融合文化交流的情况,有更多的机会进行大量医治伤病疾苦的实践,从而使临床医学迅速发展,各科临证经验进一步充实。诊断水平明显提高,治法丰富多彩,诊治均有新的创造和发现。据记载,本时期问世的医方书籍近200种,在内科、外科、骨伤科、妇儿科以及各种急救处理等方面,均有很大进步。

诊断学和针灸学的基础理论和实践规范化,在总结整理前代成就的基础上,有重大发展,王叔和的《脉经》、魏晋间皇甫谧的《针灸甲乙经》等著作为其卓越代表,并对后世产生了深远影响。

药物学有突出进步,本时期本草著作达70余种,最有影响的是南北朝时陶弘景的《本草经集注》,他将前代本草学成就进行了较彻底的整理，又总结《本经》后数百年的新经验，参考《名医别录》和本人研究心得著成此书，不但药物品种成倍增加，对药物限制、度量衡、剂型等严加考订，更重要的是开创了新的本草分类方法，影响深远。雷敩所撰《雷公炮炙论》是我国现知药物炮炙的最早专著。

在玄学思想影响下，服石之风大盛，并使炼丹术迅速发展，由此既引起许多新的疾病的产生，也推动了药物学的发展，这是本时期医药学另一个显著特点。

王叔和（201—280），名熙，汉族，西晋高平（今山东省邹城市）人。魏晋之际的著名医学家、医书编纂家。在中医学发展史上，他作出了两大重要贡献，一是整理《伤寒论》，一是著述《脉经》。《脉经》是首部脉学专书，总结了三世纪以前脉诊经验。该书确立了寸口脉法，分类脉象共六组二十四脉，描述了各脉的之下感觉，比较了相近脉象的区别。对脉、证、治进行了综合统一论述。

第六节　儒释道合流作为
汉语生命伦理基础

道教的产生和发展与医学有着密切的联系，神仙方术宣传不死之药可以长生，迎合了上层贵族要求长期享乐的欲望；符水治病、驱鬼祛邪，亦能弥补普通民众缺医少药时的需求，使他们在疾病和危难中得到安慰。道教早期的创始人也都与医学有所牵连，如太平道创始人张角自称"大贤良师"，奉事黄老，用符水咒语治病。五斗米道的创立者张修、张鲁也用符水治病，并设静室为病人思过处所，愈者以五斗米，号为五斗米师。于君道创始人于吉（干吉）曾得一买药翁秘传医术，内以治身，外以消灾救病，无不差愈。早期道教的符箓派正是通过医药活动来扩大其影响的。①

"三教"的说法在东汉时期就已经出现。"三教合流"的说法据说由南北朝时期的医学家、道家学者陶弘景较早提出。他是道教中上清派的领袖人物，但兼修儒、佛、道。仿照佛经的格式编纂道经，他全

①　徐天民、程之范、李传俊、张大庆：《中西方医学伦理学比较研究》，北京医科大学中国协和医科大学联合出版社，1998 年版，第 78 页。

面承袭佛教的科仪、咒术、梵呗等宗教形式,系统地改造了道教,如仿
《佛说四十二章经》造出旨在规范道教戒律的《真诰》。

　　东晋著名医学家葛洪是这方面最重要的代表,兼有医学家和道
教思想家的双重身份。葛洪一生著作宏富,其著作《肘后救卒方》、
《肘后备急方》在传统医学史上占有重要的地位。在其著作《抱朴
子·内篇》中曾讨论到自己研究医学的动机:"古之初为道者,莫不兼
修医术,以救近祸焉。"他主张道士兼修医术,认为修道者如不兼习医
术,一旦"病痛及己",便"无以攻疗",不仅不能长生成仙,甚至连自己
的性命也难保住,"百病不愈,安得长生?"医本出于儒士,医工乃为儒
者之事。而葛洪、陶弘景等被世人称为道士医家之类,实为经过了先
儒后道的种种转变过程。如葛洪16岁始读《孝经》、《论语》、《易》等
儒家经典,夜则写书诵习,早已以儒学知名。后因其师大儒士郑隐晚
而好道,葛也从其入道。然而,经十几年寒窗学习,刻骨铭心的儒家
思想未必肯轻易隐去,于是葛洪成了具有"儒冠僧服道人鞋"的医家。

　　唐代医学家王冰同样对医事活动中的长生动机做了明确的论
述。王冰在医学史上主要的贡献就是注释了《黄帝内经·素问》。在
此注的序文中,王冰说:"冰弱龄慕道,夙好养生,幸遇真经,式为龟
镜",明确指出研究医学出自养生的动机。他说研习《黄帝内经》"诚
可谓至道之宗,奉生之始矣",在其所注的《黄帝内经·素问》当中,处
处体现着他追求长生的目的。

　　魏晋时期社会思想的显著特点就是玄学、道教、佛教的兴起和发
展,同时助长了导引养生的发展。"玄学思想的核心是'贵无',其对
于生命的看法,一方面认为人生短促,生死无常,生命是没有什么价
值的,对身体极不爱惜;另一方面,在鼓吹及时行乐、糟践身体的背
后,却深藏着对人生、对生命的强烈追求和留恋"。

　　汉代丝绸之路打通后,佛教从古印度传入中国。"南朝的梁武帝
时,天竺人菩提达摩来到中国,创立了禅宗。'禅',意为坐禅静虑,静
坐修性,其方法与道家的'养气'、'养神'法相似,得到了中国封建士
大夫的青睐,所以便很快流传起来"。在中国传统医学史上,在佛教
传入的影响之下,产生了一批僧人医家。由于信奉佛教,他们从事医
学活动的动机可以用修持成佛、普济众生来概括。在佛教思想当中,
人生观以成佛为终极价值追求,以修持、修行为成佛的途径,普济众
生则是修持的重要方式。由于医学疗疾、救人的客观功能,使得僧医
把从事医学活动与普济众生的修行和修持成佛的人生观结合起来,

展现了独特的价值追求。

第七节 孙思邈《大医精诚》新解

　　《大医精诚》一文出自中国唐朝孙思邈所著之《备急千金要方》第一卷,乃是中医学典籍中论述医德的一篇极重要文献,为习医者所必读。《大医精诚》论述了有关医德的两个问题:第一是精,亦即要求医者要有精湛的医术,认为医道是"至精至微之事",习医之人必须"博极医源,精勤不倦"。第二是诚,亦即要求医者要有高尚的品德修养,以"见彼苦恼,若己有之"的感同身受的心,策发"大慈恻隐之心",进而发愿立誓"普救含灵之苦",且不得"自逞俊快,邀射名誉","恃己所长,经略财物"。从此文中亦可见佛教的思想也渗入中医学之中。

　　《大医精诚》:"凡大医治病,必当安神定志,无欲无求,先发大慈恻隐之心,誓愿普救含灵之苦。若有疾厄来求救者,不得问其贵贱贫富,长幼妍媸,怨亲善友,华夷愚智,普同一等,皆如至亲之想。亦不得瞻前顾后,自虑吉凶,护惜身命。见彼苦恼,若己有之,深心凄怆。勿避崄巇、昼夜寒暑、饥渴疲劳,一心赴救,无作工夫形迹之心。如此可为苍生大医,反此则是含灵巨贼。自古名贤治病,多用生命以济危急,虽曰贱畜贵人,至于爱命,人畜一也,损彼益己,物情同患,况于人乎。夫杀生求生,去生更远。吾今此方,所以不用生命为药者,良由此也。其虻虫、水蛭之属,市有先死者,则市而用之,不在此例。只如鸡卵一物,以其混沌未分,必有大段要急之处,不得已隐忍而用之。能不用者,斯为大哲亦所不及也。其有患疮痍下痢,臭秽不可瞻视,人所恶见者,但发惭愧、凄怜、忧恤之意,不得起一念蒂芥之心,是吾之志也。"

　　大医精诚是生命神圣论的具体表达,孙思邈提及:"虽曰贱畜贵人,至于爱命,人畜一也,损彼益己,物情同患,况于人乎。"从这一论述中不难看出,孙思邈不仅将人的生命看作神圣的,同时也兼顾到动物的生命。无疑这一思想受到佛家禁止杀生观念的影响,孙思邈认为"夫杀生求生,去生更远"。这种从"人命至重,有贵千金,一方济之,德逾于此"出发,进而推人及物,将贵生的思想扩展发挥,无疑是重大的进步,这一思想也丰富了生态伦理的理论。

第八节　宋元时代的生命质量观、身体学与新医德

宋朝的建立结束了唐末五代割据分裂的政治局面,社会的相对稳定促使经济、科学、思想等各个方面都有很大发展。就思想文化方面而言,儒家吸收了道、释的思想因素发展到了理学阶段,在汉代的"独尊"受到道、佛的冲击之后再一次成为主导性的社会思潮。在中国历史上,儒家思想对中医文化的影响最为集中、全面和深刻的历史阶段就是宋元时期。概要地说,理学在建构以阴阳、五行、气、心、性等为主要范畴的儒家身心性命之学体系的同时,也直接间接地推动了以阴阳、五行、气等为主要范畴的中医生命哲学体系的发展。理学把"仁"提高到本体论层面,极大地彰显了"仁道"生命观,为医德思想体系的进一步完善奠定了重要的理论基础。

医学教育有了很大进步,医生队伍显著扩大,医务人员素质相对以往有了相当提高,医学上取得了突出的成就主要表现在以下一些方面:中医哲学完成了基本理论的系统化;产生了不同的中医学派并在争鸣中得到不断发展;与前代相比,由于朝廷的支持,加上活字印刷术和造纸术的使用,大批医学著作都得以刊行;医疗慈善机构开始大量出现,彰显了医学仁爱的精神实质;人体解剖研究得到初步发展;法医学开始建立;医学分科更加精细,名医辈出,医学著作颇丰。

金元时期,民族医学发展迅速,就汉族中医学来看,典型的特点就是学派兴起、求实创新,出现了"金元四大家"的医学新格局。刘完素、张元素、张从正、李杲、王好古、朱震亨等医学家相继兴起,他们从实践中对医学理论做出新的探讨,创立了各具特色的理论学说,促进了以刘完素为代表的河间学派和以张元素为代表的易水学派学术争鸣的进一步开展,为医学发展注入了新的活力。

宋代"儒医"产生,"儒医"称谓出现,"医儒合一"的格局形成。从医德实践上看,不少医家主动以身作则,恪守儒者"救世济人"之志,践行儒家"仁爱"原则,追求自我实现,在医患关系中践行"成人成己"的原则,并将对道德的追求看成是提高医术、研究医理与创新医学的动力,实现了医德与医术的相辅相成。由于"儒医"群体的出现,作为

医家的儒者,格外强调医德的重要性,出现了"无恒德者,不可以为医"(《省心录·论医》)的观念,强调重义轻利的医德观,将医德理解为是"成就万物"的"天德"的展现,并具体地用儒家伦理道德观念解释医德。① 北宋末年,官方出版的《圣济总录》,共二百卷,二百多万字,收方二万余付。

第九节　明代的医学科学启蒙和
中华生命伦理精神

明末西方科学思想传入,古老的中国产生了具有启蒙意义的近代科学思想,推动了农业、地理、水文、冶金、地矿、手工业等方面的发展,并出现了有重要影响的科学家和科学著作,有代表性的有宋应星的《天工开物》和徐光启的《农应全书》等,这也为医学发展注入了巨大的动力。同时,新兴文化观念不断出现。不仅宋明理学内部出现了理本论、心本论、气本论的分野,还产生了反"权威"的"异端"的学说以及事功学派。到了明末,又兴起了实学思潮,讲求实事实功,追求经世致用。②

在明代,"医乃仁术"的说法正式出现并逐渐成为中医界的共识。结合众多医德言论来分析,可以看出,"仁心"、"仁术"的说法盛行,从"心"的层面理解"仁"已成为这一时期医德思想共同的特点。

明代出现了世界医德经典之作,即陈实功所著的《外科正宗》中论述的《五戒十要》。陈实功字毓仁,号若虚,江苏南通人,明代著名外科医学家。陈实功十分全面、具体地论说了医家规范。即:

> "一存仁心,乃是良箴,博施济众,惠泽斯深。
> 二通儒道,儒医世宝,道理贵明,群书当考。
> 三精脉理,宜分表里,指下既明,沉疴可起。
> 四识病原,生死敢言,医家至此,始至专门。

---

① 参见何兆雄:《中国医德史》,上海医科大学出版社,1988 年版,第132—160 页。

② 参见李经纬:《中国古代医学通史(古代卷)》,人民卫生出版社,2000 年版,第481 页。

五知气运，以明岁序，补泻温凉，按时处治。

六明经络，认病不错，脏腑洞然，今之扁鹊。

七识药性，立方应病，不辨温凉，恐伤性命。

八会炮制，火候详细，太过不及，安危所系。

九莫嫉妒，因人好恶，天理昭然，速当悔悟。

十勿重利，当存仁义，贫富虽殊，药施无二。"

陈实功行医谦虚谨慎，他在《外科正宗》对于医生的审慎有过精辟的论述："凡乡井同道之士，不可生轻侮傲慢之心，切要谦和谨慎。年尊者恭敬之，有学者师事之，骄傲者逊让之，不及者荐拔之。如此自无谤怨，信和为贵也。"这些话，语重心长，足以启迪后学，堪为医务工作者的座右铭。

明代著名医家龚延贤在《万病回春》中首次系统地提出了医生和病人在诊治过程中应该遵守的准则，其在医德内涵及病人就诊原则方面的论述为医学伦理学的发展提供了很好的借鉴。龚延贤的《病家十要》则进一步系统地提出了对病家的要求：一择明医；二肯服药；三宜早治；四绝空房；五戒恼怒；六息妄想；七节饮食；八慎起居；九莫信邪；十勿惜费。病人在诊治过程中的作用是医者无法代替的，要处理好医患关系仅靠医生是远远不够的，"病人在择医、就医以及自身疗养的过程中都应该遵循上述所提的十项原则"。

明代著名医学家徐春甫不仅医学建树颇丰，还发起、创建了我国医学史上最早的民间医学学术团体——"一体堂宅仁医会"。一体堂宅仁医会吸纳诸多医者探讨医理、切磋技艺，同时针对医界在一定程度上存在着的求利的时弊，倡导大家"深戒拘私、牟利之弊"，要求"克己行仁"，并进而提出了包括诚意、明理、格致、存心、体仁、忘利、自重、戒贪鄙、恤贫等在内的 22 项规范。这是中国传统医德思想史上最早以团体的形式出现的医德规范，具有重要的意义。

同时，明代的博物学传统与发展，更加体现了明季士人的自然情怀与医学关照。其代表人物为李时珍，字东璧，号濒湖，湖广蕲州（今湖北省蕲春县蕲州镇）人。生于明正德十三年（1518），卒于明万历二十一年（1593）。李时珍幼时体弱多病。14 岁补诸生。长大读书，屡试不中，就拜理学名家顾日岩为师，发愤读书有十年之久，同时钻研医学，并教授生徒。他为贫民治病，多不取报酬，名重一时。嘉靖三十年（1551），楚王府聘他为奉祠正，掌管良医所事。当时王子暴厥，由李时珍诊治,立即救活。王妃亲自拿金帛来酬谢,李不接受。后来被推荐到朝廷,任太医院判。而李时珍淡于功名利禄,不到一年,就辞归,专心著述,移家雨湖北岸,用濒湖山人以自号。

李家世代业医,祖父是"铃医";父亲李言闻,号月池,是当地名医。那时,民间医生地位并不是很高。因此,父亲决定让李时珍读书应考,以便一朝功成,光耀门楣。李时珍自小喜爱读书,在应试的这些年中看了许多的书籍,这些对于他未来弃举从医有着极大的帮助。自14岁中了秀才后的九年内,李时珍三次到武昌考举人却均名落孙山。于是,他放弃了科举做官的打算,打算专心学医,于是向父亲求说并表明决心:"身如逆流船,心比铁石坚。望父全儿志,至死不怕难。"最终他的父亲同意儿子的要求,并精心地教他医术。李时珍一生著述颇丰,除代表作《本草纲目》外,还著有《奇经八脉考》、《濒湖脉学》、《五脏图论》等十种著作流传于古今中外。

李时珍撰写《本草纲目》,从1552年开始,到1578年完成,共经历了27年。大体可分为两个阶段:前16年,采方问药,广泛收集资料。后11年,厘订纲目,三次修改定稿。李时珍行医不营私利、不计报酬、不贪财色、不辞劳苦,到处奔波为民治病采药。对家贫的人主动登门诊病,不收诊治费,甚至给药不要钱。《蕲州志》卷十一"儒林"记载,他"千里就药于门,立活不取值"。他毕生献身于医学事业,表现了不为利禄,追求科学真理的崇高气节。[①]

第十节   清代医学的中西汇流和
医学道德文化冲突

清代医学的最大特点,就是它充分表现了承前启后的作用。由于清代处于我国封建社会后期阶段,随着经济进一步恢复和发展,社会生活在一定时期内相对稳定,到雍正乾隆年间又因文祸、禁书的影响,考据学盛行,不少医家和学者,遵经卫道,偏重对古典医学文献的整理和校订,并结合医疗实践,提出一些新方法,发现某种新规律,扩

---

① 苏梅凤、周金林:《李时珍医德思想初探》,医学与哲学(人文社会医学版),1983(11):47.

大医学领域,充实其分科内容,形成新学派。所以,清代医学的"承前",决不是简单地继承前代成果,而是对过去文献加以整理、校订、研究和归纳。所谓"启后",并非机械地照搬以往的经验,而是在治疗实践基础上,发展祖国医学,赋予它以生机和活力。

清代前中期的医学发展,呈现出一个比较错综复杂的局面,中医学传统的理论和实践经过长期的历史检验和积淀,至此已臻于完善和成熟,无论是总体的理论阐述,抑或临床各分科的实际诊治方法,都已有了完备的体系,而且疗效在当时的条件下是卓著的,与世界各国医药状况相比还略胜一筹。尤其是温病学派形成后,在治疗传染性热病方面,对降低死亡率、预防传染,起到了积极作用。其中人痘接种以预防天花方法的大力推行,更是中国乃至世界医学史上光辉灿烂的一页。次如解剖学的革新趋向,也说明了中医学在努力寻找新的突破口。

医德教育为中国历代医家重视,至清尤然。在他们的医著中,几乎都要论述作为一名医生必须具有的道德修养,教育后人。医德规范大体可以归纳为:(1)不图名利;(2)急病人所急;(3)贫富一视同仁;(4)珍重人的生命;(5)谦虚谨慎,互相学习。

清代著名医学家王士雄在评选《言医选评》时说:"医何以仁术称? 仁即天之理,生之源,通物我于无间也。"在这句话中,"医乃仁术"之仁被解为是"天之理"、"生之源",这种解释显然超越了人心的层面,上升到"天之理"的高度。站在这一高度理解"医乃仁术",王士雄是将天地之仁作为医乃仁术的形而上本源,用仁将天、人心、医事贯通起来,说明天地之仁为体,医乃仁术之仁为用,两者形成体用关系。

第十一节　儒耶之爱与医学之仁

随着传教士医生的大量来华,为了协调传教事宜,传教士医生于1838年成立"中国教会医事会"。1845年,香港的传教士医生成立"中国内外科协会",但影响不大。1886年,传教士医生在上海成立了一个全国性的"中国教会医学联合会"(China Medical Missionary Association,简称博医会),并设立了北京、上海、武昌、广州、福建等几个分会,此外还出版《博医会报》(China Medical Missionary Journal)。该会宗旨为:(1)促进医学科学发展和传教士医生之间的交流；(2) 促进传教；(3) 协调职业利益并维护医生道德。虽然，该会有着明显的宗教色彩，但它作为一个职业社团对中国近代医学的发展有着重要影响并起到了示范作用。许多中国医生也是博医会会员。①

中国传统医学发展过程中，历代医家都倡导"以人为本"的医学理念，认为天地万物，莫贵于人，医者应该潜于医道，济世救人。

早在《黄帝内经》中就有"天覆地载，万物悉备，莫贵于人"的经典论述；王叔和在《脉经·序》中说"夫医药为用，性命所系"，"一言有疑，则考校以求验"，表明了人命至重的思想；以孙思邈为代表的一些医学家，更是把尊重人、爱护人的理念发展到了极致，在《备急千金要方·序》中孙思邈有"人命至重，有贵千金，一方济之，德逾于此"的著名论断；明代龚廷贤在《万病回春》中教导医者"医存仁心，乃是良箴，博施济众，惠泽斯深"；宋朝林道在《省心录·论医》说"无恒德者，不可以作医"；清初喻昌在《医门法律》中说"医，仁术也，仁人君子必笃于情"。

俞凤宾叹道："原夫医乃仁术，期于寿世而寿人。友贵神交，庶几相求而相应。今也人心不古，世道益漓，乃至弁髦道德，无伦理之可循。"这种状况迫使医生去寻找一种新的职业协调机制，一方面强调医生应继承传统的医为仁术的思想，如著名中医家施今墨认为："医者，医病者也，对富贵者阿谀取媚，对贫贱者横眉轻慢，小人之举也。""医者相毁既损人名誉，又无补于社会，宜除之"。张锡纯认为："医虽小道，实济世活人之一端，故学医者为身家温饱计，则愿力少；为济世活人计，则愿力大。"丁福保认为：医生是以好行其德为职业的，要存心良善，心术端正，不能借治病之机行害人之事，要时时怀济世活人的心愿。对病人要不分富贵贫贱。对于贫病人不可生厌弃心、怠慢心、吝啬心，而要有爱怜心、恭敬心、博施心。医生还应注意行为举止，不可草率轻浮，以使病人信任。对同业，当以互敬为首要，不要互为訾议。俞凤宾说"医乃辅仁之术"，提出为医四戒：一戒势利，认为媚富鄙贫，最伤私德，对病人应一视同仁；二戒骄矜，提倡自谦，反对自满、自炫；三戒嫉妒，提倡同行相互尊重；四戒欺诈，反对以伪药射利、广告惑人。他认为"谨慎而具热忱，恻隐而兼慈善者，始可与言医，始可与言治病"②。

————————

①　徐天民、程之范、李传俊、张大庆：《中西方医学伦理学比较研究》，北京医科大学、中国协和医科大学联合出版社，1998 年版，第 120 页。

②　徐天民、程之范、李传俊、张大庆：《中西方医学伦理学比较研究》，北京医科大学、中国协和医科大学联合出版社，1998 年版，第 122 页。

第四章 中华医学的生命伦理精神建构（上）

　　中华生命伦理学植根于中华医学文化中的伦理精神要义，对中华医学实践进行道德哲学辨析，对中华医学文化视域下人生命的本质、价值与意义进行哲学的探讨和伦理学的解读。中国传统医疗实践具有和西方医学以及现代医学不同的比较单一的医疗人际关系及其权利义务定位，由此构成独特的中华医学生命伦理观。在中华医药事业体制发展过程中，为了促进效率和公平的均衡发展，促进中华医药事业发展，卫生经济伦理成为其必需关注的话题。经济较发达地区和经济相对落后地区（特别是少数民族地区），在公共医疗卫生事业上呈现出不同的特点，需要在中华医药医疗体制改革过程中特别加强落后地区的公共医疗卫生保障事业。在中华医学发展的过程中，尝百草、人体实验和尸体解剖的开展是古代医家征服疾病、追求健康的积极探索，但中国传统封建社会的宗教伦理思想观念，给中华医学人体实验和尸体解剖带来了消极的影响。

第一节　中华医学生命伦理的多元建构考思

对生命现象的探知从古至今都是人类的重要使命,从历史上的先贤智者到今天的科技工作者,不曾停止过脚步。然而,由于世界各族人民所处的地理位置、历史传统、人文背景的不同,对生命是什么的根本看法也颇有差异。因为仅仅从科学的角度不能完全解读生命。生命是躯体、精神与灵魂的三种意义层的统一,而不是三种序列;生命的统一场域是生命原体、相关体和文化体的现象的语言以及行为的现象;只有综合所有学科的有关理论和研究方法,才可能确立生命的问题。[①] 而"生命伦理学是对生命诸问题的道德哲学注释,是有关人和其他生命体生存状态和生命终极问题的学科"[②]。生命的道德哲学问题是研究生命至善主义的学问,而应该考察生命过程中的恶伦理与伪知识,同时凸显维护生命正义、健康价值、幸福感受以及由此构建的物质需求文化、经济秩序等。

一、中医概念中的生命诠释

从中医的视角追问,生命是生命?

中医中的生命离不开一个"气"字。"气"本是先秦时期诸子百家开始并广泛使用的一个哲学范畴,古人用"气"建构宇宙论体系,说明宇宙本原。中医在发展中吸收了这一概念用以说明生命体。《黄帝内经》中认为,生命本身是由气组成的,气是构成生命体最基本的物质原料,同时也是生命赖以生存的供养,生命的活动也就是气的活动。《素问》有言:"天覆地载,万物悉备,莫贵于人,人以天地之气生,四时之法成。"不啻于此,生命的维持同样依赖于天地之气。《素问》指出:"天食人以五气,地食人以五味。气和而生,津液相成,神乃自生。"显然,人体的开始、生长、功能活动、体质变化甚至精神活动的轨迹无一不依赖于气。气化论的生命观支撑着传统中医,延续至今,从而形成了今天的中医学基本面貌。

---

① 孙慕义:《生命伦理学的知识场域与现象学问题》,伦理学研究,2007(1):44.

② 孙慕义:《后现代生命神学》,文峰文化事业有限公司,2007年版。

进一步来说，《黄帝内经》理论体系对生命的认识除了气化论外，还有阴阳五行说。如果说气化论比较笼统甚至神秘的话，那么阴阳五行说则是气化论在中医理论中的具体延伸与具体解释。换句话说，传统中医之所以有自身独特的阴阳五行说，正是气化论为中医所接受的产物。就阴阳在中医理论中而言，阴阳是生命乃至生命包括疾病之发生、发展、变化、消亡的根本原因。正如《黄帝内经》里说："阴阳者，天地之道也，万物之纲纪，变化之父母，生杀之本始，神明之府也。"病变的生命体临床表现虽然千变万化，但均离不开阴阳两方面的范围。五行学说认为，世界上任何事物均可根据其特性归属五行，生命体亦然。中医学中，以五行配人的脏腑、五官乃至情志，用以解释脏腑的生理功能，五脏中心、肝、脾、肺、肾与五行相对，相生相克，相辅相成，形成了一个动态的稳定生命系统。

中医的气化论提出"人以天地之气生，四时之法成"，如此置生命于天地之间的观念，影响到以后的观念中，中医的研究对象必然把人作为主体，但又不是把人当作孤立的生物体。《灵枢·岁露论》中称之为"人与天地相参，与日月相应也"。生命个体的产生、生存、健康、疾病的防治都处于天人相应的主客关系当中。正是在这一思想的指导下，中医应用气、阴阳、五行等学说，论述了生命起源、生命本质等，建立了独特的"气—阴阳—五行"的中医理论体系。

二、中医文化的伦理精神要义

所谓中医文化，是中华民族在中国传统文化的环境中，在同疾病作斗争和追求健康长寿的医学实践中创造的精神文化的总和。它由两大部分组成：其一是关于人体、生命、健康、疾病及其治疗的本质、联系和规律的知识系统，属于自然文化的范畴；其二是古代中医人在运用中医学知识和技术为民众进行医疗和健康服务的过程中，所形成的关于医疗活动、人际关系、人文传记、伦理道德等思想观念，属于社会人文文化的范畴，这种文化虽然还不系统，但却牢牢地扎根于古代医家和民众的思想之中。在中医文化的人文文化中，涉及医患关系的医德、医风和医务活动礼节，以及关于民众如何尊重医学知识和技术，如何尊重医家，积极主动配合医疗活动等非常丰富的内容。科学精神与人文精神原本融为一体，由于生物医学模式的快速崛起，使医务人员的人文精神逐渐淡化甚至失落。"中华传统文化中所蕴涵的和谐精神，体现了人与自然、人与社会、人与人、人与自我等各层次上的和谐关系。"①自先秦以来中国传统文化就深刻地影响着中国人对健康与疾病的态度、求医行为,对临床诊断的心理感受及对临床治疗的心理与躯体评估。中医文化是在历代医疗活动中逐渐形成,并渗透于医疗活动的每一个细节,是被接受和认同的价值观、行为方式和外在形象。中医文化在自身发展中吸收其他体系、形式的成分,并经过选择和改造,避免因文化冲突而带来的无所适从。缓解医患矛盾和紧张关系,在步骤上应文化先行。中医学从生物学和文化角度,对人的自然属性、社会文化属性、精神心理属性,以及健康、疾病的认识方面都具有优势。中医文化以人文文化的形式反映科学文化的内容。中医文化不仅是中华医药的宝库,也是中国传统的伦理道德文化的集大成者。

三、中医学中的生命伦理脉相分析

中医生命伦理学植根于中医文化中的伦理精神要义,对中医文化进行道德哲学上的辨析,用伦理学的理论建构方法进行梳理。生命伦理学应是这样一门学科: 对人的生命状态进行道德追问;对生命的终极问题进行伦理研究;对生命科学技术进行伦理裁判与反省;对生命特别是人的生命的本质、价值与意义的道德哲学解读。②

当下学术界,在研究中医生命伦理学的过程中,将它视为与生命科学和中医医疗技术相关联的应用伦理学,在生命科学技术包括中医技术发展的今天,这样的定位有利于我们更新传统的认知视角。然而,如果着眼于中医生命伦理所展现的伦理世界观的重大变革来看,中医生命伦理学无疑代表了对一种新型伦理形态进行理论反思或问题诊治的伦理学理论形态或道德哲学形态,究其根本,则涉及一个内涵生命科学、中医学、伦理学、法学、社会学等诸多学科之生态文化系统,且作为这样一种生态文化系统而担负着重整人类伦理生活形态的医疗实践运动之重任。同时,如一般意义上的生命伦理学一样,中国中医生命伦理的理念也应当回应现代医疗技术在医疗实践中带来的伦理、法律和社会问题,并从原则—理论、问题—难题、政策—实践三大向度建构中国中医生命伦理的理论体系和解释框架,这无疑是中国语境的中医生命伦理的题中应有之义,一个任重而道

---

①　周辅成:《西方伦理学名著选辑》,商务印书馆,1964 年版。

②　孙慕义:《汉语生命伦理学的后现代反省》,自然辩证法研究,2005(5):38—39.

远的学术策划。于此,中医生命伦理学的脉络方向有了以下还原到"问题域"的探索性方案。

第一,"以文化为问题取向"。中医生命伦理学应当界定生的问题、死的问题、生命质量问题以及个体生命强化或大众生命健康的基本方式,是由作为"文化"的医学现象出发,界划出其特殊统一性和特殊差异性之分殊的"地理位置",由此,在一种历史的甚至本土知识学的文化境遇中,产生中医生命伦理的问题。比如说,人们必然注意到基督教生命伦理与儒家生命伦理在文化根源上的"差异"及其"融合"的问题。从这一意义上看,中医生命伦理及中医生命伦理学一词尽管"晚出",但作为广义的生命伦理现象实际上早已根植于人类文化中最为古老的生命经验与医学道德传统之中。以文化为问题取向的中医生命伦理旨在打通人文价值世界与医疗科技世界,其在中国语境中的构型或展现亟待从一种文化和语境的视阈进行"问题域"的历史还原,以反思中国中医生命伦理的"历史文化乡土"或"生活意义根基"。

第二,"以原则为问题取向"。中医生命伦理学作为针对融合人类价值体系与现代生命科学和技术(包括日新月异的现代医疗技术)之变革的新的交叉领域,必须在面对现代医生—医院体系的专业化发展和现代技术对医疗系统的统治中寻求一种可普遍化的道德原则,以规范、指导、约束或诠释人们在生物医学研究、医疗技术运用和医疗卫生实践活动中的正当行为,并为其提供伦理依据。毫无疑问,建构一种以普遍共识为基础的中医生命伦理学的"原则系统"是其责无旁贷的使命,在此原则进路中,中医生命伦理经历了从致力于某种稳定而统一的道德权威的原则进路到某种宽容而自由的道德程序的原则进路的发展演变。以原则为问题取向的中医生命伦理往往搁置具体内容上的道德争议,重点聚焦于一种程序合理性的价值共识,其在中国价值理念上的挑战乃是从一种形式和程序的视阈进行问题域的逻辑还原,以思考中国中医生命伦理如何应对生命伦理的"普遍原则"或"抽象立法"。

第三,"以难题治理为问题取向"。中医生命伦理学作为一门始终保持对"生命伦理事件"有着高度敏感性的学科领域,其问题域的直接发源是由高新生命技术的进步带来的一系列影响深远的伦理难题和法律难题。以"现代医疗技术"为例,它作为人的"医疗技术行为",在生殖干预、生命维持、人体强化等医疗技术进步中,将医疗技术变革与生命伦理突破以一种亘古未见的方式相互紧密关联起来,凸显了技术干预所进入的"从生到死"的生命过程以及"从身体到心灵"的生命体系,从而在实践上给医疗抉择带来了各种各样棘手的伦理难题和法律难题。① 在此难题治理的进路中,中医生命伦理强调在"文化历史语境"与"普遍伦理原则"之间进行裁量,从一种实践智慧和道德决疑的视阈进行"问题域"的实践还原,来探索治理各种中医生命伦理难题的"途中道德"和"实践伦理"。从这一意义上看,中国中医生命伦理的问题取向,尤其是中医生命伦理的中国难题及其治理的实践论域,亟须从实践还原的意义上获得"问题域"的清晰界划。

以上三个方面构成了中医生命伦理学的"问题域"还原的基本层次。毫无疑问,以"问题域"还原作为方法论契机,对中医生命伦理进行删繁就简之梳理,将会使我们简洁明了地看到中医生命伦理在其文化路向、原则进路和问题取向上的话语布局与价值诉求。

第二节　中华医学的生命伦理原则

生命伦理原则为生命科学研究提供了一个伦理框架,使得评价某一行动有了合理性,同时规定了研究人员和被研究对象的权利。透析中医生命伦理,包括如下最主要的原则:尊重生命原则、仁爱原则、精诚并重原则以及社会责任原则。生命伦理原则较之于价值基础是具体的,它减少了理论原则的抽象性及确定性,同时,"伦理原则具有普遍性,是建立在由公共的道德基础上的众人所共识的"②。当今社会,生命伦理问题日益加重,越来越多的人开始关注生命伦理问题,而为解决这个伦理难题需要一个系统、实用、普遍、具体的伦理原则,旨在帮助行动者作出正确的选择。因此,对生命伦理原则的研究具有理论和实用价值。

① 田海平:《生命伦理学的中国难题及其研究展望》,东南大学学报(哲学社会科学版),2012(14):2.

② 伍天章:《现代医学伦理学》,广东高等教育出版社,1994年版。

一、尊重生命原则

　　中西方的尊重原则颇有差异性。传入中国生命伦理学界的西方伦理学有一套非常著名的"四原则",由美国当代著名生命伦理学家彼彻姆与丘卓斯提出。西方伦理学的"四原则"是一组约化的原则,主要有四条,分别为:尊重人的自主权原则(principle of respect for autonomy);对患者行善的原则(principle of beneficence);对患者不行恶或不对人造成伤害的原则(principle of nonmaleficence);公平分配原则(principle of justice)。① 这"四项原则"由于兼顾西方的美德论、道义论与功利论等传统伦理文化基础,一度成为医学伦理学的"圣经",而讨论这"四项原则"的《生命医学伦理的原则》一书业已出版至第六版。西方的尊重原则又称尊重自主原则,侧重于自主,即尊重病人的权利,强调病人的自主。而中医生命伦理学中的尊重原则,应当首先是和生命相关联,这是一种更为深厚的尊重,中医的根基是传统的"以人为本"的生命神圣论,这直接导致了尊重生命这样一个原则。生命是神圣而可贵的,作为救死扶伤的医务工作者,我们更应该珍惜和尊重每一条宝贵的生命。尊重原则,首先应包括尊重个体的生命和尊重自然的生命,这里凝聚了不杀生、不伤害、不作恶等质朴的中华文化元素;另外,尊重生命原则也包含了对个体尊严的尊重和人类尊严的尊重,"尊严是基于人或人类生命的内在价值或对其的认同"②,互相尊重是中华文化最基本的礼仪,这是对生命尊重最直接的体现。每一位医务工作者都应当严格遵守尊重生命的原则,这一基本的伦理原则规范了医务人员的行为道德操守,是医学道德最基础的道德原则,是构建医学道德规范最根本、最一般的道德依据,贯穿在医学道德体系的始终,具有重要的意义。

　　值得一提的是,现代社会是一个价值观多元化的社会,注意到价值观体系和跨文化因素对理解尊重生命原则的影响是十分必要的,而中医学作为一个重要的知识背景将极大地影响到病人和医生对"什么是尊重生命"的理解。如允许病人安乐死或者帮助病人安乐死,到底是尊重生命还是践踏生命? 是否道德? 这是医学界和医学

---

　　① Tow L. Beauchamp, James F. Childress. *Principles of Biomedical Ethics*. New York, Oxford: Oxford University Press,1994. 23.

　　② 薛公忱:《中医文化研究·第一卷:中医文化溯源》,南京出版社,1993年版。

伦理学界一直为之探讨和争论的话题。每个人都有生的权利,当病人身患绝症十分痛苦的时候,他们是否有选择死亡方式的权利? 我们是否能基于尊重生命及其生命尊严的原则为病人实施安乐死呢?对此,我国并未立法,因为这里关联到复杂的文化因素、医学技术、法律制度等问题。而在日常医疗活动中,有时候也会出现这样的现象:在医生看来十分有害的所谓治疗,病人却急切的需要;在医生看来十分有益的治疗,在病人看来则可能是有害的和不必要的,这两种情况在临床上都不是罕见的。这种时代特征使得现代中医生命伦理学的尊重生命原则比起古代医学家恪守的尊重生命原则,其内涵不仅更为丰富,也更为复杂,而其操作难度也极大地增加了。

二、仁爱原则

从传统医德思想的内容上看,"医乃仁术"是其最为核心的内容,实际上,"医乃仁术恰如一个基因,承载着传统医德理论的信息"[①],通过解读"医乃仁术"就能够较为全面地了解传统医德理论的内容。从语言的表述上看,"医乃仁术"的关键词是"仁",为了准确地认识其内涵,首先需要理解"仁"。"仁"是儒家思想最核心的范畴,也是儒家精神最根本的体现,儒家创始人孔子定义"仁"为爱人,就是真诚的爱人之情,这一爱人之情体现为多个方面的内容,在不同的人际关系中表现出不同的内涵,比如父亲对儿子的爱是慈,儿子对父亲的爱是孝,君对臣的爱是惠,臣对君的爱是忠,夫对妻的爱是义,妇对夫的爱是顺,等等。尽管仁之"爱"有差等,但这种差等融于"医学"领域中,便趋于消散,所有的爱之对象都融入病人这个群体之中,医生对任何病人的职责都是救治性命,换句话说,医生对患者的爱表现为救治性命,帮助其恢复健康。医乃仁术原则规定了医术是爱人、救治性命的技术,医学是爱人和减少人类疾苦的科学,因此,医乃仁术是对医术、医学的定义,规定了医术和医学的性质,也成为中医生命伦理的重要价值指向。

"医乃仁术"的传统医德直接决定了仁爱原则应当成为中医生命伦理学的基本原则之一。仁爱原则规定了医术是救治性命的技术,医学是缓解人类疾苦的科学,那么依靠什么来实现医术、医学的这一目的? 为了回答这个问题,先来看传统儒家伦理思想里遵循

---

① 朱琼瑶:《医药职业道德概论》,中国医药科技出版社,1989 年版。

的一个重要的逻辑：要想做事成功，必须先做人、修身养性，简单地说，即做事靠做人，这一思想在《大学》里被系统阐发为修身、齐家、治国、平天下，修身就能够实现齐家、治国、平天下。受儒家伦理思想的影响，传统医德理论也遵循着同样的逻辑，因此关于如何实现医学的目的这一问题，自然就不是依靠法律的强制，也不是通过利益的刺激，而是凭借医家的为人。具体地说就是"通过以活人之心来驾驭医术，爱人之人来实践医学，就会实现医术、医学爱人的目的"①，这就要求医家必须是怀有爱人之心、在品德方面有很高修养的人。综上所述，在通过"仁"展开理论创建的儒家伦理思想的影响下，中国传统医德思想也围绕着"医乃仁术"展开了它主要的理论观点。同时，当我们站在时代背景上去审视"医乃仁术"所展现的这几方面的传统思想观念时，发现在现实的天幕上它们依然熠熠生辉，具有重要的现实意义。

三、精诚并重原则

唐代著名医学家孙思邈在《千金要方·大医精诚》中精辟地论述了医务工作者必须恪守的道德准则：一为"精"，即技术精湛；二为"诚"，即品德高尚。《大医精诚》是我国古代现存文献中最早的有关医德修养的名篇，该文较为详尽地论述了关于医德修养的两个问题。孙氏对医者提出的以"精诚"为要，尊重生命、仁善博爱、一视同仁、精求医术、专心敬业等要求，基本上涵盖了一名医者必须具备的品格和素质，是医者必须遵循的职业操守。将"精诚"二字视为医务工作者的职业操守，对其全面提升医务工作者的职业道德素养、转变行业作风和缓解紧张的医患关系均有着十分重要的现实意义。

实际上，中西方在医学基本素养要求上是很相似的，都既重视医术，又重视医德。而以德为崇的医学伦理道德理念决定了中医伦理学首先要确立"普救含灵之苦"的志向，其次在诊治上要做到"纤毫勿失"，同时在作风上要规范自己的行为，不得炫耀自己，诽谤他人，谋取财物。② 这些观点对于现代医学工作者仍然具有十分重要的教育意义。这就必然要求现代医学工作者不仅要专注于业务素质的培养、医术的精益求精，更要致力于医德修养的加强。

---

① 何裕民：《差异·困惑与选择——中西医学比较研究》，沈阳出版社，1990 年版。

② 陈霞：《"大医精诚"中医德思想探究》，医学与社会，2007，20（5）：20。

"凡是品德医术极高的医生治病,都必须使自己精神安宁意志专一"①,没有欲念,没有企求,先对病人产生十分慈爱、怜悯的心思,即拥有丰富的医学道德情感,再以满腔的同情心与责任心去解救人类的痛苦。医务工作者肩负着扶难济危、救死扶伤的神圣职责,毫无疑问,医学这项工作较其他服务性工作,道德要求更严格、更规范,更需要有爱心、责任心、同情心和理智之心。病人患病后不仅承受着肉体上的痛苦,也被精神上的痛苦所困扰,患者就医时,医生若能以人道主义精神和较高的职业道德修养真诚热情地关心和同情他们,着眼于患者的身心健康,从而以亲切的态度、通俗的语言安慰患者,耐心地向患者解释、分析病情,则不仅可以缓解患者的痛苦和紧张,更有利于病情向好的方面转化,随之而来的是医患感情的增进与相互信任程度的增强。

同时,以艺为精的传统中医文化观要求一个品德高的医生,技艺应当是精湛的,如此风度的医生,应是思想纯正,虚怀自省,看起来庄重大方,气度宽宏,胸襟开阔,既不卑也不亢。"诊视疾病,意要至诚,心要专注"②,这样的医生能详细审察病人的形体证候,丝毫都不失误,处理判断病情、扎针用药也不出差错。中医理论认为,经络内联腑,外络肢节,因而外邪入侵人体,经气失常,病邪可通过经络而逐渐传入脏腑;反之,内脏发生病变,亦可通过经络而反映于体表。临床诊断时,依据病人显现于体表的症状、体征,以及内脏的某些病变,进行综合分析,判断出疾病所在的经络部位及脏腑,求得对疾病本质的认识,从而为辨证论治提供可靠的科学依据,这正是现代中医理论中经络学说的基本思想。③ 因此,诊视疾病,要全心全意,来不得半点马虎草率,只有详细地辨明疾病的经络、部位,才能对症下药,从根本上治疗疾病,才能杜绝盲目下药,贻误病情,进而使患者得到很好的治疗,早日康复。

四、社会责任原则

中华医学自古便有"悬壶济世"的优良传统,这个传统与中医"以人为本"的生命神圣论和"医乃仁术"直接关联,自宋以来,秉承儒家

① 孙慕义、马家忠:《新医学伦理学概论》,哈尔滨出版社,1995 年版。
② 赵洪钧:《近代中西医论争史》,安徽科学技术出版社,1989 年版。
③ 陈霞:《"用药如用兵论"中防治原则探讨》,医学与社会,2005(6):38—39.

思想的传统,"不为良相,则为良医"更是旷世流风,由此可见,中华医学凝聚着中华民族深厚的社会责任感。一个有前途的民族必须要拥有强烈的社会责任感,中华民族之所以能够创造无比辉煌的成就,正是与其高度的社会责任感以及独特的文化气质是分不开的。构建和谐医患关系,提高人民健康水平,树立和弘扬崇高的社会责任感尤为重要,"只要我一息尚存,我存在的场所便是病房,存在的价值便是医治病人",这是卓越的人民医学家、著名妇产科大夫林巧稚诸多感人的人生哲言之一。"医者的责任感是在医疗实践中从维护患者利益,关心爱护患者出发,推动自身为患者服务的一种内心体验"[①],并由此而产生对自我的约束和要求,对医疗职业和患者恪尽职守的情感。医者面对的是具体的病人,病人群体构成活生生的社会,医学对病人的责任便是对于社会的责任。医者的道德责任感较之其他职业显得更为特殊,这是由医务工作者的职业特点所决定的。首先,医学职业的对象有其特殊性。医务工作者整日面对的是受疾病折磨的处于痛苦中的病人,病人背后有着他独特的世界观、生活背景、生活理念,医务工作者不仅承担着挽救生命、延长生命的神圣职责,其工作直接关系到人的健康和生死,而且还要走进病人的世界,理解他、安抚他,所以医务工作者的责任感要求是非常高的。其次,医学职业具有职业权威性,这是由医疗工作的高度专业性决定的。医学职业的专业性特别强,与医者相比较,患者往往缺乏医疗知识,但对自身健康的珍视又不得不把健康乃至生命托付给医务人员,由此形成了信息不对称的医患关系,在这个过程中,患者对医务人员产生了信任、尊重乃至依赖感。由于医疗工作的高度专业性,患者对治疗过程以及治疗措施缺乏监督能力,这就要求医务人员必须以高度的道德责任感自觉地选择有利于患者健康的医疗行为。第三,医者对病人的责任感与对社会的责任感紧密相关。由于医疗活动广泛地渗透和运用于社会其他领域,已逐渐成为整个社会活动的一个有机组成部分,其社会作用和影响也就随之更加显著和直接了。这就必然要求医者在对待病人时要有强烈的社会责任感,树立正确的价值观、人生观,服务于社会,服务于大众,通过在社会上树立良好形象,尽职尽责地担负起新时期社会赋予的历史重任。

---

① 孙慕义、马家忠:《新医学伦理学概论》,哈尔滨出版社,1995年版。

第三节　中医的人际与说"人"

由于中国传统医学的特点,医师本身兼具医师、药剂师、护理人员,甚至还有采药人的职责,所以,传统医学的人际关系是一种比较单一的人际关系,即医患关系,这种医患关系多数情况下是一对一的关系(一个医师面对一个患者),也有多对一的关系(师带徒或者在政府兴办的太医院①),中医的人际关系具有和西方医学以及现代医学不同的表现形式。

一、中医师严苛的职业要求

医生是医学的实践者,也是医学人文精神的体现者,中医对医生的文化、道德、审美修养和社会适应等方面都有很高的要求。

1. 博古通今的文化素质修养

中国古代的说法是"医者,儒也",意思是说医生应该是个读书人,是一个有文化修养的人。古代有"为医者必须上通天文,下知地理,中识人事"之说,古谚有云:"秀才学医,笼里抓鸡。"自古以来,众多医家皆形成共识:如果没有深刻体悟中国文化的精髓,便难以穷尽医道的精微,所以他们高度认同"医道同源"、"不知易,不足以言太医"、"医为吾儒格物致知之一事"等说法。唐朝的孙思邈认为医生应该吸取当时社会一切文化科技的合理内核,博学、慎思方能明辨、笃行,这样才能成为苍生大医,对此,他在《大医习业》中,进行了深入的阐述。

> 凡欲为大医,必须谙《素问》、《甲乙》、《黄帝针经》、明堂流注、十二经脉、三部九候、五脏六腑、表里孔穴、本草药对、张仲景、王叔和、阮河南、范东阳、张苗、靳邵等诸部经方。又须妙解

① 官署名。掌医药,主要为宫廷服务。秦、汉、三国有太医令,属少府,西晋属宗正,东晋属门下省,南朝宋属侍中,齐属起部,梁、陈属门下省。北魏、北齐属太常,北周有太医下大夫。隋、唐置太医署,五代有翰林医官使,宋有翰林医官院。辽北面官有太医局,金改称太医院,置提点与使、副使等官,属宣徽院。元太医院独为一署,无所隶属。明太医院有院使、院判,所属有御医、吏目医术分十三科。太医院有管理院事王大臣、院使、院判,所属有御医、吏医士、医生等。

阴阳禄命，诸家相法，及灼龟五兆，《周易》六壬，并须精熟，如此乃得为大医。若不尔者，如无目夜游，动致颠殒。次须熟读此方，寻思妙理，留意钻研，始可与言于医道者矣。又须涉猎群书，何者？若不读五经，不知有仁义之道；不读三史，不知有古今之事；不读诸子，睹事则不能默而识之；不读内经，则不知有慈悲喜舍之德；不读《庄》《老》，不能任真体运，则吉凶拘忌，触涂而生。至于五行休王，七耀天文，并须探赜，若能具而学之，则于医道无所滞碍，尽善尽美矣。

他认为只有书读多了，医道才能"无所滞碍，尽善尽美"。

2. "悬壶济世"的社会责任感

中华医学自古便有"悬壶济世"的优良传统，更有"无德不为医"的说法。在中医发展的过程中，中医流传的一些经典的典故，成为中医人呵护人民生命健康的生动写照。

《后汉书·方术列传·费长房传》上记载着一个和东汉名医费长房有关的奇异的传说，讲的就是"悬壶济世"的故事，它是古代颂誉医者救人于病痛的传说。

费长房者，汝南（今河南上蔡西南）人，曾为市掾。市中有老翁卖药，悬一壶于肆头，及市罢，辄跳入壶中，市人莫之见，惟长房于楼上睹之，异焉。因往再拜，奉酒脯。翁知长房之意其神也，谓之曰：子明日可更来。长房旦日复诣翁，翁乃与俱入壶中。惟见玉堂严丽，旨酒甘肴盈衍其中，其饮毕而出。翁约不听与人言之，复乃就楼上候长房曰："我神仙之人，以过见责，今事毕当去，子宁能相随乎？楼下有少酒，与卿为别……"长房遂欲求道，随从入深山，翁抚之曰："子可教也，遂可医疗众疾。"

壶公的事迹流传甚广，历代医家行医开业，几乎无不以"悬壶之喜"为贺，或于诊室悬葫芦为医之标志，至今仍有不少药店、制药厂等沿用这一习俗。

"杏林春暖"的典故来源于三国时期的名医董奉。董奉医德高尚，为人治病不收报酬，只要求被医好的人为自己种上几株杏树，再用卖杏所得救助百姓。董奉善行为人称道，后世便以"杏林"作为医界的别称。《太平广记·神仙传》对此进行了记载：

董奉者,字君异,侯官人也。吴先主时……奉居山不种田,日为人治病,亦不取钱,重病愈者,使栽杏五株,轻者一株,如此数年,计得十万余株,郁然成林。乃使山中百禽群兽游戏其下,卒不生草,常如芸治也。后杏子大熟,于林中作一草仓,示时人曰:"欲买杏者,不须报奉,但将谷一器置仓中,即自往取一器杏去。"常有人置谷来少,而取杏去多者,林中群虎出吼逐之,大怖,急挈杏走,路傍倾覆,至家量杏,一如谷多少。或有人偷杏者,虎逐之到家,啮至死。家人知其偷杏,乃送还奉,叩头谢过,乃却使活。奉每年货杏得谷,施以赈救贫乏,供给行旅不逮者,岁两万余斛。……奉在人间三百余年乃去,颜状如三十时人也。

"橘井泉香"讲的是医德高尚的故事。《列仙传·苏仙公》记载,西汉文帝时期,湖南郴州人苏耽,侍奉母亲至孝,后来羽化登仙。传说苏耽登仙之前曾禀告母亲:"明年天下疾疫,庭中井水,檐边橘树,可以代养,井水一升,橘叶一枚,可以疗人。"第二年果然疫病流行,其母依言,主动用橘叶、井水医治病人,治好了不少人,并且拒绝收受酬谢。

自宋以来,秉承儒家思想的传统,"不为良相,则为良医"成为旷世流风。由此可见中华医学凝聚着中华民族深厚的社会责任感。医者产生对自我的约束和要求,这是对医疗职业和患者恪尽职守的情感。

3. "大医精诚"的职业操守

唐代著名医学家孙思邈在《千金要方·大医精诚》中精辟地论述了医务工作者必须恪守的道德准则:一为"精",即技术精湛;二为"诚",即品德高尚。他对医者提出的以"精诚"为要,尊重生命、仁善博爱、一视同仁、精求医术、专心敬业等要求,基本上涵盖了一名医者必须具备的品格和素质,是医者必须遵循的职业操守。将"精诚"二字视为医务工作者的职业操守,对其全面提升医务工作者的职业道德素养、转变行业作风和缓解紧张的医患关系均有着十分重要的现实意义。

4. "以人为本"的人文精神

自古以来,中医文化就以尊重生命、以人为本的人文精神为世人所称颂。《黄帝内经》提出:"天覆地载,万物备悉,莫贵于人";孙思邈在《千金要方》中强调:"人命至重,有贵千金",均是"以人为本"的文化气质和精神品质的具体体现。借鉴"以人为本"的中医文化精神，既要吸取传统文化中的精粹，也要屏除一些糟粕。中医"以人为本"的思想包括人本思想、人性思想和人文思想，它不仅是中医药文化的轴心，更是中国文化的核心。中医学在人文文化的土壤中蕴生，人文文化的环境奠定了中医的理论取向，使它离不开朴素的自然哲学的指导，所以也就决定了三个层面对中医人文文化的影响，即政治层面、结构层面、观念层面。所谓政治层面，表现在中医理论运用了当时社会统治阶层的一些名词来表达中医脏腑的功能。传统医学其独特的理论体系以及医疗服务的历史渊源，决定了它"医乃仁术"的医学价值定位和"仁爱救人、赤诚济世"的道德修养最高境界，形成了极富民族特色的人文精神，并与中医学融为一体。"仁"是儒家伦理思想的结晶，也是儒家医德的核心，其总的观点是"爱人，行善，慎独"。"仁"是德的表现，是对人体贴、关心、怜悯、帮助。古代大医其伟大之处在于他们把"仁"作为行医的前提和出发点，我们要继承"仁爱救人"的医德基本原则，坚持仁德的价值取向，使中医"仁术"绽放出耀人的光芒。

二、当代医患双方的权利与义务关系

在人类社会里，任何一个人都不可避免地与他人、群体、社会保持着各种各样纷繁复杂的关系，个人有各种选择、判断的自由，但同时也就具有对自己所选择的行为负责任，并承担后果的义务，这就是伦理学中的最重要的范畴——权利和义务。权利是指法律上认可或伦理学上可得到辩护的权利和利益。义务是指主体必须或应当承担的职责。在医患关系中，医务人员和患者都应该按照一定的原则和规范做事，各自享有自己的权利并承担自己应尽的义务，致力于促进患者的康复。

1. 医务人员的权利与义务

医务人员的权利和义务，除了具有权利和义务的一般特点外，由于其作为护理人员权利和义务的一种，更具有特殊性，即由于患者的特殊角色，医疗中更加强调以患者的利益为核心，而不是像一般的社会关系中强调双方利益的公正与平等，因此，这就要求医务人员既要出于职业的原因，又要出于道德和法律的原因对患者更加关注。

在传统的医患关系中，医务人员行使权利是其职责实现的保证。从伦理学的角度来看，医务人员的道德权利是指道义上允许行使的权利和应该享有的利益。医生的劳动受全社会的尊重;同样,作为劳动者,劳动法中的劳动者的权利同样是医生的法律权利。劳动者的权利有:获得劳动安全、卫生保护的权利;接受职业技能培训的权利;享受社会保险和福利的权利;提请劳动争议处理的权利。具体来讲,医务人员的权利表现在以下方面:在进行医疗诊断、治疗、实施医疗护理计划时,医务人员具有自主决定权;在医疗活动中,医务人员具有询问病情、检查患者,并根据自己的检查和专业诊断,得出医疗诊断的权利;在某些特殊情况下,医务人员具有特殊的干涉权;在医疗工作中,医务人员人身不受侵犯,人格受到尊重;医务人员享有参与影响医疗政策性决定的权利;医务人员享有筹建和参加医疗专业团体,进行学术交流和接受继续教育的权利。医务人员的正当权利受到全社会的尊重和保护,有利于提高医疗职业的社会地位和社会声誉,有利于调动广大医务人员的积极性和主动性,激励他们在促进人类健康和医学科学发展中发挥更大的作用。医务人员除了在从事职业活动时可以享有法律和道德赋予的权利外,同时也应履行一定的义务。医务人员的义务是指医务人员对患者、社会所负的道德职责,是医疗职业的要求。具体来说,医生必须承担诊治的义务,解除患者痛苦的义务,解释说明的义务,保密的义务。此外,医生还必须对社会尽义务,如宣传、普及医学科学知识,发展医学科学等。为病人治病是医生履行社会责任的一个方面。

传统医学在医患关系中较为强调医生的权利,认为医生具有独立的、自主的权利,这是由医生职业的严肃性和医术的科学性决定的。在诊治过程中,采用什么治疗方法,用什么药物,需作怎样的检查,是否手术等,都属于医生权利范围内的事。在特定情况下,医生还有特殊干涉权利,当然,这种权利不是任意行使的,只有当病人自主原则与生命价值原则、有利原则、无伤原则、社会公益原则发生矛盾时,医生才能使用这种权利。

2. 患者的权利与义务

从历史上看,患者权利是随着权利意识的觉醒才被提出来的。最早的患者权利运动始于法国大革命时期,当时,每张病床要睡两个人以上,多则达八个人,人们要求每张病床只睡一名患者,病床之间应间隔三尺。患者权利运动最终取得成效:1798年法国革命国民大会规定,一张病床只能睡一个患者,两张病床要间隔90厘米。从此,许多西方国家开始重视患者权利的研究和实践。18世纪末19世纪初,美国医生实行手术治疗时应事先取得患者知情同意。1946 年通过的《纽伦堡法典》规定,不取得患者或当事人在自由意志下的知情同意,就不许对他们进行任何医学试验,并对患者的知情同意规定了三项必要条件,即知情、自由意志和有能力。80 年代初期,美国由于消费者意识抬头,患者不愿再被视为无助者和无知者,他们开始要求获取有关其健康和治疗的资料,要求以最低的消费获得最高品质的医疗照护,并要求参与决定有关自己的治疗和护理活动。1980 年美国召开了第一届全美患者权利会议。1981 年世界医学会通过了《病人权利宣言》。1986 年世界医学会又通过了《医师专业的独立与自由宣言》,要求尊重和支持患者的权利。中国非常重视患者的权利,《中华人民共和国宪法》、《中华人民共和国民法通则》、《中华人民共和国执业医师法》、《中华人民共和国护士管理办法》、《中华人民共和国消费者权益保护法》、《医疗事故处理条例》、《中华人民共和国侵权责任法》等法律法规及行政管理条例都有对患者权利的规定,这些都表明了党和政府对患者权利的重视。

患者的基本权利有以下几个方面：患者在患病期间所享有的生命权,患者生命权与常人平等,并不因处于疾病状态而被降低,即使患者出现心脏、呼吸、脑电波暂停等情况,但并未进入不可逆丧失其功能阶段时,其生命权都是不可忽视的;患者有恢复健康和增进健康的健康权益,患者有权要求医务人员为其解除病痛、恢复健康,有权享受基本医疗保健服务。患者健康权不仅是生理健康权益,而且包括心理健康权益,《中华人民共和国民法通则》第 98 条明确规定：每一位中国公民都享有生命健康权;人类生存的权利是平等的,当其生命和健康遭到疾病威胁时,就应该享有基本、合理和及时的诊疗和护理服务,这种权利不应因患者的财富多寡和社会地位高低而有所不同。当然,这里强调的是基本、合理和及时的诊疗、护理权,而对于稀有医药资源及高新技术范畴的诊疗、护理措施不应列入基本、合理的项目中。患者患病后,在求治过程中,有权要求医务人员将自己所患疾病的有关情况等进行解释说明。医务人员在不损害患者利益和不影响治疗效果的前提下,有责任和义务将诊断结果、拟采取的诊疗措施和方案、诊疗的预期效果等,用通俗易懂的语言向患者进行解释和说明。但如果癌症患者知晓自己所患的是绝症,有可能会因承受不住打击而导致精神崩溃影响疗效和预后,此时医务人员可暂时对患者保密,但应该向患者家属说明有关情况。医学的未知和人的个体差异是医疗的风险所在,履行患者知情同意权,有助于医患双方共同承担医疗风险,促进和谐医患关系的构建。患者有权知道医务人员为自己诊疗疾病作出了何种决定,包括治疗手段的选择、有无并发症和危险,也包括让其参加一些诊断性治疗、人体实验等。当患者了解这些决定和手段、措施后,有权表示接受还是拒绝。知情同意权中的知情权与疾病认知权在一定程度上有交叉,只不过知情同意权更多地体现出患者的自主意识,对事关自己的所有决定,不论这些决定对自己有利还是有害,都有自主做出某种决断的权利;医务人员的职业特点决定了由于诊疗疾病的需要,患者在寻求医疗帮助时,会主动或被动地向医务人员透露一些自己的个人隐私,同时患者也有权要求医务人员不公开自己的病史、家族史、接触史、身体隐蔽部位、异常生理特征等个人生理、心理及其他隐私秘密。医务人员为患者保守秘密,是对患者权利的尊重,也是建立相互信任、相互尊重的良好护患关系的基础。但是如果患者个人隐私涉及他人和社会的安全,会对他人和社会公共利益造成一定危害时,就应该行使医疗干涉权。同时,患者的各项权利是在医疗过程中实现的,了解自身权利是否得以实现,患者就应对自己的医疗过程进行监督。《中华人民共和国侵权责任法》规定患者有权查阅或复制自己的门诊病历、住院志、医嘱单、检验报告、手术及麻醉记录、病理资料、护理记录、医疗费用等病历资料。患者只有通过对医疗行为过程进行监督,才有可能了解并有效地维护自己的合法利益;在医疗过程中,因医疗机构或护理人员的过失,造成患者利益遭受侵犯或人身受到损害,患者有权要求得到赔偿。2010 年 7 月 1 日实施的《中华人民共和国侵权责任法》第 54 条、第 55 条、第 57 条和第 59 条对此做了具体的规定;患者患病、住院后,最大限度承担社会责任和义务的能力降低,在获得医疗机构的证明后,患者有权根据病情的程度、性质和预后情况,暂时或长期、主动或被动地免除服兵役、高空作业、坑道作业,以及其他社会责任,同时有权取得各种社会保障福利。

在医疗活动中,患者同样具有自己的义务。患者履行自己的义务不仅是对自身健康负责,也是对医生和护理人员尊重,对他人和社会负责。自我照顾是患者维护健康的积极义务之一。一个人一旦患病,社会和他人将耗费人力、物力、财力为他提供帮助,患者要积极参与医疗活动,并承担起责任,自觉保持健康,减少疾病发生;医护人员根据自己的教育背景和专业知识和技能,提供合理的医疗判断,应该受到患者的尊重。患者患病后应积极主动就医,遵守医护人员医嘱,配合医护人员治疗,进而减轻病情,恢复健康和促进康复,这也是对医护人员劳动付出的一种尊重和回报。另外,对一些特殊疾病如传染性疾病、遗传性疾病,如患者不配合治疗,就会增加危害社会的危险性,这也是对自己、对他人、对社会不负责任的表现。目前,我国正处在社会主义初级阶段,国家的经济实力还不可能全部负担起每个公民的医疗费用,医院也不是完全性的福利性的事业机构,所以患者作为一个公民,在患病时有义务交纳部分或全部医疗费用;医院的规章制度是保证医院工作正常进行的基本措施,患者在就诊求治过程中,应自觉遵守医院的有关规章制度,与医护人员一道,共同维护医院正常的工作秩序,以利于医院正常发挥其社会功能。人类既是医学科学研究的主体,也是客体,医学科学的发展不仅需要医护人员刻苦钻研,也需要广大患者大力支持和积极配合。例如,为了提高医学科学水平,寻找战胜疾病的方法,医护人员有时需要对一些未知病例进行研究;为了让医学事业后继有人,除了让医学生学习书本上的医学知识外,还需要让其在医疗实践中,在患者身上体验和实践所学习的医学理论和技能培养,这就需要患者的理解和配合。当然,这并非是患者的法定义务,而仅仅是道德义务,不能强迫患者履行这种义务。

　　3. 医患之间权利与义务的关系

　　和谐的医患关系是一种双向、互补的关系。医患双方在医疗活动中都有各自的权利和义务,双方的权利与义务是对立统一的。不论是法律意义上的还是道德上的权利与义务,就其实际意义来看,都是为了更好地维护人的健康,维护人的生命。患者权利的实施,除法律方面的保障外,在很大程度上依赖于医务人员对道德义务的履行;患者的义务则体现了对医务人员权利的尊重与合作和对社会整体利益的维护。

　　医患双方权利与义务具有一致性,其权利与义务不是自己自由选择的结果,而是社会分工的要求。权利与义务的一致也在于一个人的权利和他人的义务的必然联系。一个人以一定方式行使自己的权利,也意味着另一个人以一定的方式对这个人履行义务,反之亦然。在医患关系中,双方的权利与义务具有广泛的一致性;医务人员的权利与义务是其在履行医疗卫生保健职责过程中特有的职责权限和道德责任。在职业活动中,医务人员有权独立、自主地实施诊疗方案,对患者进行治疗和护理,并要求患者及家属配合等,这是由医疗职业特点所决定的,但他们行使这些权利必须以为患者尽义务为前提,这也是由医疗职业特点所决定的。防病治病、救死扶伤是医疗工作者的基本义务,医务人员权利的行使也是为了更好地履行其义务,二者在终极目的上是一致的。同时,医务人员的权利和义务在维护患者利益的同时,也维护社会整体利益,从这个意义上说,医务人员的权利和义务也带有社会性的特征,是维护、保证患者医疗权利实现的重要因素,是维护患者健康的权利。但是,医务人员行使权利必须以为患者尽义务为前提,其权利实施的范围不能超出维护和保障患者权利的实现,使患者健康利益受损。医务人员的权利是为了更好地维护患者的健康和生命而确立的,这也是为了更好地保护患者的各项权利,即使有时在表面上是干涉患者的权利(如特殊医疗干涉权的合理使用),但实质上仍然是为了更好地保护患者的利益。医务人员的义务是为了维护患者的利益,对患者的健康负责并支持医学科学的发展,患者在享有权利的同时,也应履行应尽的道德义务,这不仅是对自身健康负责,也是对社会负责,对医务人员劳动的尊重。

医务人员的权利与义务与患者的权利与义务有时也会出现分离和矛盾,医务人员行使职业权利应以履行义务为前提,如果在行使职业权利过程中其目的、动机偏离了应该履行的义务,此时行使权利的行为就不是道德行为,如医务人员不能因为医疗工作收取患者的财物或作为其他内容的交换条件。一般说来,患者的基本权利就是医务人员应尽的义务,因为医务人员的义务是保证患者权利得以实现的道德基础。但有时二者并不能完全统一,而是表现出矛盾和冲突,如患者有拒绝治疗的权利,但如果这种拒绝将对患者造成伤害,甚至危及生命,就与医务人员维护患者健康的义务发生了矛盾。总之,双方义务是相对的,医务人员的义务应服从患者的权利;如果满足患者的权利伤害到他人与社会公共利益,可以通过伦理论证行使医疗干涉权。

三、医患沟通的方式与伦理原则

沟通(communication)是人与人以全方位信息交流所达到的人际间建立共识、分享利益并发展关系的状态。"医患沟通(nurse/patient communication)是以人类的共性和共同利益为出发点和归宿,研究影响诊疗伤病和护患关系的诸多因素,探索如何以沟通医患双方相关信息来优化诊疗伤病、改善医患关系,研究如何将心理和社会因素转化为积极有效的手段与方法,使医患双方形成共识并建立信任合作关系,达到维护人类健康、促进医学发展和社会进步的目的。"①中华医学会处理的医患纠纷和医疗事故中,50%以上是因为医患之间缺乏沟通引起的。没有沟通、不会沟通、沟通不恰当都在不同程度上加剧了医患之间的紧张对立情绪。

1. 医患关系的影响因素

医患之间都致力于维护患者的健康,目标是一致的,双方也应该是和谐相处的,但是由于多方面的原因,医患之间也会存在矛盾和冲突,医患关系的影响因素主要表现在以下方面:

医务人员方面的原因是影响医患关系的主要因素,医疗服务态度是导致医患冲突的主要原因。虽然社会进步,医疗卫生体制改革对医疗服务产生很大的影响,但医务人员的施恩心理、权威心理仍然存在,加之受传统生物医学模式的影响,医患之间情感淡漠趋势、人病分离的趋势、医患关系物化的趋势等的影响,使得部分医务人员责任心不强,缺乏同情心,对患者态度冷漠,有的甚至恶语伤人,因而,医疗服务态度问题就成了造成医患冲突的主要原因。医疗工作需要专业的医学知识和认真的科学态度,来不得半点马虎,有的医务人员不是精益求精,而是敷衍塞责,还有部分医务人员在工作中缺乏扎实的专业知识,从而增加了患者的痛苦或延误了治疗的时间,从而造成医患关系的恶化,甚至会导致冲突的发生。医患冲突的发生还与患者需求是否得到满足有关,患者需求一般存在下面几种情况:(1)患者的要求合理,医院或医务工作者也有条件满足患者。在不干扰医院正常工作秩序也不损害护患双方利益的前提下,患者可以根据自己的体会和经验提出一些要求。(2)患者要求合理,但是医院或者护理人员没有条件或能力满足。患者提出某种诊疗要求(如采用先进仪器诊断、手术治疗或某种新药),由于主、客观条件的限制,医务人员无力满足这类要求。(3)要求既不合理也无法满足。患者提出的要求缺乏合理性,甚至会对自身、他人的利益造成损害,并超出了主、客观条件,医务人员原则上是应尽可能满足患者的合理要求,但因为主、客观条件限制无法满足的,应进行耐心的解释说明,对于不

---

①　王锦帆主编:医患沟通学,人民卫生出版社,2006年版,第1页。

合理的要求应该指出其不合理性和不能满足的原因,以取得患者的理解和支持。

当然也有一些影响因素来自于患者方面。患者因疾病本身导致的不良心理,使其个性、情绪及行为被扭曲或使潜在的心理弱点突出及强烈地表现出来,例如特别敏感多疑,容易发火、恐惧、悲伤、自艾自怨,甚至有人产生了悲观厌世、仇视他人的想法。这些不良的心理会影响治疗工作的开展,也会对和谐护患关系产生不良的影响。大多数患者由于缺乏医学常识,不尊重疾病发展规律,而对治疗效果期望值较高,对治疗结果追求完美,对一些在治疗过程中不可避免地出现的不良结果和副作用不能接受。另外,医疗本身也是有限度的,患者及家属对于一些预后不好的危重或疑难病例不能或不愿接受,也是引发医患矛盾的一个重要因素。

当然还有其他方面的因素,例如在市场经济条件下,一些医院过分强调经济利益,把是否对医院经济有利作为衡量医护人员的重要标准,忽视了患者的利益和感受,引起患者不满;一些医院环境差,医疗卫生设施不齐全,医疗护理设备和生活设施陈旧,不能满足患者的需求;医院布局不合理,服务安排不到位,也会引起患者的意见。目前,我国医疗卫生事业的发展还远远不能满足广大人民群众日益增长的医疗卫生需求,"看病难"问题将长期存在,各医院普遍存在"三长"(挂号时间长、候诊时间长、缴费取药排队时间长)、"两短"(看病时间短、沟通交流时间短)的问题,医务人员严重短缺,超负荷劳动,也易导致其工作态度受到很大影响。2008年以来,我国医疗卫生体制改革如火如荼地进行,新型农村合作医疗和城镇医疗保险制度全面展开,目前已经取得巨大的成效,但是长期以来存在的卫生资源分配不公、医疗补偿机制不合理还将长期存在,医疗服务价格不断攀升,极易造成社会对医疗卫生部门和医护人员的不满,从而引起矛盾冲突。社会舆论是把双刃剑,医疗卫生主管部门与医院管理部门没有充分认识到利用舆论宣传的重要性,没有积极有效地宣传医疗卫生行业及医务人员在维护人民健康中做出的巨大贡献,没有积极合作的态度与新闻媒体沟通与交流,主动解决问题,消除误解,这就导致了现在出现了一个非常怪异的现象:关于医疗问题的报道,更多的是负面报道而不是正面报道。这对和谐医患、护患关系的构建产生了极为不良的影响。

2. 医患沟通的方式

医患沟通主要有语言沟通和非语言交流,另外,发放一些书面材料,如卫生宣教材料、入院须知、家属须知、出院指导、本科室的特色等,也是很好的沟通交流的方式。在医疗技术尚存在缺憾时,完善的语言沟通和优良的服务是弥补此缺陷的重要手段。

中国传统文化中推崇"敏于思而讷于言",但随着现代社会交往的日益增加,语言能力的沟通、协调功能日益显著。医疗工作的服务对象是有思想有感情的人而不是物,他们有较高的治疗期望和心理需求,面对千差万别的服务对象,能干会说,已经成为现代医务人员的必备素质。医务人员在和患者沟通交谈时,要使用清楚、简洁、朴素的语言,用患者能够明白的方式对他进行指导,尽量避免使用患者不熟悉的医学术语和词语,不要使用模棱两可的词语;语调要适宜,不要大喊、耳语,以免交流无效;语音要清晰,语速要适度,这样才能够达到满意的沟通效果。要询问患者的想法,以澄清一些错误的概念。要让患者重复你给他讲的程序以确保他已经明白,并对患者提出问题以确定他是否真正理解。"言为心声",情感是语言表达的核心,"良言一句三冬暖,恶语伤人六月寒",医务人员在和患者交谈时,要表达出对患者的关心、体贴,拉近与患者的情感距离,多用安慰、鼓励性语言,消除他们对疾病的恐惧和悲伤。不要与患者发生口角,假如患者刺伤了你的自尊心,不要当着患者的面抗辩;不要为了打消患者的焦虑而给他敷衍了事的安慰话,这样反而会中断交流。巧避讳语,对不宜直说的话题或内容用委婉方式表达,如耳聋或腿跛,可代之以"重听"、"腿脚不方便"等。医务人员在工作中不仅工作要严谨认真,语言也应该严肃认真,医务人员与患者的交谈应该是坦诚、严谨、信守诺言的,这样才能取得患者的充分信任。当需要传递一个坏消息时,医务人员要尽可能使用委婉的语言,要考虑到患者的心理承受能力,有些还涉及"保密"还是"讲真话"的问题,最好和患者家属商量后再决定告知的方式。

语言是人类最重要、最便捷的沟通交流方式,但并不是唯一的交流方式,人们依然可以通过姿态、动作、神情等达到"此时无声胜有声"的效果。美国专门研究非语言沟通的心理学家艾伯特·梅热比曾提出一个公式:"信息接受的全部效果=语言(7%)+面部表情和身体姿势(55%)+语调(38%)。"莎士比亚认为,如果我们沉默不语,我们的衣裳和体态也会泄露出我们过去的经历。仪表是一面镜子,能折射出你的一切。仪表是指人的外表姿容,包括人的服饰、仪容、姿态、风度,它是人们文化素质和审美情趣以及社会地位、经济状况和精神面貌的外化。医生的仪表举止、服饰打扮都会对患者的治疗和康复产生一定的影响,因此,医生的仪表应该干净整洁,工作服穿着要整洁、平整,衣扣要扣齐,它在一定程度上体现了医生的严格纪律和严谨作风。人的神态和表情是一个极为重要的非语言沟通信息,面部表情对人们所说的话起着解释、澄清、纠正和强化的作用,任何人际交往都离不开表情。著名社会心理学家伯德惠斯戴尔说,单以人的脸部变化就能做出大约 25 万种不同的表情,所以,表情是心理活动的寒暑表,表情是心理变化的透视镜。医生不仅要善于从患者的面部表情收集信息,还要意识到自己面部表情的重要性,注意控制那些容易引起误解或影响医患关系的面部表情,见到患者时,要给予他坦诚友好的微笑。目光的接触通常是希望交流的信号,在沟通过程中,保持目光的接触表示尊重对方,缺乏目光的接触则表示焦虑、厌倦、轻视等信息。医务人员与患者要有目光接触(目光交流),以表达对他的关心和尊敬,如巡视病房时,医务人员尽管不可能每个床位都走到,但以眼神环顾每位患者,能使之感到自己没有被冷落。身体接触包括抚摸、握手、依偎、搀扶、拥抱等,是非语言沟通的重要形式,有些是表示对患者关心体贴的,可以起到稳定情绪、减少恐惧、理解支持和安慰的作用;有些是使用约束,用来舒缓患者紧张,减轻心理痛苦的。倾听有时可以是治疗性的,尤其当患者处于紧张状态需要释放的时候,倾听有时也可以作为解决问题的途径,仔细体会“弦外之音”,以了解对方的主要意思和真实内容,藉此发现患者的问题,找到解决问题的办法。当患者诉说时,医务人员不应左顾右盼,而应凝神聆听,患者才能意识到自己被重视、被尊重。沉默也是一种信息沟通方式,可以表达接受、拒绝、恐惧或需要安静及需要时间考虑等等,医务人员与患者交流时,适当地以一种温暖平和的态度表示沉默同样会使患者感到舒服。

第四节　卫生经济伦理与中华医药事业体制

一、卫生经济伦理学的学科范畴

卫生经济伦理学是一门新学科,它是从伦理角度考察、规范卫生经济活动,研究卫生经济活动中的道德现象和问题,揭示卫生经济活动中基本道德规范的形成、发展及其作用。卫生经济伦理学是以生命伦理学的理论为基础,以卫生经济活动为研究对象,应用经济伦理学理论、方法和知识,对卫生经济行为进行审视和评价,并通过相关学科的研究,指明维护和增进人类健康的卫生经济行为的基本价值定向和伦理选择。"它以病人和公众享有医疗、保健、健康权利的研究为核心,从伦理学视角去评价所有卫生经济学领域的决策的道德价值。效率与公平、卫生资源配置、药品供应、经济效益与社会责任等问题是卫生经济伦理必须涉及的问题。"[①]

二、在中华医药事业发展的问题中引入卫生经济伦理学的意义

近年来,虽然我国进行了医疗卫生体制改革,也取得了一定的成效,但由于政府的缺位和伦理学的缺席,使得卫生改革背离了公正的目标而导致失败。在医院的运作过程中,以药养医、医疗服务价格不合理、各种检查过多甚至过度医疗,无疑都会增加病患的医疗负担,因病致贫、药价虚高以及频频发生的医患纠纷事件表现出我国目前医疗制度的不完善。

卫生经济作为经济理论的一个分支,所关注的是具有公共性的卫生资源的配置效率问题,主要任务是为社会经济主体行为提供一个规范的评判,实现社会的和谐发展。卫生经济伦理尤其重视公正、正义、公平在整个卫生服务和医疗保健中的实现,强调病人和公众享有医疗、保健、健康权利,正如罗尔斯所指出的:"正义是社会制度中的首要价值。"一项制度的设计或者改革,离不开伦理学的参与,医学尤其如此,但可惜我们的卫生改革,从设计、实施到评估,其指导思想是功利主义的,其后果既不公正,也无效率。因此,对卫生改革进行伦理的审视和评估是非常必要的。

长期以来,我国的卫生事业发展一直坚持中西医并重的政策,但在执行过程中很大程度上偏重于西医,甚至在许多中医医院中也出现了西医诊疗技术被普遍应用的现象,这都说明了我国在中西医协调发展、互相补充这方面还是有所欠缺的。偏重西医说明我国中医药事业发展的潜力还很大,中医药临床疗效确切、预防保健作用独特、治疗方式灵活、费用比较低廉,特别是随着人们健康观念的变化、

---

① 孙慕义:《后现代卫生经济伦理学》,人民出版社,1999年版,第167页。

绿色医学的流行和医学发展模式的转变,中医药越来越显示出独特优势。大力扶持和促进中医药事业发展,对于深化我国医药卫生体制改革,提高人民群众健康水平,提升中国文化软实力,促进社会发展和实现医患关系和谐,都具有十分重要的现实意义。

三、卫生经济伦理学在我国中华医药事业发展中的作用

卫生经济伦理学在中华医药事业发展中的作用概括为三点:第一,"卫生经济行为的伦理责任归属问题,即谁该对谁负责的问题。卫生经济行为主体有个人行为主体和组织行为主体,后者主要包括医疗卫生服务组织和政府组织,从担负责任的角度看,就是医疗卫生机构和政府部门对医疗卫生服务消费者的伦理责任,具体讲主要是医疗卫生劳务产品的产出效率问题、医疗卫生服务的质量问题和医疗卫生领域的诚信问题。"①中华医药发展非常注重医道、医德,仁德、仁术、仁人一直是中医人的不懈追求,2009 年,我国首次评选出的"国医大师",就不仅医技高超,更是兼备了一颗救死扶伤的仁心。所谓医者,仁心、仁术,这一点,作为从事发展中华医药事业的人,更应该将其发扬光大。

第二,"卫生资源分配的公平性问题,包括代内分配和代际分配两个方面。代内分配公平主要表现为卫生资源分配的空间公平性问题,比如城乡之间、中西部之间、发达地区与相对落后地区之间的卫生资源分配问题;代际分配公平主要指卫生事业的可持续发展问题,现时突出表现为医疗技术发展优先还是医疗服务普及优先的问题。"②中华医药在解决资源分配的公平性问题方面可大有作为,中华医药费用低廉、诊疗手段丰富、中药资源就地取材等优势,是中国特色医药卫生事业不可或缺的重要组成部分,如果我们能将其充分利用,不仅可以缓解医疗资源匮乏的问题,更可以为中华医药事业发展提供一个良好的契机。

最后,卫生经济伦理注重公平和效率,这就涉及金钱与道德的博弈。中医认为"医乃仁术",提倡大医精诚、悬壶济世,注重"以人为本"而选择人性化的治疗方式,注重以"治未病"理念为核心、防患于

① 李万才、李树梅、张德春:《深化卫生事业改革应关注卫生经济伦理学研究》,医学与哲学,2006 年第 3 期,第 16 页。
② 李万才、李树梅、张德春:《深化卫生事业改革应关注卫生经济伦理学研究》,医学与哲学,2006 年第 3 期,第 16 页。

未然而强调个人的养生保健,这与转变了的医学模式相吻合,与调整了的医学目的相一致,完全符合当今医学的发展方向。传统中医药里讲求的"以人为本"、和谐的伦理价值理论应该成为我国新医改的主要方向,同时也应该成为整个医疗卫生行业的道德标杆。

四、中华医药事业发展需体现的卫生经济伦理原则

自从西医流入以来,中华医药和西医药互相补充和融合,并且协调发展,共同为人民的健康发挥了作用。但是相对于西医来说,中华医药又有其特殊的优势:临床疗效确切,预防保健作用独特,治疗方式灵活,费用比较低廉,特别是随着健康观念变化和绿色医学的兴起,中华医药越来越显示出独特优势。中华医药同时又蕴含着丰富的哲学思想和人文精神,是我国深厚文化底蕴的体现。在经济全球化背景下,如何结合我国市场经济大环境深化中华医药事业体制改革,使卫生资源配置和医疗卫生服务可及性更加公正、公平,就不能不关注卫生经济伦理学的研究,遵守一些伦理原则。

1. 医学的正义原则

任何个人和组织都不是惟一的价值主体,都不能把自己的利益及需要的满足视为惟一的价值标准和根据。每个社会成员在卫生保健上都应当得到平等的对待,并且得到他应该得到的医疗资源,获得基本的卫生保健是社会公民不可剥夺的社会权利,要通过政策调整保障公民的健康权利。

2. 适应原则

在政策制定上应充分考虑我国中华医药事业发展现状,无论是资源分配还是技术发展等问题,都要考虑现实条件和各方诉求,不走极端,努力协调好各方的利益要求。

3. 注重实际效用

要努力使中华医药政策获得良好的社会效益和经济效益,并注意协调好两者之间的关系,这里要强调的是:要首先考虑到中华医药政策社会效益的优先性,促进社会整体利益最大化,在此基础上再注重经济效益的提高。

4. 坚持公平与效率原则

在中华医学发展史上,公平待患自古以来就是医家提倡和遵循的医德准则,孙思邈在《大医精诚》中就提出:"若有疾厄来求救者,不得问其贵贱贫富,长幼妍媸,怨亲善友,华夷愚智,普同一等,皆如至

亲之想。"在今天,公平对待患者不仅是对医务人员美德的要求,而且
是现代社会公正理念的要求。医务人员公平对待患者体现的是对病
人人格尊严、健康权益普遍尊重和关怀的医学人道品质和人文素质,
在此基础上,医务人员对每一位病人的人格、权利、正当的需求给予
同样的尊重和关心,对家境贫困的病人、老年病人等弱势病人群体应
给予更多的医学关怀。

卫生资源分配公正要求以公平为优先、兼顾效率为基本原则,优
化配置和利用医疗卫生资源。卫生资源是指满足人们健康需要的、
现实可用的人力、物力、财力的总和,其分配包括宏观分配和微观分
配。宏观分配涉及两个方面:一是有限的卫生资源在本代人与后代
人之间的分配,称为代际分配;二是有限的卫生资源在本代人之间的
分配,称为代内分配。微观分配则是指卫生机构、卫生人力、卫生经
费等基本卫生资源在卫生需求结构中的配置以及卫生稀有资源在临
床诊疗活动中的需求分配。每个人自诞生之时起,就是社会的一分
子,对社会的基本贡献完全相等,因此,每个人都享有完全平等的基
本权利。但是,在人的发展过程中,对社会的具体贡献又是不相等
的,因此,应该享有不平等的非基本权利,但非基本权利的享有比例
应该平等,即社会中的每个人享有平等的基本权利,但是,社会还要
依据个人的贡献、需求等分配相应的负担和利益。政府要确保每一
个人都享有基本卫生保健的权利,所谓基本卫生保健,就是最基本
的、人人都能够得到的、体现社会平等权利的、社会公众和政府都能
负担得起的一般卫生保健服务。

五、中华医药事业发展现状分析

中华医药是中国古代科学的瑰宝,它凝聚着深邃的哲学智慧和
中华民族几千年的健康养生理念及其实践经验,是中国传统文化的
重要组成部分,其有效的实践和丰富的知识中蕴含着深厚的科学内
涵,为华夏民族的繁衍昌盛作出了巨大贡献。我国目前中医药事业
发展情况可以用六个字来概括:趋势、需求、挑战。

所谓趋势,就是在 21 世纪的中国乃至世界,中医药现代化和国
际化加强,东西方医学优势互补,相互融合。导致这一趋势出现的因
素有很多:第一,经济全球化使得世界文化大交融,中西方文化的交
流碰撞使得中医药在世界范围内的影响力不断扩大;第二,人口普遍
老龄化,用于老年人的卫生医疗费用加大,这使得人们的目光转向了

价格相对较为低廉的传统医学；第三,外界对中医药的讨论使得中医药面临与现代科技相结合的问题,即中医药的现代化问题。

所谓需求,我们需要充分发挥中医药的医疗保健作用来解决广大人民群众的"看病贵、看病难"问题;我们需要大力发展中药产业来实现我国医药产业的结构调整;我们需要不断地对中医药产业继承创新来建设创新型国家,实现中华民族的伟大复兴。

所谓挑战,就是我们的中医保健服务能力有待创新;中医药现代化产业基础、现代科学基础不强;作为中医药的根基和灵魂的中医药文化吸引力和影响力较弱,中医药特色优势逐渐淡化,服务领域趋于萎缩;名老中医专家的学术思想和经验得不到传承,一些特色诊疗技术、方法濒临失传;中医药理论和技术方法创新不足;这些,无疑都是中医药事业发展道路上的重大瓶颈。

六、影响中医药事业发展的因素

1. 国家扶持中医药发展的力度不大

改革开放以来,国家对医药卫生事业的支持力很大,但与扶持西医的专项经费相比,扶持中医项目的专项经费显得微不足道,从这可以看出国家政策导向上形成了重西医轻中医的状况,这也是制约中华医药事业发展的因素之一。

2. 中华医药创新明显不足

中华医学作为一种经验医学,千百年来为中华民族的繁衍昌盛作出了重要贡献,但如何把感性经验上升为理性知识,如何把中华医学经验与现代科学技术进行很好的结合,如何在继承的基础上进行创新,这些都值得中华医学界进行反思。《黄帝内经》、《伤寒论》等中医经典确实需要学习并进行深入继承,但中医药新的知识传授得少,更新得也慢,而且缺少自己的创新也是事实,因此,如何进行中医药创新就变得非常迫切而且非常必要。

3. 中华医药事业的管理法律不健全

"至今我国还没有一部专门的中医药法律,使中华医药的地位没能从法律上得以巩固。由于缺乏法律依据,中华医药事业难以走向真正的法制化、规范化管理。"①

---

① 张忠元:《影响农村中医药事业发展的政策因素分析》,中国卫生事业管理,2008 年第 9 期,第 611 页。

4. 中华医药知识产权保护观念薄弱

中华医药是我国传统知识的重要组成部分,它是我国劳动人民智慧之结晶,是中华民族文化之瑰宝,也是我国在国际上占有优势的领域之一。从道理上讲,我国对其拥有完全自主的知识产权。然而,由于我国对重要知识产权的问题研究不透,保护不力,致使许多重要知识财富流失或被占据。另外,相当部分的中医药机构及人员的知识产权保护意识薄弱,对知识产权的重要性认识不足,对其潜在效益缺乏了解,中医药知识产权流失情况非常严重。归根究底,中国人的思想观念没有从过去的旧思想、旧传统、旧观念中转换过来。现在的竞争不再是过去传统意义上的商业竞争了,经济全球化下,各国各企业现在进行的是知识战争,依靠高科技、高技术、高知识来创造更多的财富。

七、促进中华医药事业发展的对策

1. 加强中医药人才的教育培养

优秀的中医药人才是我国中医药事业发展的有效保障,为保证中医药事业稳固发展,需要加快培养一批矢志于中医发展的优秀人才。对此,政府应该多多鼓励高等医药院校开办"中医药专业",定向招收、培养一些学生,输送"招得来、回得去、留得住、用得上"的高素质的本、专科中医药人才。同时,在坚持中医药院校教育为主体的同时,改革原有的教育理念,统筹兼顾中医药的师承教育、继续教育、职业教育等多种教育方式,做好中医药专业留学生工作,加快国际交流与合作,构建国际中医药学术交流平台,为中医药更好地走向世界服务。此外,要鼓励中医药专业毕业生服务于基层;建立"跟师学徒"制度,使其成为中医毕业后教育的主要方式。同时通过财政投入设立中医人才培养专项基金,用于奖励带徒的"老中医"和保障跟师的年轻医生的生活;将临床与科研有机结合,对中医药人才的评价机制多元化,考核方式符合中医药特点,做到对各级各类中医药人才的统筹兼顾,为其提供展示才华的平台,形成中医药事业医、教、产、学、研多元一体化的全面协调可持续发展。

2. 加强对中药材的管理,提高其质量

"中药材广泛生长在我国农村地区尤其是边远山区,其生产已成为部分省区特别是老、少、边、穷地区农业产业结构调整、农民增收、生态保护的重要措施。"①他们通过普及中药材种植技术,开展技术指导,扩大种植面积,保证收购价格及渠道畅通,不仅可以丰富药材市场,促进农民增收致富,还能为农村中医临床提供药材来源,缓解农村缺医少药等矛盾。

3. 政府应加大对中医药发展的扶持力度

中医药学凝聚着深邃的哲学智慧和中华民族几千年的健康养生理念及其实践经验,是中国古代科学的瑰宝,千百年来,对治疗疾病有着不可替代的作用,深受人们的青睐。但是从近年来的政府对医药的资金扶持可以看出,政府是重"西"弃"中"的,因此发展中医药事业就需要改变这种观念,从根本上解决这一问题。

4. 推广更多的中医适宜技术

中医药"简、便、验、廉"的优势深受人民群众的认可,快捷有效的中医适宜技术,能够治疗许多常见病和疑难病症。我们应该经常开展巡回医疗,现场用适宜技术医治病人,体现中医药效果好、简便灵活、安全、副作用小等特点,发挥中医特色优势,用实例加大对中医药知识宣传力度,让人民群众了解中医、应用中医。

5. 加强中医药知识产权保护

中医药文化是我国传统知识的重要组成部分,也是我国在国际上占有优势的领域之一。随着经济全球化的发展,全球生物多样性和文化多样性受到日益严重的威胁,作为中医药资源大国、中医药知识的发源地,种种数据表明我国的中医药资源流失情况非常严重,中医药的知识产权保护已迫在眉睫。全球化是集政治、经济、文化于一身的国际战场,中医药是我国最具自主竞争力的产业之一,知识产权是现代企业竞争的最有利的武器,正确理清三者的内在联系,有利于中医药行业在国际舞台上蓬勃发展。全球化是中医药走向国际不可或缺的前提,正是由于全球化的浪潮,特别是我国加入 WTO 后,中医药才能够走出国门,走向世界。知识产权是中医药走向国际不可或缺的关键,中医药在竞争激烈的国际舞台上必须要运用知识产权这一有利的武器保障其自身的成果不受侵犯。

随着经济全球化带来的多元文化相互交流的不断国际化,中医药在世界范围的传播与影响日益扩大,中医药医疗、教育、科研和产

①　李勇:《基于中医药事业促进新农村建设的策略探析》,中国卫生事业管理,2010 年第 11 期,第 722 页。

品开始全面走向国际,许多发展中国家和发达国家都在重新关注传统医药的作用和价值,世界卫生组织也提出,为了实现"人人享有卫生保健"的目标应当推广使用传统医药,从而给以中医药为代表的传统医药带来了广阔的发展前景。中医药是目前我国在国际上占有优势的少数学科领域之一,其蕴含着中华民族的智慧和几千年的实践经验,中医药具有一套与西药完全不同的理论体系,近年来随着中医药在防治重大疾病、常见病、疑难病方面优势的发挥,中医药的科学性已逐步得到全球各地区的认可。

随着经济全球化、科技进步和现代医学的快速发展,我国中医药发展环境发生了深刻变化,面临许多新情况、新问题。中医药特色优势逐渐淡化,服务领域趋于萎缩;中医药老专家很多学术思想和经验得不到传承,一些特色诊疗技术、方法濒临失传;中医药理论和技术方法创新不足;中医中药发展不协调,野生中药资源破坏严重;中医药发展基础条件差,人才匮乏。各地区、各有关部门要充分认识扶持和促进中医药事业发展的重要性和紧迫性,采取有效措施,全面加强中医药工作,开创中医药事业持续健康发展的新局面。

八、民族区域中的公共卫生伦理

1. 公共卫生伦理释义

(1) 公共卫生的概念

对公共卫生伦理学问题的探讨,首先需要讨论公共卫生的概念。我国关于公共卫生的定义是:"公共卫生就是组织社会共同努力,改善环境卫生条件,控制传染病和其他疾病流行,培养良好的卫生习惯和文明生活方式,提供医疗卫生服务,达到预防疾病、促进人民身体健康的目的。"[1]公共卫生的概念不是一成不变的,它随着社会的发展而变化。人们的健康意识及价值观的变化,社会承担健康风险能力的提高,政府公共卫生政策的价值导向及为人民大众健康能提供的条件等都将对公共卫生的概念产生影响。公共卫生的政策与活动是为了改善公众的整体健康,是从整个人群的视点上进行判断和分析的。

(2) 公共卫生伦理的概念

我们知道,在公共卫生领域涉及许多伦理问题,如传染病防治、

---

① 吴仪:加强公共卫生建设:开创我国卫生工作新局面[EB/OL].[2003-08-20] http://www.moh.gov.cn/publicfiles/business/htmlfiles/mohbgt/pgzdt/index.htm.

对研究对象的保护、卫生保健资源的配置、免疫政策、儿童保健与保护、供水系统安全、食品和药物安全、公共场所禁烟、精神卫生等。公共卫生伦理学是从道德角度对公共卫生领域中的一系列问题进行审视，是生命伦理学的一个重要分支，"是探讨与促进群体健康、预防疾病和伤害行动相关的规范，主要关注群体层次的伦理学问题，特别是政府、公共卫生机构及其成员、医疗机构及其成员、公民的义务和责任等问题。它一方面用于指导培养公共卫生机构和人员的专业精神，以维护公众的信任；另一方面，阐明指导公共卫生政策与措施的伦理价值，以促进人群健康和社会公正"①。

（3）公共卫生伦理研究的范围、内容及特点

公共卫生伦理学作为一门交叉学科，其研究范围比较宽，Daniel Callahan 认为包括以下四个方面："1. 健康促进和疾病预防：个人对健康生活的责任，政府营造个人能实践自己健康责任的氛围的责任，政府在影响民众健康的行为方面的角色或教育活动的开展，使用激励或经济等方式促进健康等。2. 降低影响公众健康的风险因素很多，个人和社区可接受的风险程度，决定这些风险分配的主体和方法，遵循'预警原则'的一系列问题。3. 流行病学和其他公共卫生研究：有涉及个人的，也有涉及群体研究，但伦理学考量不同。4. 社会经济结构的悬殊：社会经济状况相距悬殊对健康状况会产生明显的影响，社区在探询健康保健中更大的公正方面的角色，在实地调查和教育角色之间进行权衡的方法。"②

研究内容：卫生保健资源的配置：在我国涉及城乡之间卫生资源配置的不合理、城市之间的不合理等，卫生体制改革背后也隐含根本的伦理问题；健康教育方面：如果民众不知道疾病与生活方式密切相关时，不知道什么是健康的生活方式以及如何控制、预防疾病，都将会产生相关的伦理问题；食品、保健品安全和评价是越来越重要的问题，在转基因食品安全评价、保健品营养成分检测和评估，包括是否符合绿色标志等方面，利益冲突问题在其中尤其需要关注；妇幼保健和遗传伦理：遗传咨询与监测、儿童免疫接种、出生缺陷筛查诊断和防治等，也涉及隐私保护和谁有权得到某些信息等伦理问题；另

---

① 王春水、翟晓梅、邱仁宗：《试论公共卫生伦理学的基本原则》，自然辩证法研究，2008，24（11）.

② Callahan D.，Jennings B.. *Ethics and public health：forging a strong relationship.* Am J Pub Health，2002，92（2）：170—171.

外,遗传研究、结核防控、艾滋病防控、生物武器、预警机制等领域,都是公共卫生伦理关注的重要领域。

公共卫生伦理的特点:关键在于预防而非治疗;关注整个人群而非个人;伦理决定多是由机构做出的,而非由个人实践者。

2. 区域公共卫生伦理问题例论

当前的医学伦理学多从微观角度研究,而在宏观公共卫生领域中引入伦理学,对人群健康及社会发展有着积极作用。我国西部少数民族地区(比如蒙古族、藏族所在区域)地理位置较偏僻,经济文化较落后,社会各项事业发展比较缓慢,具有边远、封闭、贫困落后等特点,公共卫生事业相对于东部沿海地区显得更加落后,因此,建立和完善适于西部贫困地区,尤其是民族地区的公共卫生伦理,是解决人民群众因病致贫、因病返贫的关键所在。

古代蒙古族劳动人民以游牧生活为主,狩猎之余,辅之以相应的家庭手工业,他们劳动和生息在北方辽阔的蒙古草原和茂密的森林之中,信仰萨满教,在同自然界和疾病作斗争的实践中,他们逐步积累了原始的医疗知识,发明了最早的医疗保健方法。在历史发展过程中,蒙医学先后吸取了藏医学及部分中医学理论,逐步形成了既有独特理论又有丰富医疗经验的近代蒙医药学术体系,许多蒙医药学家将汉、藏医学理论和印度医学理论灵活地、创造性地同本民族的生活、生产、疾病情况以及地区特点结合起来,编写了大量的医药学著作,为蒙医药学基础理论的发展奠定了基础。19世纪末至20世纪初,蒙古医药学发展到了一个新的阶段,先后涌现出许多医学家和蒙医学专著,这些著作的出版使蒙医药学日趋完善,逐步形成了具有鲜明北方民族医药特点和地域特点的近代蒙医药学,为保障蒙古族的繁衍生息作出了贡献。新中国成立后,为了促进蒙医药事业的迅速发展,党和政府建立了蒙医医院、蒙医药科研机构、蒙医高等院校以及大规模的现代化蒙药制药厂,以满足区内外的需要。但在公共卫生管理领域内,蒙古医药学还有相当长的路要走,被赋予了多神思想的蒙古族,在经历了无数次惊心动魄的血与火的洗礼,以及平时马背上的颠簸和历经严寒酷暑的牧业生涯之后,他们骨子里的萨满宗教信仰,也将是蒙古医学公共卫生伦理现代化改革的一大阻碍。但相对的,正是因为有了这种对信仰的执著,蒙医才会在不断更替的历史洪流中幸存下来。所以,蒙医药公共卫生伦理改革的道路即便是任重道远,前方闪烁的依然是希望。

　　藏族劳动人民在长期的生产斗争实践中,不断总结与疾病斗争的经验,并吸收其他兄弟民族与别国医学中的精华部分,逐步形成了具有独特风格的藏族医药学,这是我国传统医学的重要组成部分,也是中国医学宝库中一颗璀璨的明珠。藏医药学是藏族人们在高海拔空气稀薄缺氧的自然环境下,通过长期丰富的生产和生活实践,博采祖国中医学、古印度医学和古阿拉伯医学之长,形成的具有完整的理论体系和丰富实用的临床实践技能的传统医药学体系。藏医药学的主要理论包括“三因素”理论(三因学说)、“五元”学说、“六味”、“八性”、“十七效”。目前存在的问题主要有:由于藏医药学的理论有别于西医和中医学,传统藏医药学知识都用藏文记载,因此,藏医药学要在汉族地区进一步传播,需要克服一定的语言和文化障碍;对藏医药学的科学研究还比较落后,人才极其缺乏;藏医药学的基础研究较薄弱,藏药的科技含量较低,有些产品的有效性和安全性缺乏规范、可靠的数据证明;药材资源过度采挖,蕴藏量下降,有些植物类藏药成为濒危品种;藏药品生产结构不合理,藏药厂多,规模小,技术含量较低,产品质量不高。解决的对策主要有:加强藏医药教育机构的建设,可考虑将现行“西藏藏医学院”升格为“西藏藏医药大学”的前提下,加大投入力度,重点开展以藏医、药专业本科、硕士、博士生教育以及留学生教育为主的各项教育体系,以实现和完成建设现代化的藏医药高等学府的发展目标;加强藏医药现代化科学研究力度,探寻新的发展道路;着眼于藏医药长期发展的需要,有计划地立项开展藏医药基础课题的现代化研究攻关项目;进一步加强藏医药古籍资料与传统医疗模式的特性研究工作,以期达到用现代科学完整阐述传统医学理念,进而拓宽和加大传统医学为世界医疗卫生事业服务的领域和工作力度的崇高目标。

第五节 炼丹术、尝百草与中医
人体实验的伦理机制

一、炼丹术的起源和意义

"炼丹术"起源于中国古代人对"长生不老"的追求和期盼,著名的嫦娥奔月的神话传说就赋予了炼丹术神奇的色彩。在《山海经》与《战国策》中有神仙和不死药的记载,如《山海经》曰:"有轩辕国,不寿者八百岁,寿者数千岁。"自战国诸王开始大规模求仙问药之后,到秦始皇统一六国,遣方士徐福率童男童女数千人求仙丹,结果"徐福等费以巨万计,终不得药,徒奸利相告日闻"。汉武帝时期,刘彻派人赴蓬莱取丹,而诸方士如李少君、栾大等更在朝廷为其服务。此种事例,不胜枚举。

中国的炼丹术萌芽于春秋战国时期。春秋战国时期,随着金属冶炼技术的发展,古代医家同时也开始了"炼丹术"的研究,虽然当时出于"长生不老"的幻想,对人体造成不良影响,但它使中医成为世界上制药化学的先驱,中国古代先进的冶铸技术为炼丹术奠定了物质和技术基础。在中国历史上,使用石药作为一种治疗疾病的手段,与炼丹服石完全不同。所谓服石,是指健康人经常服用石类药物或经过炼制的石药这一奇怪现象,之所以如此,是由于人们有一种怪诞的想法,认为石头是千年不变的,吃了石头就能像石头一样永存。

秦汉以后道教勃兴,一些方术之士及道家为了迎合统治者"长生不老"的欲望,引冶炼知识为服石所用,从而产生炼丹术。炼丹术可分为外丹和内丹,外丹是指以丹砂、铅、汞等天然矿物石药为原料,用炉鼎烧炼,以制出服后不死的丹药,人们通常所说的炼丹术往往习惯上指的就是外丹。内丹是通过内炼以求养生延年长生久视的一种修养方术,内指身体内部,丹指小而圆的精神意识产物,亦有学者认为是气功家练功激发增强的"丹",也就是人体的生物能。

丹砂是炼丹术的主要材料,《尚书·禹贡》讲:"云土梦作……砺砥砮丹",这是我国关于丹砂的最早记载,距今已有 4 000 年的历史。中国古代的炼丹活动起源于公元前 3 世纪,核心内容是通过人工方法制作既可以使人长生不死，又能用于点石成金的丹药。这里所说的"丹"原本即指丹砂，后被泛指各种"长生药"或"点金药"。葛洪（284—364 年或 343 年）炼丹的主要目的是寻求长生不老之药，他在《抱朴子》内篇中所记载的多种炼丹方法是我国历史上有关化学制药的最早记载。当时，葛洪炼丹所涉及的原料有雄黄、曾青、胆矾、硝石、云母、磁石、食盐、锡、卤盐、砷等，其通过炼丹积累了丰富的冶炼经验和化学知识，为制药化学作出很大贡献。《神农本草经》和《本草纲目》都认为丹砂能使肾水升而心火降，形成心肾相交。《本草经解》云："丹砂，色赤质重可以镇心火，气寒可以益肾水，水升火降，心肾相交，身体五脏之病皆愈也。"因此长久服用，能延年不老，于是丹砂便成为古代炼丹材料的不二之选。然而实际上，丹砂中含有硫化汞，在《五十二病方》中仅作外用药。《神农本草经》认为其能安心神，又能祛邪："丹砂，味甘，微寒。主身体五脏百病，养精神，安魂魄，益气明目，杀精魅邪恶鬼，久服通神明不老。能化为汞，生山谷。主通血脉，止烦满消渴，益精神，悦泽人面，除中恶腹痛，毒气疥瘘诸疮。轻身神仙。"《神农本草经》把丹砂、石钟乳、石胆、曾青、禹余粮、白石英、紫石英、五色石脂等 18 种石药列入"轻身益气，不老延年"的上品药中。按上品药的定义："上药无毒，多服久服不伤人，欲轻身益气，不老延年者本上经。"《神农本草经》365 种药物中，有 150 余种提到"令人轻身不老"，其中十余种还特别指出"久服耐寒暑，不饥，轻身，飞行千里，神仙"（太一禹余粮），"久服增寿神仙"（石胆）。因为从前的经典记载这些错误的说法，才会让后人产生了错误的想法。

古代人在提出"炼丹术"炼制成服药时并没意识到"药物"实际上都有毒，古人云："是药三分毒。"我国最早的医学专著《黄帝内经》对如何用药十分讲究，将药分为大毒、常毒、小毒、无毒，治疗疾病要求大毒治病，十去其六；常毒治病，十去其七；小毒治病，十去其八；无毒治病，十去其九。炼丹被渲染为"奇术"，鼓吹能炼出"仙丹灵药"和"黄金白银"，服之可以不老，结果有不少人上当受骗。长期大量服用"石药"与"丹药"养生或治病会造成蓄积性汞中毒，从而致病，甚至致死。"道士寇谦之字辅真，早好先道，有绝俗之心，少修张鲁之术，服食饵药，历年无效"[1]，虽然没有效果，但是仍然有大批服食丹药的

---

① 魏收：《魏书·卷八·志》，中华书局，1974 年版，第 3049 页。

人。"道荣仍归本部,隐于琅琊山,辟谷饵松术茯苓,求生长之秘"①;很多人由于服食丹药而丧命,"亮在梁州忽服食,欲致长生,迎武当山道士孙怀道,使合仙药,药成服之而卒"②。许多皇帝如晋哀帝、唐宪宗、唐穆宗等,都是由于服食含有丹砂的"不老丹"而中毒身亡,但是即使有人有胆量进谏服食丹药的弊端,也会遭遇不测。"嘉靖十九年八月丁丑,太仆卿杨最谏服丹药者,予杖死"③。另一方面,也有医家认为"炼丹术"是错误的,并不能使人长生不老,如东汉郑玄在其《周礼》中早就指出,"丹砂见火,则毒等砒霜,服之必毙",而且把它列为"五毒之石"的一种。李时珍就对非科学的服石以求长生不老的神仙术持有坚决的批判态度,他在谈论古代的金银服石时批判说:"血肉之躯,水谷为赖,何能堪此金石重坠之物,久在肠胃乎? 求仙而丧生,可谓愚也矣。"抱朴子云:银可成仙,"亦方士谬言也,不足信",为"邪说"、"幻诞之谈",他还公然向药物学的老祖宗——《神农本草经》及著名炼丹家、医药学家葛洪宣战,批评他们在提倡服石追求长生不老方面"误世之罪,通乎天下"。他指出:这些药物"治病可也,服食不可也"。炼丹术其实是化学最早的源头,也是化学药品的雏形,每一位服用丹药的人在服药的同时也正在进行着人体试验。显而易见,丹药的副作用很大,长期服药会损害人的身心,造成难以弥补的损失,最终导致人的衰亡,这种人体试验是不可取的。

二、尝百草的起源

神农氏是传说中的三皇五帝之一,《白虎通义》说,神农氏能够根据天时之宜,分地之利,创作农具,教民耕作,故号神农。又说他还是医药之神,相传就是神农尝百草,才创立了医学。"神农氏以赭鞭鞭草木,始尝百草,始有医药"(《史记·补三皇本纪》)。《世本·帝系篇》第一次把炎帝和神农氏放在一起称"炎帝神农氏",谓炎帝即神农氏,炎帝身号,神农代号。《史记·五帝本纪》则隐喻炎帝与神农氏并非一人,说黄帝时神农氏的时代已经衰落,诸侯之间互相侵伐,暴虐百姓,神农氏不能征讨,于是黄帝"修德振兵",讨伐危害最大的炎帝和蚩尤,把他俩伐灭后威望大振,于是代神农氏而有天下。神农氏不事征伐,这与《庄子·盗跖》说神农氏"无有相害之心",《商君书·画

---

①　李百药,《北齐书·卷二·传》,中华书局,1972 年版,第 674 页。

②　李延寿,《南史·卷二·传》,中华书局,1975 年版,第 479 页。

③　张廷玉等,《明史·卷二·纪》,中华书局,1974 年版,第 230 页。

策》说神农"刑政不用而治,甲兵不起而王"相符合,又怎么会变成炎帝这样"侵伐诸侯,暴虐百姓"的人呢?英勇善战的黄帝竟然要与他"三战,然后得其志"。此外,《史记·封禅书》分列炎帝和神农氏为二人,徐旭生《中国古史的传说时代》也主张炎帝、神农氏为二人。

在《淮南子·修务训》中有"古者,民茹草饮水,采树木之实,食蠃蛦之肉,时多疾病毒伤之害,于是神农乃始教民播种五谷,相土地宜,燥湿肥墝高下,尝百草之滋味,水泉之甘苦,令民知所避就。当此之时,一日而遇七十毒"的记述。陆贾在《新语·道基》中说:"民人食肉饮血,衣皮毛,至于神农,以为行虫走兽,难以养民,乃求可食之物,尝百草之实,察酸苦之味,教人食五谷。"《太平御览》引贾谊书云:"神农以走禽难以久养民,乃求可食之物,尝百草实,察咸苦味,教民食谷。"分析上面诸引文,神农尝百草的目的,只是"教民食谷"。所以,后人把神农称之为"药王"、"药王大帝"或"药仙"。

医学是人类保持和增进身体健康、防治疾病的实践活动和知识体系,医学发展离不开人体实验,中医也不例外。从医学角度而言,神农尝百草的传说是一个伟大而大胆的人体试验,他实际是在进行个体临床试验,而且是健康受试者使用药物后的安全性试验,是我们祖先征服疾病、追求健康的象征。鲁迅先生在《南腔北调集·经验》中曰:"大约古人一有病,最初只好这样尝一点,那样尝一点,吃了毒的就死,吃了不相干的就无效,有的竟吃到了对症的就好起来,于是知道这是对于某一种病痛的药。"尽管这种方法确实很危险,但在那个时代,这种方法是最直接的实验和对医疗方法最科学的证明,著名医学家孙思邈、李时珍等都曾不顾自己的安危,亲自尝试药物,探索新的疗法。至今仍有不少中医药科研工作者,在推广新技术、新药物之前,在自己身上先做试验。"神农"并不是指一个人,而指的是一批敢于献身从事人体试验的人,正是他们的无私奉献,才使我们的祖国医学有了长足的发展。

三、尸体解剖

中医科研也需要尸体解剖,只有通过解剖实验,才能对中医关于人体生理病理方面的认识进行研究,发展中医理论。在中国医学史上很早就开始了对尸体解剖实验的工作,早在先秦之际的《黄帝内经》的《灵枢·经水》篇中就有尸体解剖的正式记载:"若夫八尺之士,皮肉在此,外可度量切循而得之,其死可解剖而视之,其脏之坚脆,腑之大小,谷之多少,脉之长短,血之清浊,气之多少,十二经之多血少气,与其少血多气,与气皆多血气,皆有大数。"可见当时已经有尸体解剖这项人体试验,不难设想,没有大量人体试验和尸体解剖的经验积累,是不可能得出这样的结论的。杨介根据泗州(今江苏淮安市盱眙县)处死犯人的尸体解剖,观察内脏整理成《存真图》(又称《环中存真图》)。西汉时期,王莽曾命令对判死刑者进行解剖,在解剖过程中,用竹签贯入脉管中,以观察脉的走向,并有画师加以描绘记录,可惜该图已经亡失。宋代庆历年间,吴简根据被官府杀害的欧希范等56人的尸体解剖结果,由画师宋景描绘成《欧希范五脏图》。清代医家王清任非常关注不明确的脏腑的结构,他提出"业医诊病,当先明脏腑""著书不明脏腑,岂非痴人说梦;治病不明脏腑,何异盲子夜行",因此他利用道光年间瘟疫流行,穷苦人家将病死的小儿用草席包裹埋于义冢,尸体夜间被狗翻出的机会,十天间解剖了上百具尸体,了解了小儿内脏的大概结构,并且还三次出入刑场进行尸体解剖,进一步观察人体结构。此外,他还与军官交谈,以了解一些人体知识,最后他绘成图谱,称之为《亲见改正脏腑图》。他还通过解剖研究血瘀,对活血化瘀疗法有了新的创见。

　　中国封建社会的"忠"、"孝"、"仁"、"义"、"礼"等伦理观念,对中医人体实验的尸体解剖带来消极影响,如"身体发肤,受之父母,不敢毁伤,孝之始也"。在这样的文化背景下,历代都将亵渎他人尸体作为极其严重的罪行来处罚,并且把尸体解剖视为不孝、不仁、不义行为而被禁止,甚至有"忌见死尸,忌见斩血"的说法,因而严重影响我国解剖实验向深度和广度发展,这点可以从历代法律中得以体现,比如唐朝的法典《唐律疏议》细致规定:凡是以焚烧、肢解之类手段残害死尸或者是将尸体遗弃到江湖水中去的,都要按照"斗杀"罪减一等(流三千里)处罚;如果仅仅是损伤尸体的,也是按照斗杀罪减二等(徒三年);但如果残害、遗弃的是自己尊亲属的尸体,那就要按照斗杀罪处以斩首死刑。另一方面来看,正因为中国古代文化强调保持遗体完整的神圣性,所以反过来,中国古代的法律对于严重破坏统治秩序者的惩罚,也是以侮辱其尸体为特色的,比如斩首、腰斩等刑罚,与尸体完整的绞刑相比,就是要重得多的刑罚。正是由于中国传统文化在尸体方面的这些禁忌,使得尸体检验受到很大的限制,其中最大的缺陷就是中国古代的尸体检验都只是"徒有其表"——历代法律都规定对尸体只进行体表的检验,并不是像今天的法医检验一样进行尸体解剖。

四、中医人体试验

人体试验专指在人体上进行医学实验,这种实验是医学研究的重要部分,许多志愿者参加医学治疗的临床试验,也有医生为避免威胁到其他人的生命,而直接在自己的身体做试验,这种做法亦称为"自体试验"。在古今中外医学的发展史中,曾有众多人物为了救助人类生命,不顾自身受伤害,牺牲奉献自己,只为实现实验的价值。中国历史上最著名,并具有医学人体实验精神的故事是神农炎帝为解救人民瘟疫、病害,艰辛寻找草药,亲自尝遍百草,神农也因此被认为是发现医药的始祖,是中国医学人体试验的先驱者。服食炼丹是人们追求长生的一种手段,是否有效需要通过人体试验来检验,虽然带有冒险色彩,但信奉追随者很多。

在中国古代医学史中,还有一些人在孝敬父母观念的驱使下,甘愿用自己的身体来治疗家人的疾病。"友贞弱冠时,母病笃,医言惟啖人肉乃差。友贞独念无可求治,乃割股肉以饴亲,母病寻差。"①"天顺四年,母疫病不愈。泰奴三割胸肉食母,不效。一日薄暮,剖胸取肝一片,昏仆良久,及苏,以衣裹创,手和粥以进,母遂愈。母宿有膝挛疾,亦愈。"②"姑邓患痰疾,将不起,妇涕泣尤悼。闻有言乳肉可疗者,心识之。一日煮药,爇香祷灶神,自割一乳,昏仆于地……乃取乳和药奉姑,姑竟获全。"③中国在长期的封建社会里,儒家伦理思想成为人们行为的准则,医疗活动作为一种与人关系最为密切的社会活动必然受到儒家仁孝观的影响,这种"割肉救母"的做法虽然值得商榷,实际疗效令人怀疑,但被当时的社会承认并赞颂,成为堪称道德楷模的行为。

在中国传统社会里,忠和孝是相互联系的,"君君臣臣父父子子"构成严密的上下等级关系,应该事亲以孝道,事君以忠诚。唐代著名医学家孙思邈就认为:"君亲有疾,不能疗之者,非忠孝也。"因此,当国君有病时,替国君尝药既是臣下对君效忠应该做的,也是向国君献媚的良机。"文帝有虚劳疾,每意有所想,便觉心中痛裂,属纩者相

---

① 刘昫:《旧唐书·卷一六·传》,中华书局,1975年版,第5118页。

② 张廷玉等:《明史·卷二十五·传》,中华书局,1974年版,第7701页。

③ 张廷玉等:《明史·卷二十五·传》,中华书局,1974年版,第7734—7735页。

系,义康入侍医药,尽心卫奉,汤药饮食,非口所尝不进。"[1]法国人樊国梁在《燕京开教略》篇中曾记载:"康熙偶患疟疾,洪若翰、刘应进献金鸡纳……派四大臣亲验,先令患疟者服之,皆愈。四大臣自服少许,亦觉无害,遂请皇上进用,不日疟瘳。"[2]

传统的人体实验固然可以作为中医科研中一种重要的实验方法,但仅有这种方法是不够的,要实现中医现代化,还必须用现代科学手段来研究中医。人体实验是生物医学发展的基本手段,它以现代科学方法进行严密设计,有计划、有目的地进行人体实验,发展中医也需要吸取这种实验方法,如果没有这种在一定范围内进行的科学实验,就将新疗法、新药物广泛用于临床,势必造成危害病人的严重后果。十年内乱中,就有人把未经科学实验肯定疗效的疗法,如卤碱疗法、鸡血疗法、饮水疗法等,广泛用于人体,造成不良后果。一方面,大家都成为人体实验的对象,使患者贻误了可贵的治疗时间,不少无辜者受到不应有的损失,在国内外造成不良的影响;另一方面,浪费了大量人力物力而又得不出科学结论,这与科研的目的和道德要求都是相违背的。如果按照科学的原则进行人体实验,就可以用最短的时间,最少的人力物力,特别是以最小的人体受害的风险,得到比较可靠的科学结论。一项科学性强的人体实验,对少数受试者来说,尽管承担了一定的风险,却能给大多数人带来利益,这是符合科研道德的。可见,人体实验的科学性与道德原则是一致的,在中医科研中应运用现代科学的实验方法。

五、中医人体试验的特点

1. 中医人体试验的动力来自道德驱动力

中国传统社会深受中国传统文化的深刻影响,涌现出一大批为了百姓疾苦不惜牺牲自己生命、自愿试药的医家楷模,从事人体试验的人的动力来自神圣的道德责任感,完全出于自愿,虽然他并不知道自己从事的是人体试验,实施者也不以经济利益为出发点,并非通过试验获得某项专利而攫取巨额经济效益。在中国历史上,割肉、尝药的故事发生,则因为在儒家伦理道德观的影响下,孝敬父母、忠诚上级成为普遍的道德行为准则。

---

① 李延寿著:《南史·卷二·传》,中华书局,1975 年版,第 367 页。
② 赵璞珊:《中国古代医学》,中华书局,1997 年版,第 248 页。

2. 中医人体试验的目的是为了解决医疗实践的需要

中国古代的人体试验与中国传统文化密切相关，中国人不刻意追求人体试验，中国传统医学遵循的是以实践为中心的发展道路，因此传统中医学里的人体试验也是以实践为中心的，最终目的是解决医学实践的需要。古代医家的人体试验是为了解除病人的疾病痛苦而进行治疗的实验，是为解决某个具体问题而进行的。中医是经验医学，医生在以病人为中心的临床实践中不断积累经验，不自觉地进行着各种人体试验，验证治疗是否有效，从实践中逐渐分清各种药物的性能及配伍禁忌，掌握一些治疗疾病的有效方法，然后再把这些经验应用到其他病人身上，并不是刻意地拿某些人做试验，得出结论后再用于临床。

3. 不滥施人体试验是中医医德的要求，中医人体试验是小样本、个体化的实验

中国的古代经典医书，譬如《黄帝内经》、《伤寒杂病论》以及唐代孙思邈的名篇"大医精诚"、"大医习业"几乎都把对医者的道德约束作为医学的构成部分加以提出和论述。《易经》记载："九五，无妄之疾，勿药有喜。《象》曰：'无妄之药，不可试也。'"就是说，凡所患的不是大病不要小病大治，妄勿针药。与疾病不对症的药物，不可以在人身上试用，这就要求医生在诊治时不可未征得病人同意便妄施针药。《医灯续焰》中也有类似记载："用药之际，须兢兢业业，不可好奇而妄投一药，不可轻人命而擅试一方，不可骋聪明而遽违古法。"同样是要求医生不可妄试针药。在中国传统医德的影响下，中医的人体实验常常是个别人的个体行为，不需要大量的人员参与其中。同时，大样本采样需要统计学作为基础，这在中国也是不具备条件的。

第五章 中华医学的生命伦理精神建构（下）

中国哲学在探讨天地人关系时形成天人合一的整体观念，并进而探讨其对健康和疾病的影响。传统养生文化对健康与长寿进行了道德审视，中华医学的养生讲究顺应自然，天人合一，从而达到益寿延年的医疗目的。儒释道对于中华养生产生深远的影响，道家讲究顺应自然规律，儒家强调提升道德情操，佛教注重身心的修行。在此基础上，中华医学强调形神合一，以达到养生的目的。在社会关注养生的同时，一些伪中医和伪中医疗法也在社会上产生不良的影响。中国人死亡观的形成和发展受到中华传统文化的影响，中国人往往不愿意谈论死亡，恐惧死亡。同时，受到传统孝道的影响，大众还不能很好地接受临终关怀，更不愿意放弃对临终病人的治疗。在日益凸显的生态危机中，人们逐渐认识到中华传统环境观念和中华医学生态思想的重要性，并深刻反思如何正确处理人与自然的关系。天人合一观念进一步由人与人的和谐，推广到社会的和谐，并最终关注到人与自然的和谐。

第一节　中华医学的养生伦理

健康与长寿,自古以来就是人们所追求和向往的。珍惜自己的生命,是人的本能,每个人都希望自己能够生活得更好,生命能够更加长久。如今,随着科学技术以及经济飞速发展,人们的物质生活和精神生活水平得到了很大的提升,人们更加注重对健康和长寿的追求。中华医学养生也随之备受人们的青睐,然而,人们这种渴求的急切心理,往往会因为对中华医学养生的不了解,而适得其反。

一、中医养生的内涵

所谓养,即保养、摄养、养育、养护、赡养、调养、补养之意。所谓生,就是生命、生存、生长之意。养生一词最早见于《吕氏春秋》:"知生者也,不以害生,养生之谓也。"在《庄子》和《管子》中也见有"养生"一词。养生,即保养、养护生命之意。养生,亦称摄生、卫生、道生、保生、厚生等。它是以自我调摄为主要手段,以推迟衰老、延年益寿为目的的多种保健方法的综合,属中华医学特有的概念。

二、中医养生的主要内容

第一,中医学认为"天地合气,命之曰人",人的"九窍、五脏、十二节,皆通乎天气",人与天地相应。因此,中医养生讲究天人合一,顺应自然。要求顺应四时变化,顺应地域特点以及顺应社会发展。冬天人们大多是因为感受风寒导致感冒,夏天人们多感受热邪而导致感冒,这就要求我们在养生的时候要注意四时变化,根据季节来选取合适的药物调理身体。南方沿海城市水源比较充足,人们比较容易感受湿邪,北方气候比较干燥,容易感受燥邪。随着科技的发展,空调渐渐走入千家万户,随之而来的"空调病"也越来越多,夏天也有很多人因为感受寒邪而感冒。所以我们应顺应四时、地域以及社会发展来选择合适的方式方法调理身体,才能达到养生的目的。

第二,中医养生注重整体,综合调养。中医认为人与自然是统一的,人的脏腑等都与自然相对应。其次是人体自身的整体性,中医认为人体是一个有机的整体,阴阳、气血、脏腑、经络、四肢百骸密切相关,中医学中的五脏一体观以及形神一体观,要求我们养生的时候不但要注重整体调养,更要注重形神共养。

第三,中医养生要做到因人而异,辨证施养。人的年龄、学习、生活、工作环境等等,都会使人的状态发生改变,因此,对待不同的人有不同的养生方案,需要区别对待,即使是同一个人,养生方案也不是一成不变的,也要及时做出调整。适合别人的养生方案不一定适合你,所以我们不能随大流,不能人云亦云,当听到所谓的养生大师的一些言论,不分是非黑白就一味地盲从,不但没达到养生的效果,反而伤害了自己的身体健康。

第四,要和谐适度,中正均衡。中医认为人是由阴阳组成的,一阴一阳,处在动态平衡中,当一方偏盛或者一方偏衰,就会导致疾病的发生。使人体保持在阴阳平和、气血顺畅、脏腑协调的状态是最佳状态,也一直是养生所追求的目标。和谐适度是指恰如其分,恰到好处。要做到恰到好处,必须注意防止两种倾向:太过与不及。饮食、睡眠、运动、情志等每种养生的方法,都有它的独特作用,但也在于人的正确把握与运用。比如饮食,要做到荤素搭配、营养均衡、定时定量。过多地食入肥腻的东西,毫不节制,久而久之会导致肥胖,营养过剩,百病丛生。反之,为追求苗条瘦身,忍饥挨饿,久而久之会导致身体虚弱,体能下降,而影响学习、工作。再比如情志养生,就要求我们保持平和的心态,情绪不要大起大落。

第五,中医养生要坚持不懈,恒久不息。人们要学会将养生之道融入生活,在日常生活中,起、居、坐、卧,衣、食、住、行,喜、怒、乐、哀皆存养生之理,皆有养生之道,我们要将之融入生活,持之以恒。一旦将这些养生方法融入生活,形成习惯,我们自然而然地就能够在不知不觉中进行养生。

造成人们很多疾病的原因往往是人们的物质行为——透支体力、精神浮躁、饮食不合理、缺乏运动、没有良好的生活规律。中医不是让大家没有追求、碌碌无为,而是让人合理地利用能源。中医讲究一个"度",度掌握好了,人体内环境就平衡了。

中医将致病因素大体分为外感六淫邪气(风、寒、暑、湿、燥、火),内伤七情(喜、怒、忧、思、悲、恐、惊)两大类。

正常的情况下,"六淫"称为"六气",是自然界六种不同的气候变化,是万物生长的条件,对人体是无害的。当气候变化异常,六气发生太过或不及,或非其时而有其气,以及气候变化过于急骤,在人体正气不足、抵抗力不降时,六气才能成为致病因素,侵犯人体引发疾病。这种情况下的"六气"就成为"六淫",又称为"六邪",属于外感病的一类致病因素。

七情,是人的精神状态,是人对客观事物的不同反映,在正常情况下,一般不会使人致病。只有突然、强烈或长期持久的情志刺激,超过了人体本身的正常范围,才会导致疾病的发生。它是造成内伤病的主要致病因素。

所以,中医养生要求外避六淫,七情不过。中医讲"虚邪贼风,避之有时,恬淡虚无,真气从之,精神内守,病安从来",意思是说,人及时地躲避了外邪六淫,又保持了精神安宁,七情不过,真气即正气,就得以巩固,内外养生都做到了,疾病怎么会来呢?

喜伤心,怒伤肝,忧伤肺,思伤脾,恐伤肾。精神的负面力量是强大的,大到可以因为一时的情绪波动而夺去人的生命。

中医养生的内容包罗万象、博大精深,是一门高深的学问,总体来看,主要包括以下三个部分:养心、养性、养病。"养心"、"养性"、"养病"构成了养生的整体关联。

1. 养心

养生当养心为上,心是主宰。心者,君主之官。心的经脉为手少阴心经,与手太阳小肠经有表里关系。

中医认为心静神自安。静可以制怒,静可以除烦,静可以祛热,静可以使意定神安,这就是静以养心的道理。现代化的都市里,紧张的工作,快节奏的生活,激烈竞争的社会环境,科技创新的高要求,加之噪音、污染、下岗、待业、再就业,终日使人心神不宁,烦躁不安,焦虑失虑,神经衰弱和慢性疲劳蜂拥而至,继而高血压、冠心病等影响身心健康的疾病也会接踵而至。所以,闹市中的人们要爱惜生命,学会"闹中寻静"、"静中养生"的方法,搞好自身宁静养心的保健。

2. 养性

中医学很注重人的情志活动与保健防病间的关系,认为七情不节都可能成为致病因素,影响各脏腑功能,所以有"养生莫若养性"之说。"养性",实际上是指道德修养和精神修养,包括思想、情操和其他精神生活。

养性就要清心寡欲,静养精神,要知足常乐,不要有分外要求,使心地常处清静状态。这样就能制怒、除烦、气凝、意定,固精安神,达到长寿延年的目的。养性需控制脾气。有的人性格温顺,情绪稳定,和睦处世;有的人性格粗暴,易发脾气,做事急躁,往往造成严重的不良后果。我们要学会自己控制脾气的爆发,遇人遇事,冷静对待,和平处置。养性要学会容忍。"小不忍,则乱大谋",就个人处事方面来讲,对于一些鸡毛蒜皮的小事,要学会容忍,利人也利己。

3. 养病

病症与养生是永恒对立而相互存在的。人的一生不可能没有病。养生也就是在防病的基础上形成和发展起来的,养病是中医养生的重要组成部分。养病之中也包含了防病、治病之疾,提高机体免疫力以及病中、病后的诸多护养内容。

在中医养生防病方面,注重培养正气。正气指的是人体维持体内各个器官功能正常、抵御外邪入侵,消未起之患,治未病之疾。正气是身体进行正常的生命活动的前提,若正气旺盛,那么人体内阴阳协调,五脏六腑能够有效发挥功能,气血运行通畅,人体的各项生理活动处于正常状态。此时,即使外邪入侵,只要不是诸如疫疠等过于强悍的外邪入侵,一般不会对人体造成什么损害。如果正气虚弱,就会出现阴阳失调、五脏六腑功能紊乱、气血运行不畅等问题,人体抵御外邪的能力也会下降,外邪很容易乘虚而入,人体患病的几率会大大增加,不利于养生。只有精、气、神三者旺盛,人体才能发挥维持体内器官功能正常、抵御外邪的作用,正气才能旺盛,因此,保养正气就是保养精、气、神。中医认为:脾、胃、肾等五脏可以藏精化气生神,保养正气也就是调养脾、胃、肾等脏腑。养生者在日常生活中应注意通过饮食调节、气功调养、针灸、按摩等方式调养脾、胃、肾,使得脾、胃、肾功能正常,正气旺盛,提高人体的生命力和适应自身、外界变化的能力。中医认为治疗疾病固然重要,可是未病先防更加重要,因为它既可以保证身体健康,又可以保证疾病不会侵入到身体,这样和治疗疾病相比,无疑对健康更为有利。

三、传统养生文化的道德审视

伦理学是以道德现象作为自己研究的客体,即研究有关道德和伦理问题的学科,包括道德和伦理问题的理论和实践。

在人类存在的历史长河里,生活有太多不可控因素危及着我们的生命安全,天灾、人祸、疾病随时可能夺取人宝贵的生命。在我们的经验常识中,自然规律、社会生活规律的存在不断提醒人们:生命有限,人生有限。而人在面临死亡时内心都会十分害怕,精神十分痛苦,因此也就有了"得道升仙"等宗教思想。在宗教的庇护下,人们开始觉得死亡没那么可怕,宗教的追求使人的生命获得了意义和价值。

然而当人们将克服生命有限的意愿变成了延绵不断的生命活动时,在历史的积累中,一方面,人们以宗教的方式,通过诉诸一种超自然的权威,赋予各种自然和社会现象以意义,赋予有限的生命存在以意义;另一方面,人们在日常生活中,在认识、把握生命的本源,不断探求生命奥妙的基础上,不断地实践,想方设法养护生命,以求直接或间接地延长生命长度,获得健康的生活状态和长寿的生存空间以克服生命的有限性,造就了人类丰富多彩的养生文化。

在道教中,"道"居于最核心的地位,一切理论、修养、规范、科仪皆围绕"道"阐发。"道"是天地万物的本源,也是世界的本体和主宰者,它无所不包、无所不在,是一切的开始和万事万物的化生者。有了"道"方能化生"宇宙","宇宙"生"元气","元气"演化而构成天地、阴阳、四时、五行,由此化生万物。《道德经》中云:"道生一、一生二、二生三,三生万物。万物负阴而抱阳,冲气以为和。"

如果说"道"是指宇宙万物的本体,那么"德"就是指宇宙万物所含有的特性。在社会生活中,"德"是由人的实际行为积累而成的。针对"道"而言,"德"是基础,要获真道,必先积德。道经中说:"道"之在我者就是"德"。万物化生都必须有"德"。因此,道教重视"修道养德"。道德表达的是最高意志,主要是一种精神和最高原则。

1. 养生的道德阐述

20 世纪末,世界卫生组织曾严肃地告诫人们:生活方式不当引起的疾病,将成为 21 世纪人类健康和生命的头号杀手。目前,以高血压、高血糖、高血脂、心脑血管疾病等为代表的现代文明已家喻户晓、司空见惯。现代人由于过度追求物质的享受,而忽略了对生命规律的尊重,忽略了对身体的养护,造成了各种各样的"富贵病",也称"文明病",其主要表现有:饮食不当,病从口入;休闲不当,积劳成疾;运动不足,百病丛生。

综上所述,由于生活方式的种种不当给人类健康带来的危害令人触目惊心,同时令人不禁担忧人类未来的健康之路。当我们失去健康、遭受病痛折磨时,对于个人而言,他的人生将是价值残缺的人生;对于社会而言,整个社会的价值也会因此而遭到削弱。这就要求我们改变不良的生活习性,培养科学、文明的生活方式。道教养生理论从保护生命的伦理视角出发,以人为本,形成了一整套珍生、摄生、养生的理论。

在道教的哲学理念中，"道法自然"是一个非常重要的原则，它认为一切事物都有其本来的运行规则，任何违背自然本性的行为，都被认为是违背道德的。

养生的自然之道要求人生遵循生命本来的规律和智慧，科学地养生。人之生机，随春夏而生、长，随秋冬而收、藏，这种周期性活动，是一种生命的规律性，故必应之而行，则人体安和。

养生的自然之道还要求身心并重、形神并养。大多数世人对养生概念的理解大都比较注重肉体生命的机械延续。而心理健康与否，会对人的生理产生直接的影响，因此，在养护身体的同时一定要注重心理情绪的调节，做到身心并重，身心健康。

总之，养生是一个比较复杂的问题，它包括养形与养神两个方面，而养神尤为重要。神虽寄于形，然形常随神而动，神伤着，形难健，故必寓养生于生活、工作、学习之中。凡事顺其自然，衣食温饱亦足矣。适寒暑，节哀乐，劳逸适度，动静结合，再辅之以必要的锻炼养身之法，则长生虽不可及，长寿亦能有望。

以前我们总是将用于健康方面的花费看作是一种消费，而实际上这是一种极为错误的观点，对健康的投入是一种投资。身心的健康是未来发展必不可少的物质基础。但是，过去我们对健康的关注却总是从疾病开始的，身心方面的疾病出现之后，我们往往对患者表现出极大的热情和关爱，对所谓的健康人却忘记了对其生命健康的呵护。道教养生理论强调对身心健康的呵护要从平凡的日常生活开始，从健康的人群开始，从健康的状态开始。这就启示我们：在平凡的日常生活中坚持对生命的呵护和保养，在身体健康的时候就注重养生、保健，这才是对生命的真正尊重，这才是合乎道德的行为。

用现代心理学、生理学的眼光来看，人的道德生活对于精神和肉体的存在状态，具有十分微妙而重要的影响，人的道德生活直接影响人的精神状态，而人的精神状态又会直接制约肉体的健康状态。

正是由于道德与人的健康有着密切的关系，道教养生理论提出了"养生以经世，抱德以终年"的理论。因此，遵道贵德的价值取向成了人们自我控制、过有德性的生活的主体性内在需求。这就启示我们要追求生命中永恒的德性价值，过有德性的生活。可是，现代人在眼花缭乱的物质面前，已经很难把持住自己了，当我们离物质欲望的追逐和满足越来越近时，我们已离道德越来越远了。为了金钱、名利,人们相互厮杀、尔虞我诈,对道德的背离,人们变得俗不可耐,出现了人的"异化",抛弃了"真、善、美"的伦理理想,与此同时,人们离幸福的生活也越来越远了。

虽然道教养生理论的伦理关怀始终指向人的现实生活,但它却认为依靠外在的物质享受所获得的快乐是短暂而浅薄的,只有精神的快乐充实才是持久和可贵的。因此,道教在强调养护肉体生命的同时,也强调保持心性的淡泊沉默、恬静愉悦,保持心性不受污染、不被动摇。

国医大师王玉川曾说"静以养神",即《黄帝内经》所说的"恬淡虚无"。对于名利要少思少虑,要常乐观,和喜怒,无邪念妄想。气功、意守、调息、静思,这些都有利于神气的内守。精神内守,病安从来?

人的烦恼往往来源于自己的内心,只要保持心灵的宁静,远离喧嚣的情欲,不为短暂、空虚的世俗生活所累,人生反而会更轻松。心理上永保宁静,心理就健康了,生理自然也就健康了,这是必然的医学道理。

2. 如何去养生

道教养生中以老子的养生思想为基础。老子在《道德经》中提到了关于长生的问题。医学的任务在于防止疾病,保持健康,延年益寿。"清静无为"是老子思想的一个重要内容。其对中医学的养生有着深远的影响。古代中医吸收了清静无为的思想,将养性作为养生的首要任务。指出人们若能排除私心杂念,不患得患失,不慕虚荣,不纵欲,保持乐观情绪,性格开朗,就能获得长寿。嵇康《养生论》中,认为养生有五难:名利不去为一难,喜怒不除为二难,声色不去为三难,滋味不绝为四难,神虑精散为五难。孙思邈主张任何活动都应有节制,如少欲、少语、少愁、少怒,不勉强进食,不多喝酒等,方能长寿。我国近年对长寿老人的调查,证实了性格开朗,在生活的各个方面进行节制,是这些老人长寿的共同经验。

老子在养生上极力主张"人法地,地法天,天法道,道法自然"。按照"道法自然"的原则,只要在生活起居和自然饮食诸方面,顺应自然,按自然本性办事即可达到养生的目的,其中生活起居和饮食对养生具有重要意义。

生活起居指人的日常生活活动。养生学认为只有起居有常,方能长寿。《素问·上古天真论》指出:"起居有常……故能形与神俱,而尽终其年,度百岁乃去……起居无节,故半百而衰也。"根据近代一些老人的长寿经验,多有符合自然环境与生理要求的按时作息的良好习惯,可以证实起居有节的养生价值。同时,起居有节不仅要求生活有规律,而且要求生活有节制。古人认为一切活动均应节制,否则就会损害健康。如久视伤精,久听伤神,久卧伤气,久立伤骨。所以陶弘景在《养性延命录》中指出:"养性之道,莫久行、久坐、久卧、久视、久听,莫强饮食、莫大沉醉、莫大愁忧、莫大哀思,此所谓能中和。能中和者,必久寿也。"将一切生活活动均应节制作为养生的指导原则。

饮食是生活起居的重要内容之一。自古以来,我国对合理饮食十分重视,将饮食作为养生的重要内容。在战国时期,医生分为四类——食医、疾医、疡医、兽医。食医地位最高,专门从事研究饮食营养与烹饪,为养生服务。

饮食适当,可以养生;反之,则必伤身。为了使饮食能够达到健身祛病、延年益寿的目的,古人在这方面作了广泛深入的研究。

中医认为,食物性质有寒、热、温、凉四种。其中寒与凉、温与热的性质相同,但程度有所不同。体质偏寒或疾病性质属寒时,应进食温热的食物;体质偏热或疾病性质属热时,应进食寒凉的食物。在春夏季节时,气候较热,可适当食用寒凉的食物;到了秋冬寒凉时,则应多吃温热食物;有的食物的寒或热的性质不明显,则属平性食物,任何时候均可食用。

食物的味,是指酸、苦、甘、辛、咸五味,加上淡味,则为六味,从阴阳角度来说,中医认为辛、甘发散为阳,另外淡味也属阳,酸、苦、咸为阴。在进食时,如阳不足,可多吃阳性食物;阴不足,则可多吃阴性食物。另外,根据中医理论,酸入肝,苦入心,甘入脾,辛入肺,咸入肾。若五脏有病,可选用相应的食物。

归经是指食物对人体的脏腑经络具有特异的选择性作用。如同属补益性食物,百合可以补肺,山药可以补脾,猪肾可以补肾,乌梅可以养肝等。

在根据性味归经来选择食物时,应注意协调平衡问题。中医主张人体之内的阴阳要协调平衡,饮食也是如此。在调配饮食时,不能过于阴凝腻滞,也不应过于辛热助火。

我国人民的食物大致可分为谷类、杂粮类、蔬菜、水果、禽畜蛋乳与调味品等。历代本草书籍内均详述它们的性味归经及功用。每个人应根据自己的体质、健康状况及个人爱好进行选择。利用食物来维持与促进机体的生理功能,延长寿命。

唐代柳公度年八十,身体健壮,有人向他请教养生之术,他说"平生未尝以脾胃熟生物,暖冷物"。古人在饮食方面强调:

饮食时间:主张未饥毋食,未渴毋饮。三餐之外,不吃零食。晚上应当少吃或喝粥。

饮食数量:进食时应掌握宁少毋多,宁饥毋饱的原则。

饮食宜忌:饮食时切忌温度不当、偏嗜和过食厚味。

饮食卫生:古人很注重饮食卫生,如主张食物应煮熟煮烂,不要吃生冷食物。《千金要方》中提出进食时要细嚼,不要多说话,饭后漱口可以保护牙齿,吃完饭可按摩腹部与散步,能够帮助消化。饭后立即躺下睡觉会影响健康,以及饭后不要剧烈运动等。

3. 养生道德的价值与意义

中医养生实际上被赋予了社会性的价值,即具有"德"的意义。在生命主体德性养生的过程中,道德自我的自由品格、道德自律的自由向度同时也在得到具体的确证。孔子《中庸》云:"大德必得其寿"。养生必先修德,所谓修德,即超越物质情欲,追求高尚的思想境界。人的一生要乐于奉献,少于索取,凡名利之事得让且让,不要过多强求,人与人之间要互敬互爱,融洽相处,以保持人体内在的和谐,人与自然的和谐及人与社会的和谐,达到益寿的目的。

最后,总结古人的经验,概括起来为尊经养生,顾护阳气,调养脾胃,胸怀宽广,养心怡神,动静结合,劳逸有度,辨证施养,药食同源。强调"大德必得其寿"的修身养生思想,德高境远,知足常乐,方能度百岁而不衰。

四、德行是养生之根

纵观古今人类健康长寿者,都存在着这样一种现象:第一,大德高龄,仁者长寿。他们往往宅心仁厚,对自然和社会规律能够准确把握,心静如水,恬淡虚无,精神内守,气血阴阳调和。第二,政者长寿。像很多国家领导人,经历过无数难以想象的艰难险阻,经历了超于常人的精神历练和体力承担,虽然有高度负荷,但是他们大多都健康长寿。究其原因,精神境界的放大与后来良好的健康管理,起到了重要的作用。

大德必寿。孔子一生注重德行的修养,自我人格的完善,认为"君子怀德","大德必寿"。因为有德之人,心境坦然自若,以仁待人,没有嫉贤妒能之忧虑,没有七情六欲之干扰,健康长寿自然必得。小人则相反,心术不正,损人利己,耗心伤神,必与健康长寿无缘。故孔子曰:"君子坦荡荡,小人长戚戚。"历代养生家和医生都非常重视道德的修养。古人云,"养生莫若养性,养性莫若养德";"有德则乐,乐则能久"。儒家创始人孔子早就提出"德润身"、"仁者寿"的理论,他在《中庸》中进一步指出:"修身以道,修道以仁。"他认为讲道德的人,待人宽厚大度,才体貌安详舒泰,得以高寿。唐代孙思邈在《千金要方》中说:"性既自善,内外百病皆悉不生,祸乱灾害亦无由作,此养性之大经也。"明代的《寿世保元》说:"积善有功,常存阴德,可以延年。"由此可见,古代养生学家都把道德修养作为养生的前提,作为传授养生术必须具备的条件。封建社会的养性、道德观,虽然有其历史的局限性和认识的片面性,但其积极的一面对道德修养、摄生延年还是颇有益处的。

从生理上来讲,道德高尚,光明磊落,性格豁达,心里宁静,有利于神志安定,气血调和。人体的生理功能正常而有规律地进行,便可精神饱满,形体健壮。这说明养德可以养气,养神,使"形与神俱",健康长寿。正如《素问·上古天真论》言:"内无思想之患,以恬愉为务,以自得为功,形体不敝,精神不散,亦可以自数。"

儒家养生观为:修身养性和大德必寿;道家养生观为:道法自然和无为而治;佛家养生观为:博爱为怀,境由心生。

古人将"十二少"作为修身养性之法。这十二少是:少思、少念、少欲、少事、少语、少笑、少愁、少乐、少喜、少怒、少好、少恶。

修德,志为首。培养自己的远大志向和高尚品德,这就是爱国家、爱集体、爱人民,为国家的繁荣昌盛、兴旺发达,为人民的生活富有、幸福美满,无私奉献,奋斗终生,鞠躬尽瘁,死而后已,完全彻底地做"一个高尚的人,一个纯粹的人,一个有道德的人,一个脱离低级趣味的人,一个有益于人民的人",这就是最高的德行。

1. 德行是养生之根

修德,业为贵。要有言行一致的敬业精神。官有官德,商有商德,医有医德,文有文德,各行各业都有职业道德。立足社会有社会公德。这些都是要在本职工作中,脚踏实地努力实践,谦虚谨慎,诚实守信,互相帮忙,友爱和睦,遵守道德——"我为人人,人人为我"。著名医学家陈实功在论修德养生时说:"凡乡井同道之士,不可生轻侮傲慢之心,切要谦和谨慎,年尊者恭敬之,有学者师事之,骄傲者逊让之,不及者荐拔之,如此自无谤怨,信和为贵也。"品德高尚,容量宽宏,岂不长寿? 如果一个人利欲熏心,争名于朝,争利于市;钩心斗角,相互轻贬;欺老侮幼,以强凌弱;挑事生非,恣意妄为,那还有什么道德可言呢?

修德,善先行。以善为本,常念慈不念恶,常念生不念杀,常念信不念欺,心地善良,广行善事,孝敬父母,尊敬师长,和睦邻里,安分守己,知足常乐,自然积德行善,福寿延年。元代曾世荣的《修德诗》说得好:"正心德是本,修身善为先。德显济世心,跳于方书间。百姓感其恩,忘死救圣贤。正心修身论,从此万古传。施善则神安,神安寿必延,行恶心生恐,恐损寿延年。"

2. 中医养生长寿之道

第一,藏精。中医延缓衰老的养生奥秘主要体现在经典巨著《黄帝内经》中。它强调了养生奥秘主要是保肾精,因为肾精是肾气之根,中医认为肾是生命之本、封藏之本,人的生、长、壮、老、死都和肾气密切相关。所以保护肾精就是保全真气。尤其男子的摄生更要注意保肾精。《黄帝内经》中"阴精所奉,其人寿",就是突出肾精在养生长寿中的第一意义。

第二,守神。中医十分注意养神,主张"恬淡虚无",强调"精神内守",反对贪妄,忌讳纵欲,认为喜怒不节、七情过极都是损害健康的主要因素。主张少欲,要求情志调和,精神愉快,使形神不离,这是延年益寿的重要因素。

第三,法时。中医强调养生一定要顺应四时,《黄帝内经》总结为"脏气法时",就是说养生一定要遵循四时交替,因为人与天地是相适应的,所以要"四气调神"。

3. 修身养性仁者寿

美国哈佛大学的研究者用 40 年的时间研究发现,有良好道德精神、生活愉快的人的寿命明显要高于那些精神生活空虚的人。巴西医学家马丁斯经过 10 年对长寿老人进行研究发现:90％的长寿者,都德高望重。为什么德高寿自长呢? 社会心理学家分析认为,德高者心胸坦荡,对人对事无私无畏,光明磊落,故而无忧无愁,无患无求,身心处于淡泊宁静的良好状态。德高者大都有良好的人际关系,为人诚恳,以仁爱之心视物,以仁爱之心待人,而良好的人际关系是身心健康的重要条件之一。《黄帝内经》中所言"恬淡虚无,真气从之,精神内守,病安从来",就是指精神道德修养良好者,可以避免疾病的侵袭。大凡德高者具有以下三大特征:第一,具有善良的个性人格,为人正直,胸怀坦荡,情绪乐观,意志坚强,感情丰富;第二,具有良好的人际关系,能够尊重社会需要,遵守道德规范;第三,具有良好的处世能力,能正确认识自我和适应复杂的社会环境。

4. 与人为善为己康

与人为善是儒家所倡导的健康伦理观,儒家创始人孔子的生命轨迹向我们展示了与人为善、乐而忘忧的光辉典范。孔子自幼丧父,家贫如洗,一生过着颠沛流离的日子,没有做过什么大官,没发过什么大财,按照一般人的理解,人生如此磨难,心理何以平衡? 然而他的人生充满乐观且不断进取,"发奋忘食,乐以忘忧,不知老之将至。"在他的心目中,有至善的人生目标,那就是恢复礼乐教化的社会,这种不懈的精神追求使他的人生73载,成为春秋时期的"德高寿自长"的实践者,达到了上与天地同流,下与万物一体的修养境界。他主张要以"仁者爱人"之心去行事,以"推己及人"之心去交往,使友善之意融于社会,要求人与人之间的交往要诚恳、真心、热心,以此营造温暖的人际关系。

生活中许多平凡的人对他人提供无私的帮助,从未想到要索取什么。实际上当向他人倾注爱的同时,是会得到相应爱的回报的,虽然不是什么物质的报酬,但获得了社会的尊重和赞许,得到了道德的愉悦。人际间的温暖可帮助人们化解生活中的忧愁和孤独,削减心理压力,扫除心灵的阴霾,感受人间的美好。因此常有人说人际间的温暖是拂面的春风,是润物的细雨,是人们不可缺少的健康需求。常言道:"善有善报,恶有恶报。"施善可养生,好人能长寿。

5. 淡泊名利德自高

乾隆皇帝下江南时,来到江苏镇江的金山寺,看到山脚下大江东去,百舸争流,不禁兴致大发,随口问一个老和尚:"你在这里住了几十年,可知道每日来来往往多少船?"老和尚回答说:"我只看到两只船,一只为名,一只为利。"可谓一语道破天机。人活在世上,无论贫富贵贱,都免不了要和名利打交道,不是淡泊名利,就是追逐名利。一个人如果心中没有远大的理想和目标,势必就会看重眼前的名利。名利本身并不是人生追求的最终目的,追求名利主要还是为了满足欲望。俗话说:"世上莫如人欲险。"如果抵御不了这种诱惑,总想高消费,过上等人的生活,而靠现有条件又满足不了,那就必然会去争,甚至有可能走上违法犯罪的道路。一个人的物欲越强,他的名利思想也就越重。如果能做到寡欲,就可以淡泊功名,达到"人到无求品自高"的境界。生活中许多平凡而伟大的人物看名利如淡水,视事业重泰山。因此,要淡泊名利,无私奉献,必须从根本入手,控制住自私的物欲。庄子说:"弃事则形不劳,遗生则精不亏,夫形全精复,与天为一。"意思是说,把世事丢开则形体不会劳累,看破生死则精神不会消耗,身体就会健康。《黄帝内经》载:"外不劳形于事,内无思想之患,以恬愉为务,以自得为功,形体不敝,精神不散,亦可以百数。"具体来说,古人强调内心宁静,对外界的各种各样的诱惑无动于衷,保持一颗平常心,做到"嗜欲不能劳其目,淫邪不能惑其心",才有可能终其天年,度百岁乃去。

6. 德行不羁寿先行

晋代著名养生学家葛洪说过:"若德行不休,但务方术,皆不得长生也。"《仙活人心法》书中为长寿开出一贴妙方:"思无邪,行好事,莫欺心,莫嫉妒,除奸诈,务诚实,清心、寡欲、忍耐、谦和、知足、节俭、戒暴、戒怒、戒贪","是以志闲而少欲,心安而不惧,形劳而不倦,气从以顺,各从其欲,皆得所愿"。

只有在平时的生活中一点一滴重视道德修养,才能达到养生的目的。修养不易,但只要我们保持一颗平常心对人对事,怎能做不到?

五、大道养心

现今社会,随着物质文明的不断发展,国民的物质生活得到了极大的改善。很多生活富足的国民开始重视生活质量,开始注重身体健康,故而养生逐渐成为诸多民众关注的话题。而在"天人合一,取法自然"的观念引导下的中医养生无疑成了诸多人的不二选择,从传统武术到食疗养生,中医养生逐渐进入到越来越多的中国人的生活中。中医基础理论作为中医养生的指导思想,着重提出了心的重要性。而现今社会很多富裕的人只是觉得经常吃人参、灵芝这等大补之品就是养生了。这是非常错误的,补要补得其法,要补得适量,不可妄用大补之品,有时候病恰恰是补出来的,同时在补的同时还要注重精神方面的疗养。所以养心不只是养心脏,还有养心神。作为一个现代人,仅仅生理上的健康已经不能满足我们高品质生活的要求了,我们更要保证心理上、道德上的健康。

1. 养心的概念释义

（1）养心的语源学意义

"养，供养也。"（《说文解字》）这句话说明在最早的时候养是供养的意思，而在养生这个词里显然是它的引申义"照看，呵护"的意思。

"生，進（进）也。象屮（草）木生出土上。"（《说文解字》）"天地之大德曰生""生生之谓易"（《系辞传》），这些都说明生是发育进展，化生，象形于草木生出土上之意。而在养生这个词中显然指的是"人类的灵肉生活，存在"。包括肉体和灵魂两方面的内容，以及生命的化生的含义。

"心，人心，土藏，在身之中。象形。博士说以为火藏。"（《说文解字》）最早的心应该就是解剖意义上的心，而"心者，君主之官，神明出焉"。（《素问·灵兰秘典论》）则表明心不只是解剖意义上的心，它自然还有心理意义上的心，也就是出神明之心的意思。

"神，天神，引出万物者也。"（《说文解字》）这句话是指神最早是指天神，是引出万物的人。而在养神这个词里显然是精神，是"掌控肉体的灵魂、意识"的意思。

从上述可知，养生就是呵护人类的灵魂和肉体以及呵护人体的化生不息的意思，养心就是呵护身中之心和出神明之心的意思，养神就是呵护掌控肉体的灵魂的意思。从养生的语源学意义，我们不难看出：养生不只是养肉体，还要养灵魂。同样的，养心也就是不只是养生理上的心，还养心理上的心，也就是神。同时，养心的生理和心理两方面也是相互关联的，密不可分的。

（2）养心的中医养生学意义

心在人体五脏六腑中的重要性就如同封建时期的一国之君一般，心具有统帅人体五脏六腑的生理活动和精神、意识、思维等精神活动的功能，是人体的中心、"五脏六腑之大主"。也就是说，心脏是人体生命活动的中心，同时具备调节生理和心理两方面的活动的功能。心主血脉，而五脏六腑都要依赖于心脏输送的心血的濡养从而保证其生理功能的正常发挥；心主神明，痰迷心窍、热扰心包都会导致人心神不守而至癫证、痫证、狂证，唯有心神内守才能真正做到神清气爽。故而养心才是养生中的大道，即大道养心。

《素问·灵兰秘典论》中有这么一段描述："主明则下安，以此养生则寿，殁世不殆……主不明则十二官危，使道闭塞而不通，形乃大伤,以此养生则殃……戒之戒之。"这句话更是直接指出只有心养好了,这样的养生才能达到"寿"的目标,甚至达到"殁世不殆"的境界;而如果不能把心养好,这样的养生只能走向"殃"这条道。可见,我们的祖先便认为养生一定要养心,那么养心的重要性就不言而喻了。

2. 养心的理论基础

(1)心的生理上的作用及重要性

生理上的心的作用主要是心主血脉,而心主血脉的功能又可分为:主血和主脉两方面。心主血脉是指心气推动血液在脉管中运行,流注全身,濡养和滋润全身各个脏腑。

心主血脉,不只是指心脏在心气的推动下的搏动将心血输布周身,同时还有生血的作用,也就是所谓的"奉心化赤"之说。脾胃运化的水谷精微,化生为营气和津液,而营气和津液又在心阳的作用下化生为赤色的血液。脉为血之府,血液在脉管中运行,心脏在心气推动下搏动使血液得以输布,心、脉、血三者共同构成了人体的血液循环系统。同时,"心在体合脉,其华在面",心主血脉功能的正常可以使面色红润有光泽,脉象和缓而有力。

血的化生是脾胃运化的水谷精微的精华部分上行于肺,和肺所吸入的自然之清气结合,共同化生营气和津液,然后在心阳的温煦作用下化生成红色的血液。同时,也有一部分血液是肾中所藏的肾精在肝肾两脏的共同作用下生出的。而血液作为构成人体和维持人体生命活动的基本物质之一,它具有濡润周身脏腑组织的作用,是人体各个脏腑发挥其生理功能的物质基础,是人生存的最基本的物质基础。在西医上,血液也是同样重要的,人的血液流失达到30%就有可能危及生命。

总而言之,心脏的生理功能的正常对人体的血液生成和血液循环的正常有着无与伦比的重要性,从而关系到整个人的生命健康,所以心脏在诸器官中的"君主"地位是不可动摇的。

(2)心的心理上的作用及重要性

心理上的心的作用主要是心主神明,是指心有统领全身各脏腑、组织、器官的生理活动和人的精神、意识、思维等心理活动的作用。心藏神的功能正常可以使精神振奋,神志清晰,思维敏捷,反应灵敏。

心理作用主要体现在统领人的精神、意识、思维等心理活动上,也就是人的道德、心境的修养上。长寿之人也就分为三种:一种是阅历丰富的人,看破了富贵荣华,往往心静如水,恬淡虚无,精神内守,气血阴阳就自然调和了,这样就自然能长寿了;一种是宅心仁厚的人,"天地之大德曰生"(《系辞传》),这种好生之人是最符合天道的,也就能达到长寿;最后一种是医者,医者通晓医理,深谙养生之道,自然能养好自身。自古便有"德者高,仁者寿"的说法,也就是说高尚的品德、宁静的心境是养生的必要条件。

德行是养生之根。清代养生家石天基说:"善养生者,当以德行为主,而以调养为佐。"德行高者,往往都是知道取舍、懂得忍让的人,能忍人之所不能忍。贪欲太甚者,整日为了富贵荣华而奔忙,劳形是免不了的;肉欲太甚者,房事不节,终日纸醉金迷,流连于勾栏酒肆,肾精耗伤也是免不了的;不能忍者,往往因为别人的一句戏言而拍案而起,甚至动手动脚,情志内伤是免不了的。而一个德行高尚之人,却能够真正做到中医的藏精、守神、法时,使其精气充盈,阴阳调和,气血调畅,自然益寿延年。

心境是养生之本。道家认为,养生就是养元气,而宁静内守是保守人体元气的重要方法。在中医的病因学说中,就有七情致病,也就是喜、怒、忧、思、悲、恐、惊这七情过极了都会导致相关脏腑的疾病。故而心境的修养是相当重要的,只有恬淡处世,"不以物喜,不以己悲",始终保持乐观向上、知足常乐的生活态度才能真正实现神清气爽,气血调畅,阴阳和调,从而延年益寿。

（3）生理作用和心理作用的联系

心的生理功能和心理功能,也就是主血脉和主神明的功能是相互互补,相互依存的。心主血脉是心主神明的物质基础,心主神明是心主血脉的精神保证。心主血脉,化赤生血能涵养心神;心主神明,统领全身各脏腑组织的生理活动,使心主血脉的功能正常发挥,二者缺一不可,犹阴阳也。

3. 养心之术

饮食起居有常不偏嗜,不逆时气是调养之道。

食疗养生向来是养生中的热门。众所周知"是药三分毒",而这个毒多半是因为药物是偏性的,于是相对平性的食物便成了养生的不二选择。古人有云:"食草者,善走而愚;食肉者,勇敢而悍;食气者,神明而寿。"故而偏食荤腥素食都是不好的,所以饮食要做到荤素搭配。

心与夏气相通,"夏三月……夜卧早起,无厌于日,使志无怒,使华英成秀,使气得泄,若所爱在外,此夏气之虚,养长之道也。"(《素问·四气调神大论》)也就是说夏天要晚睡早起,不要厌恶白天时间的变长,不要发火,让自己的精神愉悦,让体内的气机通畅,这样符合夏天养生的"养长之道"。如果不能应了夏天的"养长之道",必然会损及心脏,在秋天就会有疾病相扰。

娱乐休闲怡然自得是提高心境之道。

娱乐休闲是很好的放松身心、调整心境的方法。现在人们的工作、生活压力太大,常常身心俱疲,自然不能延年益寿,甚至还会折损寿元,而娱乐休闲则是放松身心的一个好方法。

在工作之余,培养一些体育爱好,学一套太极拳、太极剑、八段锦,既能强身健体,又能放松身心,还能延年益寿,实在是不二之选。同样,假期外出旅游,看看祖国的名山大川,增长见识的同时又能放松身心。亦或是学一样乐器,像古琴之类,在心情烦闷的时候不妨弹奏一曲,顿时烦恼尽去。

存思自然之物是涵养德行之道。

道家养生有很多方法,即使像符咒这些方法已经不能"忽悠"生活在科技大爆炸时代的现代人了,不过其中的存思之法在修养德行方面还是有着不小的作用的。存思之法是指不把精神力量无故地耗散,而是把它们集中于某一特定约定的对象,或身内,或身外。道家通常是集中于天神,这种思想太虚无缥缈了。

而作为普通人,我们可以把存思对象改为一些像孔子、老子之类的古贤圣人,以他们的标准来要求我们现实生活中的行为,把他们的道德准则作为自己的道德准则,当然一些过时的准则是要适当遗弃的;另外,也可把存思对象设为像大海、高山、流水之类的自然事物,把这些自然事物的品格当作自己的追求。这两种存思方法都能够有效地提高我们的德行,从而达到心境平和、气血和调、阴阳和调的目的,自然延年益寿。

4. 道家养生中的"守戒积善"与"自然有度"

文化是一种社会现象,是人类物质文明和精神文明交融的产物,同时也是一种历史现象,是社会历史的积淀。广义地说,从人类诞生开始,养生就作为一种文化现象随之产生。当今社会,随着经济全球化进程的加快,人们在追求生活物质日益丰富的同时,往往忽视了自身的身体健康水平。在意识到人口老龄化现象日趋严重后,越来越多的人开始关注中医养生,因此社会掀起了养生的热潮。

在中华养生史上,关于养生文化的记载来源广泛,许多都仍然对今世的养生具有积极的意义。儒家学说的奠基人孔子主张"知者乐，仁者寿"，并提出了著名的"君子三戒"的养生理论，即"君子有三戒：少之时，血气未定，戒之在色；及其壮也，血气方刚，戒之在斗；及其老也，血气既衰，戒之在得"。对中医传统养生影响同样深远的还有道家学派创始人老子。道家养生从理论、形神养生方面都对后世有积极的意义，道法自然的观念也十分贴切当今的养生理念。

"养生"的意思就是保养人的生命，"养生"也可以叫做"颐寿"。"颐"为保养之意，而"寿"则指长寿。顾名思义，"养生"和"颐寿"实际是从两个方面说明了养生保健的目的就是要活得好并且要活得长。生命对于每个人来讲都非常宝贵，"长生不老"则成为从古至今人们渴望而不可及的梦想和追求。人类关于长生不老的梦想几乎和人类文明历史一样悠久，养生文化也成为我国宝贵文化遗产的重要组成部分之一。

道家很善于养生，人们也常在道家思想中寻找养生之道，也习惯以活了多少寿命来衡量道士修道水平。道家说："我命在我不在天。"生命的长短在于自己，长寿不是归功于天，而应该归功于自己。同样，短命夭亡也同样是由于人自身的因素。

生命是道的体现，人生最大的目标应该是努力去养护、珍惜、发展生命本身。道家养生崇尚简易，生命现象是复杂的，从古至今，道家都习惯用简单的原则和方法来处理复杂的生命现象。道家养生，简单原则背后是要超越天和人的对立，实现天人和谐统一。人的生命与自然界不是对立的，人的生存不是通过征服自然而实现的。人只有将个体的"小我"生命与生生不息的宇宙"大我"生命结合一体，交融互摄，才能化育不止，获得永恒。养生长寿，其实并没有太多玄奥之处。

守戒的含义。道家就养生而言，需要守的是最根本的五戒：不杀生，不随便杀害生命；不偷盗，未经许可，不得擅自取用别人的财物；不邪淫，不破坏别人家庭的幸福生活，及他人的贞节情操；不妄语，不得说谎，诈骗及毁谤别人的名誉和信用；不饮酒，不得吸食任何会妨碍身体健康及迷失理智的饮料和药物。

这五条戒律也是人类社会的道德底线，佛教中也有，如果人人都能奉行，那么任何人在任何时刻都不怕生命受到伤害、财物会被偷窃、夫妻情感会被抢夺、名誉信用会被伤害、身体智慧会受到损伤。这是社会安定、人民安居乐业的基本条件。

养生守戒的必要性。文明社会向前发展，科学技术不断进步，人文环境却遭到了极大的破坏。人类被自己创造的知识、财富和权势所迷惑、所役使。名利和享受催生的欲望无限膨胀,人们丧失了内心的平和,丧失了淳朴的本性。一部分人为了谋取金钱、名誉和感官享受,不择手段地争夺倾轧,使社会陷入了无休止的争吵和混乱中。"人为物役",这是对当今文明社会的客观评价。越是在竞争激烈的社会中,个人的心灵越是容易受到伤害,因求取不得而失去平静,甚至迷失本性,偏激发狂。所有的人,不管输家、赢家,都是受害者。他们的生命得不到保障,精神难以得到安宁。

道家养生首先就是消除文明、物欲对个人心灵的异化。人之所以为人,是因为他具有高尚的心灵、独立的人格、善良的道德品质、通达事理的智慧。人应该做自我的主人、他人的朋友,而不应该成为权力、资本和商品的奴隶。道家的理想人格是"心明于物外",而达到这一境界,还是要从守戒入手。道家对五戒的提倡,有着深刻的养生内涵。其所戒绝的五种行为都是违背自然无为的法则,是贪欲的表现。道家养生,戒规是主要桥梁,通过戒律消除贪欲,把生活要求放在维持生命的最低点上。持戒才能节欲,之后才有卫生、长命,得到种种体验,才能真正做到少私寡欲,见素抱扑,返本归真。

积善养生之道。守戒是从消极方面提升自己,而积善则是积极的一面。修道养生,更要将积善作为自己的人生目标,否则即使活得再长,寿同天地,也只是一具躯壳而已。传统中医学中,目常视善则肝魂安,耳常听善则肾精固,口常言善则心神宁,鼻常闻善则肺魂泰,手作善事,足行善地,则脾土常安,而身体亦健。行善而不作恶,五脏之中自有天热元气。一个人五官诸窍都接受良好的刺激,都接触美好的环境,就可以保持愉悦的心境,这是养生长寿的首要前提。

养生积善的必要性。行善积德不仅是修道之人首先要做的事情,就养生而言,现代身心医学、心理学等学科的研究成果,也在不断提供善行利益身心、恶行及不良情绪损害身心的证据。在日常生活中,可做的善事很多。不用钱、不费力,无论行往坐卧,到处都有可行的善事。比如言语之间,与人为善,助人为乐,在我不过是费口舌之劳,而他人则可以获得无限之福,这样就是莫大的阴功。今日社会所提倡的职业道德、社会公德,也都可以算是行善。行善积德本来也要求不拘细琐,做好事,都是行善,无论其大小;干坏事,都损阴功,也无论其大小。"勿以善小而不为,勿以恶小而为之",善恶虽小,积累起来便会增多。而且,既然要做个好人,便不能只在某些时候做好事,其他场合则不做好事,甚至做坏事。干好事和干坏事都会渐渐形成习惯,人的德行要长期修养才能完善,小者为之或不为,都会直接影响到德行的修养,进而影响到身体的健康。

修道养生之人,应该以慈爱之心对待万物,推己及人。慈爱是发自内心的,从小事做起,从内心做起,解决别人的急难,救济别人的穷困,手不伤害生灵,口不诱劝挑起祸端,做有德的人,养生才会有希望。

《黄帝内经》中的"自然有度"。道家日常起居养生的准则在于不伤不损,即古语所说的"养生以不伤为本",其基本方法,则要求饮食有节,起居有常。《黄帝内经》中讲述了这样一些养生原则:"法于阴阳,和于术数,饮食有节,起居有常,不妄劳作,持满葆真,谨避风邪,精神内守,恬淡虚无,志闲少欲,乐天从俗,形劳不倦,心安不惧。"《黄帝内经》中《灵枢·本神篇》指出:"故智者之养生也,必顺四时而适寒暑,和喜怒而安居处,节阴阳而调刚柔,如是则僻邪不至,长生久视。"也说到,中医养生强调人必须顺应自然规律,适应四时阴阳,做到这些就可以生道合一,尽享天年。这些原则内容归纳起来,就是自然和有度两方面。

养生自然之道。自然的第一个意思,即要遵守生活经验,遵从常识。正是由于常识很普通,人们往往不注意,而违反这些常识,一开始并不见得会有直接的不良后果,但是随着时间的推移、年岁的增长,对身体的危害会越来越严重。

自然的另一个意思,就是顺应天地阴阳的变化。人身是一个小天地,与自然的大天地息息相通。人刚出世的时候,本来有自身的调节系统,使人体的节律与自然变化相一致。但成年以后,欲望乱心,再到老年身体逐渐衰微,这种调节系统也越来越不适用。所以善于养生的人,就是需要通过顺应天地阴阳寒暑的变化,以达到养生的目的。

养生有度之道。养生有度,度可以解释为无过无不及,恰到好处。中医养生有度与西方文化差异巨大,西方竞技体育要求更快、更高、更强,以度的标准来看,这些正好是道家养生所反对的内容。养生有度,首先表现在饮食上,饮食是养生最重要的条件,人要依靠吃饭喝水才能生存。人保持体温,维持日常生活活动所需要的能量,都需饮食所提供。饮食养生,关键在于节制,吃饭不可过饱过饥,每个人量腹而食,多少自知。养生有度也表现在两性生活方面,道家称之为房中养生。其中有合理的部分,也有荒诞的部分。其中合理的部分与现代科学研究结果也非常一致,也可以用度来概括。具体地说,可归纳为欲不可绝,欲不可早,欲不可纵,欲不可强,欲有所忌,欲有所避。

　　身体运动和心理健康的养生,也可以用一个度字来概括。人平时应当做些劳动,劳苦胜于逸乐,即所谓的“流水不腐,户枢不蠹”。但劳动也不能过度,道家养生学认为,视、坐、卧、立、行,称之为五劳,喜、怒、忧、思、悲、恐、惊,称之为七情。喜伤心,怒伤肝,忧伤肺,思伤脾,悲伤神,恐伤肾,惊伤气。七情动而伤人,称之为七伤。五劳七伤之病,都是由于不知节制,失中过度而得。所以人对于自己的情绪必须警惕,不能过度。大喜大怒的情境出现时,一定要能控制自己的情绪,这种控制力来自于平时的修养。道家的情志养生,以少为度。此外,道家养生的度还表现在做事要适度,事不可过。中国传统文化本身就是追求一种中庸、中和的境界。中庸就是要求处理问题不偏不倚,恰如其分。把握准确的度,是不可过,过犹不及。有度就是有良好的生活习惯,养生的人不应贪恋声色、美味和逸乐。因为种种感官的刺激之后,带给自己的其实是过早付出健康身体的代价。

六、中华医学精神的修持

　　精神养生,是在“天人相应”整体观的指导下,通过怡养心神、调摄情志、调剂生活等方法,保护和增强人的心理健康,达到形神高度统一、预防疾病、延缓衰老的方法。它是中华民族宝贵的精神财富。在道德修养与健康、养生的关系方面,我国历史上的许多思想家和养生家都把养性和养德放在养生的重要位置,甚至看成是“养生之根”。中华医学的智慧在于对天人之际的医理探究和人文社会事理的把握,中华医学养身注重内在精神的修养,强调内在精神修养与中华医学养生的相辅相成,从而达到身心合一。

第二节　中华养生之“道”

一、儒释道

1. 道家
中国古代顺应自然的养生方法,其思想基础来源于老庄哲学。老子在《道德经》第二十五章中说:“人法地,地法天,天法道,道法自然。"提倡人要顺应自然。老子还提出"修之于身,其德乃真","名与身孰亲? 身与货孰多?"由此可以看出老子对生命、自我的基本看法:就精神的修持来说,能否贯彻于身体也至关重要。老子贵身,爱身,惟摒弃感官欲望的执念,适可而止,自然而然,才能得以长生。老子主张"少私念,去贪心",认为"祸莫大于不知足,咎莫大于欲得"。一个在物质享受上贪心不足的人,必然会得陇望蜀,想入非非,甚至损人利己,损公肥私,自己也会终日神不守舍,因心理负担过重而损害健康。

庄子继承老子的自然观,主张象天法地、顺应自然,在顺应自然规律的基础上,进一步掌握规律。《庄子·天运》中说:"自乐者,先应之以人事,顺之以天理,行之以五德,应之以自然,然后调理四时,太和万物,四时迭起,万物循生。"主张顺天应时,在掌握四时规律的情况下,调理养生。

2. 儒家

《中庸》云:"修身以道,修道以仁。"道与仁为修身的根本,修身必志于道、志于仁。出于极高明而道中庸的态度,儒者的践行必落实到现实世界的交互关系中,人际互动又必以个人身心涵养为前提和基础。这一涵养包括从身上言的修身和从心上言的修德,为一体两面的关系。孔子提出"德润身","大德必得其寿","仁者寿","修身以道,修道以仁"等观点。仁,指的是人与人之间同情、友爱的情感。寿,则有两层含意:其一是指人的实际寿命;其二是"死而不亡谓之寿"。也就是说,有些人他们的实际寿命也许并不很长,但他们的业绩和英名却可以传之久远,其寿可以说超过常人。

孟子提出了"爱生而不苟生"的积极养生观,把仁义看得高于生命,认为必要时应该"舍生取义"。他的"富贵不能淫,贫贱不能移,威武不能屈",千百年来成为仁人志士的养德名言。他还倡导"老吾老,以及人之老;幼吾幼,以及人之幼"的尊老爱幼社会风尚。他认为良好的修养与练气功一样,有益于人体健康,每一个人都应"养浩然之气"。

董仲舒指出"养心靠义",高尚的道德、情操可使人心情常保愉悦,心理健康常存。"夫人有义者,虽贫能自乐;而大无义者,虽富莫能自存"。故仁人之多寿者,外无贪而内清静,心平和而不失中正,取天地之美以养其身。

3. 佛家

佛陀说法万千,皆围绕人生而展开。出于对此世生命的珍视,佛

教必然注重身心整体,并由此开启自力、自觉的解脱之路。佛教有八
正道,强调心灵的端正无妄,纯正不杂,必须落实为正当的行为生活。
佛教又倡戒、定、慧三学,定的功夫为印度诸宗教自古以来的公法,婆
罗门教瑜伽派于此有极深论述,特别重视身体姿势和坐法的训练。
黄心川认为,佛教的修行目的是消除烦恼,达到涅槃,瑜伽派则是达
到"梵我一如"之境。佛教强调身心的修行,尽量排除外界的干扰,保
持心灵的纯净,这对于现在快节奏的生活有很大的意义。对于饮食,
佛教注重食物的本身,也就是淡忘食物的调味,品味食物本身的质感
和味道。这也是养生的内涵。

二、形神合一与养心

爱护身体的人才会注重修身,修身的人才会治心,治心才能够养
心。摄生之道,在于不要易怒,节制饮食,定时起居,减少思虑,注重
营养,使得血气平和,百病自然生不了,所以圣人摄生,最重治心,以
保精神愉快,以求心气平和。老子说:"心为神主,动静从心,心为根
本,心为道宗,静则心若泰然,百脉宁谧,动则血气错乱,百病相攻。"

治心从正心着手,除掉心中的疑虑、妄念、愤恨、抑郁种种不当行
为,保持心地的光明、行为的磊落,不做损人的打算,不做亏心的事
情,心平气和,神情安泰,自然不要沾药,却病延年。中医所谓"治心,
正心",即是为了除去心中的疑虑、妄念、愤恨、抑郁等,改善不良的行
为,以求精神松弛,身心愉快,而达到防止百病、健康长寿的目的,所
以中医的养生之道是科学合理的。

临川吴氏说:"仁者寿。"这是因为仁者怀仁爱之心,善于与人和
平相处,自己得保心气平和,精神愉快,常年如此,自然健康长寿,这
与上文所说的除去心中的妄念,改善不当的行为是同一意思。吴氏
又说:"天上的人,凡气质温和的长寿,性情慈和的长寿,声音宽宏的
长寿,神貌厚重的长寿,言语简默的长寿。"其实,气质温和,性情慈
和,声音宽宏,神貌厚重,言语简默都是仁者之相,自然是长寿之征。
而猛烈的人,残忍的人,偏狭的人,轻薄的人,浮躁的人不"治心,正
心",自然不会有仁者之相,因此外表也无长寿之征了。由此看来,摄
生之道的修身,不但要平日注重起居和卫生,也要有道德修养。

中医养生学认为,立志养德是精神养生中的调神养生法之一,即
树立理想,坚定信念,充满信心,保持健康的心理状态,是养生保健的
重要一环。中医还认为,道德高尚,光明磊落,豁达大度,有利于神志

安定,气血调和,精神饱满,形体健壮,能够达到养生的效果。与此同时,现代生理学和生物信息反馈疗法研究证明,坚定意志和信念,能够影响内分泌的变化,改善生理功能,增强抵抗力,有益于健康长寿。

唐代孙思邈在《千金要方》中写道:"性既自善,内外百病悉不自生,祸乱灾害亦无由作,此养性之火经也。"明代的《寿世保元》称:"积善有功,常存阴德,可以延年。"张景岳在《先后天论》中写道:"唯乐可以养生,欲乐者莫如为善。"简明地道出了为善、快乐与养生之间的联系。清代养生家石天基认为:"善养生者,当以德行为主,而以调养为佐",提出了常存安静心,常存正觉心,常存欢喜心,常存善良心,常存和悦心,常存安乐心等,作为养德要诀。正如《医心方》中提出的养生十二少:"少思,少念,少欲,少事,少语,少笑,少愁,少乐,少喜,少怒,少好,少恶,行此十二少,养生之都契也。"

暑夏是人消耗精神的季节,心旺肾衰,肾化为水,到秋天才能凝聚,冬天才坚固,尤其要好好地保护爱惜,到秋天就不会患霍乱和吐泻,腹中常保暖和,诸疾自然不生,这是血气壮盛的缘故。仲夏之月,不妨斋戒,不暴怒,不暴食,保平和,节制嗜欲,平心静气。如果用冷水洗面洗手,也会令人五脏干枯,津液缺少,所以不宜用冷水沐浴,脑袋枕在冷物上面,会损眼睛。冬月,天地闭,血气藏,纵然有病,亦不宜出汗。

周礼上说:"乐以食。"也是说:在进食的时候听音乐可以帮助消化,因为耳朵一听到音乐,胃即开始运动,有助消化,夏季夜短,晚餐最好少吃,吃多怕不容易消化。饮食清淡,令人神爽,多则伤脏腑。酸、辣、咸、苦、甜叫五味,酸味多伤脾,辣味重伤肝,咸味多伤心,苦味重伤肺,甜味多伤肾,这是自然之理,初伤不觉得,久伤累积成患。

饮酒可陶冶性情,疏通血脉,也容易招风败肾,烂肠腐胁,所以还是少饮为妙,饱食之后,尤不可豪饮。酒质不可粗劣,饮酒不宜快速,恐怕伤肺,肺是五脏之精,尤其不可损伤,酒醉未醒、口内大渴的时候,不可饮水及喝茶,水多会进入肾脏,成为停毒之水,造成腰冷、脚重,加重膀胱的负担,并且会引发水肿和消渴等疾病。关于喝茶,不宜多饮,不过饱食之后,喝一两杯也无妨,因为茶能消食,肚饥忌喝茶,晨起饮空肚茶容易伤肾,最要忌避。

坐卧的地方如觉有风,要赶快避开,不可勉强忍受,尤其是老年人,身体衰弱,易受风邪,开始没什么感觉,时间一久必然成疾。因此即使在暑天,亦不可当风取凉和醉后扇风。从前有人苦患头痛,彭祖看见他睡的地方有个洞正当脑后,叫他塞住,以后就不头痛了,所以俗话说"神仙难挡脑后风",就是由此而来的。

凡人看久了伤精损血,坐久了伤脾损肉,卧时长了伤肺损气,行多了伤肝损筋,立时长了伤肾损骨,所以孔子说"居必迁坐",就是这个道理。睡觉最好保持侧身弯膝的姿势,可以益心益气。睡时不说话,可使五脏休息,睡觉最好熄灯,以免心神不安,春夏易早起,秋冬任宴眠,有去风明目的效用。道家每天早上梳头一百二十下,我们也可以模仿。

在这种符合自然环境、天人相应的整体观思想的指导下,中国古代认为,人体的一切生命活动都必须顺应四时阴阳消长、转化的客观规律,从而提出以"春夏养阳、秋冬养阴"为总原则的四季养生原则。自然界的阴阳变化、四季更替、日夜轮回必然会影响到人体生理和病理,因此养生必须采取相应的措施。自然界中有春生、夏长、秋收、冬藏的规律,人也须顺应生、长、收、藏的特点。

第三节　中华医学与临终关怀

卫生领域选择公平优先还是效率优先,这本身就是涉及道德的问题,为实现卫生资源的有效利用而采取一定的方式方法,更加涉及伦理的问题。尤其是在临终病人治疗和临终关怀方面,选择怎样的治疗方式方法,何时终止治疗,这是我们卫生经济伦理当前面临的迫切需要解决的难题。而中华医药事业体制的确立以及引入的中医对临终治疗和临终关怀的理念给解决当前的伦理问题提供了一种新渠道和新思路。

一、中国传统医学的伦理思想

中国传统医学深受儒家思想的影响,中国的古人早已提出了"医乃仁术"的观点,认为医术是救治性命的技术,更是关爱他人的方式。"医乃仁术"体现了救治病人中的仁爱,强调了对待患者时的平等,突出了在整个诊疗过程中的严谨态度和作风。《大医精诚》中提出:"若有疾厄来求救者,不得问其贵贱贫富,长幼妍媸,怨亲善友,华夷愚智,普同一等,皆如至亲之想",还提出了"誓愿普救含灵之苦"。孙思邈还强调,"人命至重,贵有千金,一方济之,德逾于此",要求医家"志存救济"。凡是中国古代的大医家,都有极高的道德修养,都有一颗悬壶济世的精诚之心。

《黄帝内经》讲"入国问俗,入家问讳,上堂问礼",主张尊重风俗习惯,尊重患者及家属,行医过程应礼貌和谦恭。这也是中华传统美德的体现,待人接物谦逊尊让,彬彬有礼。而《医门法律》还提出:"医,仁术也。仁人君子必笃于情,笃于情,则视人犹己,问其所苦,自无不到之处。"在礼的基础上具备情,这个"情"是医者的情怀,是作为医者能换位思考,设身处地为病人着想,对待患者具备同情心又不失真诚。

孙思邈认为:"医人不得恃己所长,专心经略财物,但作救苦之心";三国时的董奉也留下了"杏林春暖"的佳话。医者虽然以医术为谋生的本领,但是医者必须具备清正廉洁、不图名利的高尚医德。医者应高度重视道德修养,时常进行自省、自律、克己、自我监督。传统医德认为良心是医生美德的基础,即医者应具备恻隐之心、羞耻之心、恭敬之心、是非之心。

二、我国临终关怀的现实

"1988 年 7 月 15 日,天津医科大学临终关怀研究中心正式成立。该中心是中国(包括台湾和香港地区)第一家临终关怀专门研究机构,标志着我国已跻身于世界临终关怀事业的行列。同年 10 月,创立了中国第一所临终关怀医院——南汇护理院,从此拉开了中国临终关怀事业之序幕。1988 年 10 月,香港爱国人士李嘉诚在大陆捐资开办了 20 多家慈善性质的宁养院,每年拨款 2 000 多万元,为关爱生命、造福社会、促进社会进步作出了巨大贡献。2006 年 4 月 16 日,由李家熙教授发起与倡导的中国生命关怀协会正式成立,这一协会的成立为我国临终关怀事业提供了新的平台。目前,中国包括香港和台湾地区在内的 30 个省市、自治区已相继创办了临终关怀机构 100 多家,拥有近千名从事这项工作的专业人员。总的来说,中国临终关怀的发展大体经历了三个阶段——理论引进和研究起步阶段、宣传普及和专业培训阶段以及学术研究和临床实践全面发展阶段。"

首先,临终关怀机构在地区的分布上就明显不均匀,沿海发达地区多,中西部地区少。其次,这些机构基本上普遍面临着资金不足的问题,能够得到政府支持和社会捐助的十分有限。而国外的临终关怀机构大多能得到慈善捐款和政府的支持,如美国、日本等都已将临终关怀的费用纳入医疗保险。也有相当一部分临终关怀机构是由慈善机构举办的,临终病人只需支付低廉的费用。

我们当前缺乏专业的临终关怀医务人员,从事临终关怀的医务人员的素质有待提高。受到一些固有观念的影响,相关的医务人员还不能很好地采用新的关怀模式。

在管理和制度方面,临终关怀也很不完善。一方面缺乏相关的法律法规,缺乏配套的政策措施;另一方面,相关结构的运作也缺乏有效的监管机制。作为公益性质的行业,如何把它真正纳入公共卫生领域,如何真正体现它的公益性,如何让大众都能够接受并得到这种关怀,也是一个现实的问题。

三、临终治疗、临终关怀面临的伦理困惑

中国传统的儒释道的文化对中国人死亡观的形成和发展产生深刻的影响,尤其是在儒家文化的影响下,中国人往往对死亡讳莫如深。中国人不愿意谈死亡,对死亡会表现出更多的恐惧。同时,受传统孝道的影响,哪怕在像癌症的晚期,中国人也不太愿意放弃治疗,父母临终时,子女往往要守在身边。中国有"乌鸟私情,愿乞终养"的说法。目前临终关怀还不能很好地被大众所接受,很多人都不愿意放弃临终病人的治疗。

对于一个危重患者是采取全力的生命支持治疗,还是临终关怀对症治疗? 当医生和护士认为生命支持治疗如机械通气或鼻饲饮食等无意义时,是否仍旧按照家属的要求提供给患者? 如何处理患者家属试图代替患者本人做出关键性决定的争论? 如何处理没有代理人做决策或指导的危重患者? 这些都是临终治疗和临终关怀面临的伦理困惑。

用临终关怀取代全力的生命支持治疗能节约医疗卫生资源,体现了对效率的追求,但是有证据表明,这又带来一个对医疗卫生资源分配不公平性的问题。如何确保能够在不降低医疗质量的同时节省医疗开支,恰当减少生命晚期不适当地延长无价值或是无必要的治疗矛盾,如何让患者家属接受限制治疗和不可避免的至亲死亡,这些都是医学伦理难题。

虽然临终护理在我国已存在一定的时间了,但从我国的发展现

状看还存在一些问题：我国的医护人员中部分受到传统思想的影响，比较忌讳谈死亡，没有正确地树立死亡观。而作为临终关怀的主要实施者，他们对待死亡的态度直接影响到病人的死亡观；同时又由于潜意识中对死亡的抗拒，就会使他们不知不觉中对濒临死亡的病患表现出淡漠或者忽视，最终影响到病人的生命质量。护理人员缺乏系统、全面的临终关怀知识，从事临终关怀的医护人员要经过专门的训练，要有高度熟练的护理操作技能，具备广博的知识、高度的职业道德、正确的死亡观。但由于医疗教学资源及其他一些因素的制约，系统有序的临终关怀训练还没有大规模体系化地铺开，这在一定程度上制约了临终关怀事业的发展。

四、中医在临终治疗中的价值

中医发展源远流长，在几千年的传承和发展中积累了丰富的治疗手段和灵活多样的护理方法，如采用非药物疗法的针灸、推拿、拔罐、刮痧、热熨、熏洗以及气功等，解除患者长期的病痛折磨。近年来西医的发展，逐步取代了中医在临床上的传统地位。但护理人员局限于形式，仅凭个人的临床经验和固定的思维模式机械地完成护理任务，不充分考虑病人实施护理后的疗效评价结果，而中医弥补了这点不足。

中医学认为，正常和调的精神情志，可使脏腑器官的气机舒畅条达，从而促进脏腑的正常功能活动。情志异常可导致脏腑气血功能紊乱，继而伤及内脏发生疾病。针对情志疾患，根据中医五行相胜相克的理论，中医临床创立了独具特色的以情胜情疗法，用一种情志去纠正相应所胜的情志，有效地治疗了情志疾病，这就形成悲胜怒、怒胜思、思胜恐、恐胜喜、喜胜怒的情志相胜心理疗法，《儒林外史》记载的范进中举就是有名的以情胜情病案。根据五音入五脏的方法，中医护理还用不同的音乐来调节五脏的生理功能。调节临终病人的心情，缓解病人临终时面临的压力与心理的痛苦，这也体现了以人为本的理念。

五、中医理念与临终关怀

中医强调从病患的方方面面考虑，从病情、心理状态、情感、环境、饮食中关注患者，体现对患者无微不至的照顾，让临终患者感受到人世的关怀与美好，在平静中离世。这也是对临终病人尊严的维护,对生命本身的尊重。

中医体现了看问题辩证的观点。这样既可以让从事临终关怀的医务人员树立正确的人生观、生死观,也帮助病患及其家属坦然地看待生死。

对于部分病人与其痛苦地接受治疗,不如坦然地选择接受临终关怀,节约医疗卫生资源。中医对于培养现代医务工作者正确的职业观,提升其职业理想具有重要的现实意义。继承和弘扬传统医德济世救人的职业观,有助于帮助医务工作者正确认识医学职业的宗旨和基本任务,明确自己的职责和义务,唤起爱心和责任心,树立健康的职业观,增进职业荣誉感,提升职业理想。把行医职业和人生价值的追求与实现结合起来,这样才能增强医务工作者的敬业精神和责任意识,推动医务人员自觉遵循职业道德,精研医术,不断求索,努力提高医疗服务质量,以投身医学职业、拯救人类疾苦为崇高理想,履行治病救人、救死扶伤的神圣职责,努力解除患者疾苦,推进医疗事业和医学科学不断发展。

第四节　中华医学养生与气功潮中
出现的道德失误与健康迷信

中华大地以中医或民族医学之名义,行伪科学之术之风一直为人所诟病,并且由来已久,危害于民。

且不提王林、张悟本、马悦凌等这类"神人",单以柯云路为例,予以简评。

由于对健康的渴望和特有的神秘超验幻象的依赖,经过大众文化的催化,气功在中国大众心中已不是一种医学科学理性的产品,而是一种心理崇拜的、可以解决有限世界之外的问题的大众文化商品。世俗化带有明显的感性、肤浅、夸张、矫饰、随意性;"气功热是中国从前工业社会向消费社会过渡阶段的文化现象"[1]。而"伪气功热"是中国大地上的一次与生命伦理密切关联的新造神运动。

柯氏作为一位无系统医学基础理论知识的作家,在成为"气功

---

[1]　陈刚:《大众文化与当代乌托邦》,作家出版社,1996年版,第106页。

家"、"预测家"的同时,又成为"著名医学理论家",并在短短几年内杜撰了举不胜数的"最新生命科学理论",发明各种宇宙范围的"生命科学语言",进行前所未有的"真正科学、哲学意义的论述"。柯氏在成为中华大地的"大医学家"的同时不断宣称自己的医学初衷,是"在考察气功、人体特异功能等生命特异现象过程中,采用通融科学、艺术、哲学、宗教全部智慧的方法;结果发现了有关生命——主要是人类生命的许多新奥秘",这些奥秘,被其一再宣布为"未被人类、未被人类整个知识界、思想界所认识的"。对于毫无医学科学理论教育和研究方法训练的柯氏来说,其实是为 20 世纪的"中国出版界"和"市民阶层"创造了一个极其荒唐的生命科学"宗教",柯氏以"非同一般人类成员的身份"通过准现代科学方式在数百名一流气功师中挑选出几十名后,由他们进行艰苦的"考察与论证",终于为当代医学攻克各种疑难病症,掌握更有效、更丰富的康复手段和健康手段,"发明"了堂奥的"纯理论",又是实际应用的"生命科学文化系统"。柯氏与他的大师们,已经忘记还有世界上那么多医学科学工作者的存在,独辟蹊径、煞费苦心地举着"科学"的义旗,孤独地驰骋在空旷的时空之中,唤醒和拯救受苦受难的世人,破译、澄清、预测,意欲发动新的文艺复兴和文化革命运动。这些文化垃圾,用荒谬的思维和粗劣的语言拼接,凭借极其贫乏的医学术语和荒诞的文学想象,对神圣的医学科学进行了严重的破坏和野蛮的玷污;读者看不出是童话还是科幻小品,是戏剧脚本还是宗教宣言,唯一不像严肃的学术论文。其用混乱的思绪和模糊的概念对科学问题进行伪科学的解释,粗暴地伤害着我们善良的大众。

《新疾病学》中把疾病看作就是"潜意识的图画",柯氏郑重声明:"疾病就是梦;疾病就是过失;疾病就是情绪;疾病就是表情;疾病就是相貌;疾病就是艺术;疾病就是神经症。"这样的梦呓,简直算不上原逻辑思维。神秘主义通常发端于蒙昧,对普通的非知识信众而言,他们不具有基本的判断能力和常识,或者作为有意的心灵慰藉,甚至给予一种宗教式的崇拜,但对于这类文章的制造人和出版商来说就是一种强盗般的行骗行为,就是贩毒。柯云路把人体科学和人文科学搅和在一起,根本没有分清非科学的"在"和科学的"在者",却进行精心的"科学"包装,一股脑儿硬塞给大众。他对《老子》和《周易》两部古代著作进行任意的破解和胡乱的猜测,柯氏把《易经》中的卦爻与今天的计算机二进制语言武断地混为一谈,已达到丧心病狂的境地。① 17世纪德国哲学家莱布尼茨的二进位制发明以后,早有人提到二进位制与《易经》的关系,并解释了二进位制发明者莱布尼茨的"儒家情结"。事实是莱氏晚年从法国传教士白晋那里得到过一张邵雍的"八卦图",发现"八八六十四卦"中隐含着他的二进制原理,并出于一位新教徒的责任,想以此更有效地使康熙和他的臣民们信奉基督教,把基督教义和中华古义互参,附会穿凿,而决不是二进制发明是受易经启发使然,这在科学史中应早有定论②,照此牵强附会,严肃的科学岂不乱了套。首先,"气功"是一个十分滑头的概念,它根本不能代表任何一种比较确定的精神信仰、科学指归或哲学流派。古代并无"气功"一词。佛有"止观"、"坐禅",道有"导引"、"内丹",印度有瑜伽之术,都可通过寥寞的内省训练获得类似气感的一种神秘体验。因为这类经验大凡以某种特定的心理感悟作为特征,其本质当属《周易》中"形而上者为之道"的"在"的范畴,即意义防世界,而非事实的世界;至于以技艺、功夫为主体的"气功",自古以来有高下之分,柯氏企图用此概观东方文化与华夏宗教传统,实是歪曲了东方智者的高境界、非技艺的精要,以"功"去代替"反功利科学",实是南辕北辙、误人子弟之说。粗疏肤浅的"理论",成了现实生活中鼓动愚昧涌潮的基础,柯氏笔下如痴如狂的非凡神道和发功大会的各种魔术、戏法、跳神之类情态,传染于无数低素质的"神经系统过敏"的信众,亦哭亦笑,躁形无度,不可自制,入魔走火呈现出一种"招神大会"似的精神病理宣泄状态。这种集会丧失了基本理智,甚至成为气功师们的名利场,这种七拼八凑、丧失理性的大杂烩,实是一种亚型宗教仪式,与生命科学的严肃精神、严格方法、严谨态度完全背道而驰。更有甚者,竟把咿呀学语的孩童训练成一个个有特异功能的魔怪之人,这简直是对科学的践踏和对于人性的摧残。中国的佛家研修"止观",也有"禅遇",但其有"六如皆空,生大勇猛心,解脱生死执著"的崇高宗教信念,即刻便可魔影自散,而时下的气功徒多以祛病延年、长生不老为实用目标,一旦入邪,常狂迷难抑。古来史家,对天人感应之神话,一向持审慎、宽容、幽默态度,并擅长区分天人之学和妖妄之事,正如警世之语道:"激湍之下,必有深潭;高丘之下,必有浚谷。君侯

　　① 李力研:《超级谎言》,中国社会出版社,1997年版,第208页。
　　② 陈乐民:《莱布尼茨的"造化之谜"》,文汇报,1997-12-11.

已知之矣,何以卜为?"①

中国晚近挣脱思想束缚的艰难历程,确实是社会不断更新和进步的必经阶段,而解放思想和打破禁区的节奏过快,却给人带来了一种突然的精神失落。禁忌被打破,神圣区域被收缩,但有效的价值系统却尚未建立,传统的影响逐渐衰弱,在意义缺失的"后现代真空"里,民众面对渐趋世俗的生存境地,迅速的泛医学化,生命科学媚俗化和公众对于生死的畏惧以及健康长寿的祈望情感,激发了与大众文化共在勃兴的"气功"热潮。其中,以养生祛病、信仰托付为主体和以神秘魅力、急功近利为目的的伪气功,恰好填充了饥不择食的公众意义缺失的心理真空。伪气功活动中含有典型的宗教似的直觉体验。古往今来的各种宗教中,都有信徒声称自己获得了与神合为一体的体验。宗教经验系指人在信仰超自然的神或神圣物时获得的内心感受,它由宗教意识、情绪、感情综合进行反应。佛教涅槃(nivarna)意为灭度、安乐、解脱、圆寂等,是佛教修习的最高境界。《杂阿含经》卷十八中说:"贪欲永尽,嗔恚永尽,愚痴永尽,一切烦恼永尽,是名涅槃。"神秘主义仪式中的悟觉、诵念、基督教中的圣灵充满,道教的长生成仙,萨满教的直觉体验中的与神合一等,都可以出现与神灵相接的幻象。幻觉产生于想象,想象属于认识过程,是在人脑中改造记忆表象和编造新形象的过程。记忆表象是记忆中的事物形象的再现,而想象的特点就是新形象的创造。在文学创造活动中,作家、艺术家常常在想象中看到、听到他所创造的人物和事件,受宗教感情支配的人经常陷于持久的神的形象的幻觉之中,似乎他的主观编造就是实际的存在,而由于他的非真实性和毫无逻辑关系,因此是杂乱无章和不可验证的。幻觉是感觉器官受损后产生的病理反应,是大脑皮质不同部位产生的兴奋性病理惰性灶的结果,这种病理惰性灶产生于第一信号系统大脑皮层感知部分,就出现形象性幻觉。如果出现在第二信号系统的语言部位,就出现言语性幻觉。萨满教的一切活动几乎都围绕着萨满的特定仪式,进入另一神仙居住的世界,酷似萨满的"气功师"也是以类似的方式对信众进行暗示,使其进入宗教似的体验。《旧约》中,雅各在梦中见到耶和华,也是一种潜意识的特殊表达。弗洛伊德认为,潜意识深压着和性有关的人类恶本性,荣格认为其中深藏着智慧,这种"梵我合一"与艺术创造手段把柯云路这

---

① 参阅胡河清著:《胡河清文集》,上海三联书店,1996年版,第288页。

位贯于形象思维的"作家"植入科学"真空"。一般认为,萨满都有病态的精神异常或神经衰弱,或有癫痫病史,引起周围人的异样感觉和在观察中受到震慑。基督教贵格会初建时是一个神秘主义教派,聚会时常有人全身发抖,人称"圣灵充满",以其说明上帝开始启示。贵格会创始人乔治·福克斯①就是一个精神病人。

显然,柯氏气功毕竟没有那种宗教的神圣性和系统严密的组织、仪式、浩大深湛的经典和教义,也缺乏那种崇高的宗教理性精神。它只是一种粗陋的亚宗教仪式。柯云路和他的气功师们利用民众对治疗疾病、乞求健身、养生和对死亡的恐惧感,进行损伤性的欺骗和心理掠夺。气功师以民众可以感应到的现象(气感、带功讲演)证实自己通灵的真实性,信众由此对神圣禁物进行拆解,体验到前所未有的解构的快感。气功作为亚宗教的一种特殊形式,并不能为大众提供对世俗世界的解答,而是在大众消费社会尚未成熟时,对内在的神圣事物拆解的工具。大众文化利用气功消解神圣,促进现实社会走向世俗,伪气功活动中的各类经纪人和气功师们以及柯云路等却从大众对气功文化的消费中获得利润。从而形成一股不小的亚宗教经济逆流,他们出卖的是基督的肉身,用灵魂去换取带血的金币,成为医学科学的犹大。他们与信众之间难辨主仆,但关系紧密,互相依赖。同样,周易热、禅宗热,甚至对各种时尚的追求,对明星的陶醉和追逐,对稀奇古怪的文化消费品和健康保健产品的莫名其妙的崇拜和迷信,都表达了当代中国大众文化同亚宗教关系的特殊性。世俗文化的亚宗教消费在不发达的中国大众文化时期,还无法创造一个神圣的乌托邦,结果培育了"中国伪气功"这个文化怪胎,这是一场异常广泛的新造神运动。柯云路等尚在上演的这场文化闹剧,是中国文化花圃中的一簇癌株,是正在公开兜售给善良民众的文化和精神的毒品,必须无情地予以铲除。

约公元前三世纪,古希腊美塞尼亚哲学家欧赫美尔(Euhemerus)出版了一部名为《圣书》(Hiera Anagraphe)的传奇著作。书中作者第一次提出了一种关于希腊神话中诸神起源的理论,认为诸神都是被神化了的古代氏族的部落酋长或帝王。神话表达了一种混乱的历史记忆,包括对于远古帝王的想象性利用和可能理想化。这

---

① 福克斯(George Fox,1624—1691),英国德雷顿人,新教公谊会(即贵格会)的创始人,曾当过牧童。他认为神学院学习的人不能成为真正的教士,主张个人在寻求心灵之光中,直接在内心中获得上帝的启示。

种对神话的理性解释后来成为西方的一切神话历史化、文化批判和科学改源运动。这对于我们今天也有很好的参照价值。作为一位作家的创造,那充满愚拙和混乱的作品流毒于世,主要应归咎于商业化文化生产土壤,责任主要是出版业的衰腐和明显趋利所致。但如果把这类出版物作为科学作品,却是科学界的耻辱。柯氏正是连续地长期打了这个擦边球,进行文化偷袭,败坏了世风,凌辱了学界,当负法律和道义责任。

人类应该通过知识获得解放!

伪气功不是宗教。宗教有教会、仪式、信仰、特殊的情感体验和系统的道德规范与观念,宗教是根据现实生活中人的需要而历史地、必然地产生出来的,人在现实中失去的尊严、价值和爱可以在宗教那里获得补偿;宗教不是以赢利为目的而对大众的欺骗,它是使人在精神超越中进入自由的领域。宗教不是欺骗的产物,宗教崇拜与世俗永远有重要差别,对宗教的研究必须坚持马克思主义科学原则。宗教也不是封建迷信,封建迷信是粗陋的编造,它始终是腐朽落后或反动的东西,而宗教对历史文化有过一定的积极作用。伪气功也不是神话。神话是人类童年时期对征服自然幻想的产物,神话具有永久的魅力和史料价值,神话是文化艺术再创作的土壤和母胎,神话能教育、鼓舞人奋发向上、积极斗争,神话能开释束缚人们想象力的枷锁,科学幻想常与神话一并给予人一种攻克未知世界的力量。科学中不能有宗教似的信仰,应持一种信心和信念。而《新疾病学》的作者却表白他的"新治疗学"是"建立在对人的生命力的真正的信任的基础上"。笃信和迷信是其行骗的群众基础。《新疾病学》凭借混乱的思维、漫天的谎言,随意杜撰的公式、定律以及概念模糊的"医学术语",狂妄地蒙骗这个世界。作者以一个作家的创造手法恣意编造离奇又低俗的伪科学"寓言",在无任何告白"此术实属文学创作"的背景下,炒卖和强加给世人,严重地侵害了广大文化消费者的权益。

科学应有严格的界限。"在不满足于一般划界标准中所称之为科学条件的命题,均被推到科学以外的非科学范围,即不满足于逻辑经验主义和批判理性主义的可证实性和可证伪性检验之外的命题称为非科学。"①科学还要求理论和经验的进步性,即比先驱理论更超量的经验内容及预见功能。牛顿理论是科学,因为它满足可检验性及

———————

① 何祚庥:《伪科学曝光》,中国社会科学出版社,1996年版,第340页。

比伽利略和开普勒理论有超量内容;爱因斯坦理论是科学,因为它也满足了可检验性和比牛顿理论具有超量内容。满足可检验性和可重复性标准是判断严格意义上科学命题的必要条件。在所确定的可重复性和可检验性意义上的非科学领域是十分广泛的,即"在"的学科中一般是用来标识价值和意义的世界,如:哲学、语言学、艺术、美学、宗教等均为非科学;非科学同样有严格的知识体系,并有重要的理性价值,只是从划界标准上属于非科学,但非科学绝不是伪科学。伪科学在科学史上是一个复杂的问题,是常常与科学现象混杂出现的撒旦,有时需要经过相当长的历史阶段才被揭露和唾弃。伪科学现象有三大特征:① 打着科学的招牌;② 欺骗和作伪并生;③ 存有功利的目的或险恶的居心。因为科学也会出错,科学家也会有各种失误,划分科学和伪科学就一直比较困难。这种划分也一直是科学哲学家的神圣任务。科学界具有代表性的伪科学划分标准,公推阿根廷籍的美国物理学家、科学哲学家马里奥·邦格(Mario Bunge)标准,邦格主张伪科学具有六条特征:① 其认识论是主观主义的;② 其形式、背景是粗鄙且很少包含数学和逻辑;③ 其知识经不起检验,甚至完全是虚假的假设;④ 它与临近的研究领域没有什么相关和重叠;⑤ 其不具备与已证实理论的增量知识;⑥ 总有一个不变的信仰和难以捉摸的无形实体。马惠娣教授在总结拉特纳《科学与谬误》时,认为伪科学的基本标准是:拾科学牙慧,故弄玄虚,求助于神话,收罗不真实的证据、不能驳倒的假设,从虚假的相似中得出结论,用情景描述来说明,靠寻章摘句进行研究,拒绝批评,从事伪科学的人缺乏或没有系统地接受专业教育和学习。拉特纳指出:"伪科学具有巨大的娱乐价值,它可以满足一些人的猎奇心理,给绝望者和空虚者以慰藉。它还具有极大的商业利润价值,这是任何一个出版商都可以证明的。"著名学者于光远认为"科学是系统化的知识"。邱仁宗教授指出,中国的"超心理学"支持者具备特设性解释和拒绝检验两大伎俩。这些都可辨别伪科学的庐山真面目。①

　　科学史上,有时科学家出于诚实和痴情,完全陷入一种病态的自我欺骗状态之中,这类事件没有任何弄虚作假,却完全堕于错误泥潭之中。美国著名化学家朗格穆尔(Langmuir)在 1953 年的一

---

　　① 参阅孙慕义:《后现代生命神学》,台湾:文峰文化事业有限公司,2007年版,第 243 页。

次报告中把其称作病态科学(Pathological Science)。朗氏列举了病态科学的以下症状:信噪比(阈效应)很低;低统计事例;惊人的高精密度;违反已确立的实验事实的惊人"理论";对任何批评予以否定;名家最初结果互为矛盾;支持与反对者各半;支持者往往可以重复发明者结果,反对者则不能。这种主观期望的科学也是并不少见的社会现象。

当下的伪生命科学逆潮其实从来没有任何深度,它借中国式后现代主义的无规约、唯信任论,以不确定的断裂、拼接和移置,凌乱或片段地对文本随意进行组合、拼凑,选择转喻,求助于悖谬,反对批评与传统,建立非原则化、无我性、卑琐的种类混杂和变异模仿;他们拼命地用剽窃的题材和话语,进行时序交错和空间变换,把人的渴望置入全面倒错与混乱的中介语言世界中;同时使医学社会和大众健康保健文化生产面临一场被挟持的危机境地。后现代主义思潮被这群科学骗子所利用,他们以不知疲倦的权力意志,肆意否定人的生存价值,并在对人道主义的解构中取悦拜金主义。科学技术发展至一定高度,必须给予必要的反思与批判,后现代的批判理性应当是在哲学与人类命运之间相互联系的范畴,理性从来都标志着人类冷静、沉重的生存潜能,理性是一个价值判断,正如胡塞尔所言,理性就是人真正的本性。而人性又必须在永恒追求一普遍存在的观念中形成和发展。哲学家竭力去发现人及其存在的最终极的根基和灵魂栖居的故乡,强调理性批判和否定的功能,即马尔库塞所指:"所有相悖于理性的东西或不合理的东西皆被设定为必须破除的东西。"柯云路们所掀起的向真正的生命科学家示威的逆潮尚未退避,但对伪生命科学的研究和回击却是我们"一个真正属于科学研究的课题",任何有良知的生命科学工作者都不可袖手旁观,这是我们神圣的责任,这更是我们努力重构的一个重要的科学内容。

第五节　中华传统环境观念与中华医学生态思想

生态伦理是人类处理自身与其周围的动物、环境和大自然等生态环境的关系的一系列道德规范,通常是人类在进行与自然生态有关的活动中所形成的伦理关系及其调节原则。"生态伦理观不仅表明人们保护环境、管理环境的方式转变,而且表明人们对自然的认识和态度的转变。"①它在理论上要求确立关于自然界的价值和自然界权利的理论;在实践上要求研究、制定生态伦理的道德标准和行为规范,为此,必须首先建立生态伦理的基本原则。因为道德原则是道德规范一般,是道德规范的本质,在道德规范体系中居于主导地位;而具体的道德规范则是人们行为的道德要求、标准,前者是后者的理论基础,后者则是前者的实践表现。

自然界是人类社会发展的经常的和必要的条件,生态环境如何直接制约和影响着人类社会的生存与发展,反过来说,人类社会的发展状况,特别是社会关系状况如何又直接或间接地影响和制约着自然界的生存状况,自然界与人类的关系及自然界中的人与人之间的关系说明,人类为了更好地生存与发展,就必须协调各部分社会成员之间的权利和义务关系,步调一致地有节制地开发、利用自然界,改善自然界生存状况,维护生态平衡,以便为人类社会保持一个良好的生存、发展的外部环境。

生态文明思想蕴含着实现人与自然相和谐的理想化目标,同时以人与自身的身心内外和谐作为起点。祖国传统医学认为只有通过道德修养方能达到自身的和谐,并藉此进一步地实现人与人的和谐,进而推广到社会的和谐。最终才能很好地处理人与自然的关系。②正如《中庸·尽性》所言:"唯天下之至诚,为能尽其性;能尽其性,则能尽人之性;能尽人之性,则能尽物之性;能尽物之性,则可以赞天地之化育;可以赞天地之化育,则可以与天地参矣。"

所谓生态伦理教育是运用生态学的原理和方法教育人们正确认识人和自然的关系,上升到伦理的角度来改变自己的价值观念,改变不适当的生活方式,走可持续的良性发展道路,以最终实现人与自然的和谐统一。在越来越凸显的生态危机中,人们开始对环境、资源问题警醒,逐渐认识到保护环境的重要性,深刻思考怎样处理人与自然的关系。1987年布鲁兰特首次提出可持续发展的口号,五年之后联合国在巴西召开世界环境和发展大会,可持续发展的目标已成为世

---

① 张鸿铸、张金钟主编:《医学伦理学论纲》,天津社会科学院出版社,1995年版。

② 王树义、黄莎:《中国传统文化中的和谐理念与环境保护》,河南省政法管理干部学院学报,2006年02期。

界各国的首要目标。但在现实中,因为人们的思想观念未能及时转变,并未认识到生态教育是全民性的,对生态伦理教育的重要性认识不充分,并未意识到生态伦理教育是解决人们思想观念的根本途径,人一旦有了环境意识和敏感性,就会有保护环境的主动性、积极性和自觉性。通过生态伦理教育来提高人们的认识,改变人们的生活方式、消费行为、价值观念和科学方法,最终使每个公民自觉维护与其自身生存和发展休戚与共的生态环境是解决环境问题最持久有效的方法。

祖国传统医学是在天人合一的整体观念的指导下,并与先秦汉代的自然科学交融、渗透、结合的过程中建立的医学体系。"天人合一是指与天地合其德,与日月合其明,与四时合其序,与鬼神合其吉凶"①,其主要内容是人的行为必须顺应天地自然的规律。中医学在天人合一整体观念的指导下,探讨天与人、地与人、人与人的关系对健康和发病的影响,确立了天地人三才的医学模式。从生态学的角度来讲,天即是自然生态环境,它的变化对人的健康和发病起到重要的影响,环境的剧烈异常变化往往是导致疾病爆发的主要原因。有学者提出生物—心理—社会医学模式将会被生态医学模式所取代,具有明显生态医学特色的中医学,应该充分发挥其理论上博大精深的优势,为人类的健康、为医学的发展作出自己的贡献。生态因素主要包括自然因素、地理因素两个方面,先秦和汉代有关著作中渗透了中医生态医学思想,体现了生态环境对人类健康及发病的影响。

在一年四季中,由于气候的变化,容易导致疾病的发生。据《周礼》记载:"四时皆有疠疾:春时有痟首疾,夏时有痒疥疾,秋时有疟寒疾,冬时有咳上气疾。"虽然人类的生理状态在长期的进化过程中形成了一定的自稳定性,但是如果气候急剧反常的变化超出了人类的承受能力,就会导致疾病的发生:春时应暖而复大寒,夏时应大热而复大温,秋时应凉而反大热,冬时应寒而反大温。地理因素对人的生长发育有重要影响。特定地理区域的性质,对人的体质具有决定性影响。例如《管子》有如下描述:渎田,其泉苍色,其人强悍;赤垆,其泉甘白,其人健康而长寿;栗土,其泉黄白,其人娇美,寡疾难老;沃土,其泉白青,其人劲悍。《内经·素问·脉要精微论》中描写人体脉象的变化时说:"春日浮,如鱼之游在波;夏日在肤,泛泛乎万物有余;秋日下肤,蛰虫将去;冬日在骨,蛰虫周密,君子居室。"以此来说明人体阴阳随着自然阴阳而消长变化。

中医理论中有丰富的生态医学思想,生态医学是贯穿其中的主线。中医学是优质的生态医学,我们应当通过对这些医学思想进行整理和总结,结合现代医学的内容,建立中华医学生态医学,使中华医学遗产在当代得到更好的继承和发扬,为人类的健康事业作出自己的贡献。

第六章　中华医学的生命伦理现代审视与批判

　　中国古代医家在长期的医疗实践中形成了独特的中华医学伦理学思想,包括:以人为本的生命神圣观、以德为崇的医学伦理道德理念、以艺为精的精湛医术观。而随着社会的发展以及社会价值观的变化,当下的中华医学生命伦理学在文化多元和全球化的境遇中面临如何发展的挑战。通过对中西方生命伦理学进行多方面的比较,中国哲学表现出身体性特征。这种"身体性"表现为中国古人一切哲学意味的思考无不与身体有关,无不围绕着身体来进行,还表现为也正是从身体出发而非从意识出发,中国古人才为自己构建了一种自成一体并有别于西方意识哲学的不无自觉的哲学理论系统。其他方面的差异包括文化根基之差异性、信仰与宗教文化的差异、博爱与仁爱的人伦关系之差异性,构成中国生命伦理学与西方生命伦理学的整体性差异。后现代道德多元化背景下,中国生命伦理面临着理论困境与实践困境。中华医学生命伦理学在发展过程中应当把握以下趋势:本土化与全球化互补、多元化与规范化并存、理性与信仰共融。

第一节　中华医学的生命伦理
现代审视与批判

一、中华医学的生命伦理学的思想特点

在长期的医疗实践中,我国古代医家经过归纳总结形成了独特的中医伦理学思想,经漫长的历史发展,形成了相对完善的体系和为人共识的理论基础,其主要特点具有如下几个方面:

1. 以人为本的生命神圣观

纵观中医道德的发展史,生命神圣论(solemn of life)是传统医学道德,也是社会最基本的道德原则,这条原则至今仍在发挥其重要的作用。生命,对于人来说,最为宝贵,失去了生命就意味着失去一切,没有生命就没有个体及人类的一切社会历史活动。因而,在认识世界、改造世界的进程中,人类每时每刻都在探求生命的奥秘,追求人的健康。这是由人的第一需要所决定的。医学的诞生正是人类对生命的探求和对健康追求的结果。所以医学从诞生那天起就是以维护人的生命,增强人的健康为根本己任。医学的根本任务就是救人活命。"医者,生人之术也。""医道,古称仙道,原为活人。"传统中医学历来重视人的生命价值,认为人是万物之灵,为世间最可贵。其最具典型影响的莫过于"医乃仁术"、"圣人之术"、"心存仁义"的观念。唐代医家孙思邈坚持以"天覆地载,万物悉备,莫贵于人",把"大慈恻隐"作为医生的崇高品质。他在《备急千金要方》中说:"人命至重,有贵千金",要求医生"若有疾厄来求救者……不得瞻前顾后,自虑吉凶,护惜性命",树"誓愿普救生灵之苦"的献身精神和人道主义追求;把"仁爱救人"作为医者所应追求的价值目标;认为医学为"生生之具",医以"救人活人"为本,医生必须有"预救生灵"、"预救群生"的人道主义伦理思想,如此才可为"苍生大医",体现了以"救死扶伤"为己任的高尚职业责任感。明代名医龚廷贤云,"医道,古称仙道,原为活人","凡病家延医,乃寄以生死,理当敬重,慎勿轻藐",将医学视为"性命所系"、"人命关天"的头等大事,以拯救人命为天职。如晋代杨泉在《物理论·论医》中所强调的"夫医者,非仁爱之士不可托也",说

的就是这个道理。

以人为本的生命神圣观有助于强化医务人员对生命及其价值尊重的意识。随着现代医学科学技术的普遍应用,不少医务人员在诊治的过程中过多依赖现代医学技术,忽视了对病人的情感交流,由此淡化了对生命尊严以及生命价值尊重的意识,使医学出现了"非人格化"、"失人性化"的倾向。因此,在当今医学界重新强调生命尊严意识有着极其重要的现实意义。只有强调生命神圣才能正确对待和应用医学技术,正确对待人的生命,并给予生命价值以理性的认识,从而才能从根本上解决由医学技术的应用带来的有关伦理丧失的问题。此外,随着高新生命科学技术的运用,如生殖技术、基因技术、器官移植技术等等,医学领域出现了大量的医学难题,所引发的伦理争议对传统的"贵人"思想也形成了强烈的冲击。因此,在不断发展和完善医学技术的同时,坚持生命神圣论显得尤为突出和重要。

在中国传统文化中,医学是一门道义之术,是一门仁爱之术,因此生命神圣伦理观切合于医学职业的特殊性,在医学职业中,推行生命神圣论自古以来被当作很自然的事情。生命神圣论将尊重生命、关心生命、维护生命、捍卫生命的职业行为上升为具有道德意义的行为,并以伦理规范的形式加以固定和提倡,从而形成了一系列以病人的生命利益和健康利益高于一切的医学道德规范。在中医学发展的历程中,生命神圣论的伦理观对指导医务人员的医学道德实践发挥了重大的作用。它以道德的力量一方面促使着医务人员的医疗行为向着有利于增进和维护人的生命和人的健康的方向发展;另一方面,又保证了中医研究沿着人道主义的轨迹健康地发展。即使在今天,甚至未来的中医学领域中,它的这种道德上的积极作用仍保持着巨大的活力。为人道行医,为病人谋利益仍是现代中医医务人员奉行的根本道德信条。

2. 以德为崇的医学伦理道德理念

传统中医学特别重视习医者之道德伦理修养。盖医道远大而幽深,"若视深渊,若迎浮云,视深渊尚可测,迎浮云莫知其际"。这种"至道微,变化无穷"之"精光之道"、"大圣之业",只有道德高尚、热爱医业之人方可"识其真要"。故"非其人勿教,得其人乃传"。若"得其人不教,是谓失道,传非其人,漫泄天宝"(《黄帝内经·素问》),则是对医学极不严肃、极不认真的错误以及荒谬行径。孙思邈认为,有道德修养的医生,不应"道说是非,议论人物,炫耀声名,誉毁诸医,自矜已德;偶然治瘥一病,则昂头戴面,而有自许之貌,谓天下无双。不得于性命之上率尔自称俊快,邀射名誉,甚不仁矣"。明代医家陈实功倡导:"凡乡井同道之士,不得生轻侮傲慢之心,切要谦和谨慎,年尊者恭敬之,有学者师事之,骄傲者逊让之,不及者荐拔之,如此自无谤怨,信和为贵也。"(《外科正宗·医家五戒十要》)由此说明,中医学历代认为医生之间应互相尊重、诚信、帮助、学习和合作,始终将病人利益摆在首位,做一个具有仁爱思想和高尚情操的"苍生大医"。

当代社会,各方诱惑层出不穷,社会弥漫着一股功利化和短视化的不良氛围,如果纯粹以经济利益为驱动,医务人员对病人疾苦的同情心会被大大淡化。由于急功近利,无视病人的愿望、病人的要求,以及诊治疾病过程中应当具有的诚心、细心和耐心,手中的医学技术逐渐变为趋名逐利的手段,医德信念受到严重挑战。因此,重建以德为崇的医学伦理道德理念,在当今社会有着极其重要的意义与价值。

3. 以艺为精的精湛医术观

医生应该"上知天文,下知地理,中知人事"(《黄帝内经》)。孙思邈认为医者济世活人,应具有渊博的知识和高超的技术,其著作,"上极文字之初,下讫有隋之世,或经或方,无不采摭,集诸家之所秘要,去众说之所未至"(《要方·序》),劝诫学者"必须博极医源,精勤不倦,不得道听途说,而言医道已了,深自误哉"(《备急千金要方·大医精诚》)。汉代医圣张仲景一生"勤求古训,博采众方"(《伤寒论·原序》)。

以艺为精的精湛医术有助于纯洁医务人员的从业动机。医学原本是一种世俗的职业,但医学既有幸与人的生命结缘,便具有了以世上最圣洁的品格为标准来升华自己的机会。客观的事实是,医学存在于世俗生活中,医生也是凡夫俗子,从医毕竟也是选择了一种职业,以此作为生活手段和主要生活来源,医生无法不食人间烟火。但是,医学作为职业,前面是可以加上"圣洁"二字的。医学的本质必须要求医者有理想的人文价值追求,医学以外的生活可以躲避崇高、淡化理想、抛弃人文、远离圣洁,医学本身不可以,人类对生命的渴望与追求不允许医学走下圣洁的殿堂,随波逐流,落入世俗。其实,任何职业都有特有的职业道德追求,讲到职业道德追求就不可能以利润为第一要义,以金钱为第一动力,医学更不可以。人的生命价值至上的理念不允许医学抛弃社会责任,钻孔取巧,混迹于市场经济中。选择了医学就选择了责任、义务和奉献。中国有两个词用来说明医学最为贴切:"厚德载物"、"止于至善"。同样,医者可以进入达圣境界。

中国古代流传着"悬壶济世"的故事。① 壶公不为名利、不为权位,以自己的全部精力与生命,以精湛的医术奉献于病人,拯救生灵。医学技术发展的今天,医者追求达圣的人文价值,当然不必跳入悬壶之中,也不必一日而遇七十毒。正如台湾作家张晓风所说,他们常忙于处理一片恶臭的脓血,常低俯下来察看一个卑微的贫民的病容。只要心系病人,一份责任、一个笑容、一句安慰、一份耐心、一份理解都是达圣的桥梁。一个追求圣洁境界的医者,在行医的过程中,对医学科学精神和医学人文精神的关系便会有着深刻的感悟,对人的生命有着由衷的敬畏。同样,在对病人奉献及关怀的过程中,在守护他人身心健康中,会因为感到守望住自己的精神家园而感到满足。

二、中华医学的生命伦理学的批判性反思

面对经济、文化全球化与道德多元化,中华医学生命伦理学有着深邃而有益的伦理思想,但是也面临着挑战。

首先,中华医学生命伦理学的功能定位问题。中国伦理学在探究伦理学本质规律及其发展应用的同时往往也承担着思想政治教育的重要任务。而我们之所以要发展生命伦理学,生命伦理学之所以备受青睐,是因为它凸现人的地位,彰显人的价值和尊严。然而,当下中国过于追求经济的发展速度、科技的发展水平,社会上不可避免地出现了漠视人的价值和尊严,把人当作机器和工具等令人不安的"异化"现象。重事实知识轻价值判断,重工具理性轻价值理性的现状让人担忧。生命伦理学如何唤起社会的人文精神,如何在经济社会中成为人的一个重要的精神家园是发展过程当中值得思考的难题。生命伦理学如何在履行特有功能的同时发挥其学科的独立性,实现诉求自由、正义、权利等的基本使命和人文诉求,这两者如何兼顾,是发展过程当中要解决的一个难题。

其次,中华医学生命伦理学的传统生命神圣论的考验。受中国

---

① 壶公乃是东汉时一位卖药的老翁,有道术,善用符治病。因常悬一壶于市头卖药,"药不二价"、"治病皆愈",故后世称行医为"悬壶"。《后汉书》卷八十二《方术列传》云:"费长房者,汝南人也,曾为市掾。市中有老翁卖药,悬一壶于肆头,及市罢,辄跳入壶中。市人莫之见,惟长房于楼上睹之,异焉,因往再拜奉酒脯。翁知长房之意其神也,谓之曰:'子明日可更来。'长房旦日复诣翁,翁乃与俱入壶中,惟见玉堂严丽,旨酒甘肴,盈衍其中,共饮毕而出。……后长房欲求道,遂随从入深山……"

传统德性文化影响,中国生命伦理学以人道主义为终极价值,提倡儒家的"医乃仁术",恪守救死扶伤的伦理原则。以人为贵、人命至重,是我国传统文化的重要理念。在传统中医学技术背景下,生命神圣伦理观在过去的医疗服务仅局限于患者个体治疗范围,医学道德只置于医患关系之中去考察的背景下,它得到了最大限度的奉行和应用。而近三十年,中国文化的德性传统遭遇西方权利文化的冲击。由于生命神圣论的伦理观所追求的只是个体生命的存在,只追求生命的数量(即个体生命的寿命或救活失去意识的个体生命的数目),如果单纯在这种伦理观的指导下,无论何种情况下保存生命、延长生命都是医务人员的天职;无论何种原因的放弃治疗、停止治疗、终止治疗,都会是绝对反对的和绝对禁止的。所以,在当今社会追求高度文明和人们对健康、对生活质量日益关心的今天,仅用生命神圣论去指导和规范医务人员的医疗行为,解决医疗中的医德问题,逐渐暴露出它的局限性和软弱性。例如,在临床诊疗工作中,只恪守生命神圣论的道德信条,那么对于诸如"植物"状态的人、极低出生体重儿、患有严重先天性缺陷的新生儿及患有绝症又进入死亡状态的病人,医生所能做的只能是不惜一切代价进行积极的救治。然而,这样做了其结果如何呢?一些严重缺陷儿无任何生命质量可言,延长的仅仅是患者的生物学生命,同时也使病人家属陷入了精神的痛苦和折磨中,以致心身健康受到了损害,也浪费了卫生资源,增加了社会的负担。

随着近代各式各样的价值理论的兴起和影响(新托马斯主义价值学、人格主义价值学、实用主义价值学、马克思主义价值学等),生命神圣论不再被当做唯一的生命伦理观。现在的中医学仍然需要生命神圣论,但不仅限于此。一种把生命神圣与生命质量相统一的崭新的生命伦理观,即生命价值论正在成为当代医学道德的主导思想,成为当代人类对人的生命的追求的主要依据。生命价值论着眼于人的生命的物质价值、精神价值和人性价值,整合多种价值,并以此作为衡量生命的个体效益和社会效益的标准。生命之所以神圣和具有神圣性在于它具有功效性,这种功效性最终表现在它的价值性上,是由它的价值性的大小来体现的。同样,生命质量的高低也是与人的功效性密切相关的,最终也是由人的生命价值性的大小来表达的。中国生命伦理学在理论的发展中是恪守传统的生命神圣论还是以生命价值论作为医学实践的主要指导思想,需要多方面的讨论。

　　最后,中医生命伦理学面对全球价值多元化的价值取向。随着经济全球化与文化全球化,后现代主义思潮伴随着多元化的道德观对中国社会产生了不小的冲击。西方除了生命价值论,还有如功利主义、直觉主义、自由主义、相对主义等伦理学方法都在深刻地影响着中国生命伦理学的发展方向。传统中医医德有必要进行现代化转化。在中医医德中单向重视医务人员的医德,而缺乏当代所重视的对病人权利之尊重。病人权利是指一个人在扮演病人角色后应该享受的权利和利益。病人权利既有法律学的意义,更有伦理学的意义。其实,究其根本,这种所谓的对病人权利的模式,与传统的医患关系模式与状态有着紧密的关联。传统的医患关系中,医生几乎拥有绝对的权威,这源自于传统医者良好的德性与精湛的医技,病人出于对医者的尊重和信任从而对医生惟命是从,所以医生不仅可以指定医疗措施,还可以决定在病人身上用哪种方案和怎样执行方案。基于良好的医患关系,病人愿意听从医者,淡化自己的想法。随着医学知识的普及,特别是病人权利意识的增强,医患关系的民主化趋势越来越明显,病人自主决定的要求越来越强烈,病人面对多元化的社会,会思考、会质疑,这就要求医生充分尊重病人的自主选择,将医疗措施和方案的选择权以及是否要接受治疗的决定权交予病人。

　　正如有学者所看到的那样,"当生命伦理学追求普世价值时,它担心失去本土文化而缺乏根基;而当其崇尚多元、保持自身民族和地区特色时,又担心难以融入国际社会而期望某种具有约束力的普世价值规范"①。如何汲取传统资源,如何看待西方传入的哲学思想包括个体权利的主张,如何面对文化的变革,当下的中医生命伦理学在文化多元和全球化的境遇中面临如何发展的挑战。

第二节　中西生命伦理思想比较

一、西方生命伦理学的发展及其特点

　　20 世纪 70 年代,波特(Van Rensselaer Potter)的《生命伦理学:

---

　　① 杜治政:《文化多元与全球化境遇中的生命伦理学》,科学文化评论,2008,5(4):45.

通往未来的桥梁》(Bioethics：Bridge to the Future)正式出版,在此书中第一次提到生命伦理学的概念。之后学界达成共识,将这个词汇定为这门学科的专有名词。事实上,生命伦理学学科的诞生是个复杂的过程,期间充斥着医学人文主义的兴起、医学技术的发展带来的新问题、病人权利运动、医患矛盾的凸显等等。由于中国生命伦理学的诞生与西方传入的相关性,加之必然面对的共同性问题,把握中国生命伦理学的发展的同时必然要对西方的生命伦理学持以必要的关注。

国外对于生命伦理学的研究从学理层面和实践层面看,发展都较为迅速。

从学理层面上看,首先,从宗教的角度对高新生命科学技术进行伦理上的批判和评价。西方主要以基督教为代表,东正教、天主教以及新教都有各自的宗教学者代表从各自的信仰和教义出发对高新生命科学技术进行回应:或者抨击某些具体的高新生命科学技术对上帝教义的亵渎;或者将宗教教义世俗化,为高新生命科学技术的发展和应用提供底线伦理;或者直接创建纯粹的程序性生命伦理学来协调高新生命科学技术的发展对不同文化的冲击,如东正教生命伦理学家提出的"俗世伦理学"和"行善原则"。

其次,偏重于理论思辨的哲学化解读。对于技术本质的探讨是当代哲学不可回避的一个重要方面。如汉斯·约纳斯在《技术、医学与伦理学》一书中所表述的观点,即"哲学伦理学可以以自己的力量同新的技术力量进行针锋相对的斗争"。约纳斯提出责任伦理这一概念之后将视角转向了医疗技术领域,在此书中详细地讨论了克隆、优生、基因技术等现代医疗技术面临的伦理问题,并给出了自己独到的见解。

再次,偏重于学理讨论的案例研究模式。西方主流的生命伦理学研究模式是借助于案例讨论,并建立在原则论基础上的一套理论模式。这方面具有代表性的著作包括:彼彻姆和查尔里斯的《生物医学伦理学的原则》、罗纳德·蒙森的《干预与反思:医学伦理学基本问题》、格雷戈里·彭斯的《医学伦理学经典案例》等。主要的研究机构包括肯尼迪伦理研究所、哈斯汀中心以及各高校的医学人文系科。具有代表性的理论期刊包括:《医学与哲学》、《理论医学与生命伦理学》、《生命伦理学》、《基督教生命伦理学》、《临床伦理学》等。

从实践层面上看,偏重于政策咨询层面的伦理与立法探索。这个维度是生命伦理学诞生之初的主要视角与关注点所在。生命伦理学诞生于上个世纪后期的美国,该学科的产生与医疗技术的进步有着密切的关联。正如美国著名生命伦理学家佩里格里诺指出的,"生命伦理学诞生于 20 世纪后半叶,她在道德和科学革命这池不安的浑水中受洗。它是由医学自身的变化而产生的……第一次,医生发现他的病人在道德上是陌生人……"在美国,早在 1974 年就设有国家级别的生命伦理委员会,美国也是世界上生命伦理学发展最为迅速的国家之一,自成立第一个国家级的生命伦理委员会以来,相继设立了 6 个相似性质的委员会,为生物医学技术发展所涉及的社会、伦理和法律问题提供咨询,也为美国的高新生命科学技术的发展提供了价值论争的场所。如小布什建立生命伦理学总统委员会(President's Council on Bioethics, PCB)的动因即是解决是否支持干细胞研究这一问题。国家级的生命伦理学委员会为当代医疗技术产生的问题提供了有力的价值论证。同时,正如著名的贝尔蒙三原则是起源于听证制度一样,生命伦理学以及相应的司法判例都得益于生命伦理学委员会的建立。

总体而言,西方对于此领域的研究比较深入,并且是原发的、基于自身文化基础上的理论探讨与实践。而该领域研究最新的趋势是结合自身宗教、文化、种族等差异性进行深入的探讨,并对高新生命科学技术的本质进行哲学化的追问与反思。

二、中国生命伦理学发展及其特点

20 世纪 80 年代生命伦理学传入我国,其代表性事件是第一本以生命伦理学命名的专著出版(邱仁宗:《生命伦理学》,上海人民出版社,1987)。此书详尽地描述了医疗技术发展过程中产生的伦理问题,包括辅助生殖技术、生育控制技术、遗传和优生技术、有缺陷的新生儿的处理方式、器官移植技术和行为控制技术等具体问题。此书的出版可被视为中国生命伦理学作为一个学科出现的标志。同时,书中给出的难题和挑战模式的思考,也是国内最早对于医疗技术发展的伦理问题进行研究的一个基本范式,对于中国生命伦理学的发展具有开拓性价值。近来,由于高新生命科学技术的迅猛发展包括生命伦理学学科的发展,国内对此课题的研究也逐步增加。如上世纪 80 年代对于安乐死的大讨论(包括随后的汉中安乐死案件等具体案例的发生)、90 年代的脑死亡问题争议、人工辅助生殖技术产生的问题等,都推动着我国生命伦理学的发展。国内在 80 年代之后大量引入西方生命伦理著作,召开了数次重要的学术会议,在全国的医学高等院校基本都建立了医学伦理学和生命伦理学的研究机构,培养了一批具有医学和哲学双重学术背景的研究人才,创办了《医学与哲学》、《中国医学伦理学》、《医学与社会》、《医学与法律》等专业期刊,在《中国社会科学》、《伦理学研究》、《自然辩证法研究》等重要期刊上也都开辟了相关专栏进行讨论。

在这一领域进行学术研究的成果也比较丰富,如 90 年代在《医学与哲学》杂志上围绕试管婴儿、器官移植等现代生命技术伦理问题开展了一系列讨论,发表了一系列重要文章。其他比较重要的成果有邱仁宗《生命伦理学》,杜治政主编的《守住医学的疆界》,翟晓梅、邱仁宗主编的《生命伦理学导论》,许志伟《生命伦理——对当代生命科技的道德评估》,孙慕义《后现代卫生经济伦理学》,杜治政、许志伟主编的《医学伦理学词典》,甘绍平《应用伦理学前沿问题研究》,何伦、施卫星主编的《现代医学伦理学》,高兆明、孙慕义《自由与善:克隆人伦理研究》等一系列著作,以及诸多学者就生命伦理学理论以及具体高新生命科学技术问题所开展的研究等。总体而言,当代中国生命伦理学领域已经出现了理论研究、实践研究、政策参与、人才培养等全方位学术建设的高潮,在理论研究方面也基本出现了包括基础理论、具体问题和实践策略研究三位一体的大格局。

随着问题的深入,国内相关领域的研究出现了两个重要的趋势,一是由于高新生命科学技术发展以及其他方面而带来的生命伦理学的学科属性及其发展问题,比较典型的成果有孙慕义和新西兰的聂精葆等对这一问题展开的系列讨论。其二是立足国情,辩证对待西方对于高新生命科学技术伦理问题的观点,用本土化的方式回应本土伦理问题。这主要是由于医疗技术的发展虽然可以是全球同步的,但由此引发的伦理问题却是具有深刻的文化和地域差异的。其中最为典型的是香港学者范瑞平《当代儒家生命伦理学》和台湾学者李瑞全《儒家生命伦理学》,以及内地学者如程新宇等进行的回应性研究。

但就总体而言,当代中国生命伦理学还很不成熟:学术讨论中充斥着广泛的争论与冲突,至今没有形成核心的价值观和公认的道德结论,理论体系的建设也并未获得成功(孙慕义,2002,2004)。香港学者范瑞平更是提出了非常尖锐的批评,认为中国生命伦理学研究现状处于一个比较"幼稚"的阶段(范瑞平,2001)。这主要是因为今天在中国进行的生命伦理学研究主要还是引入了西方的范例,而没有形成一种真正有效的跨文化交流的知识系统,也还没有形成真正意义上源于中国文化传统的中国生命伦理学思考方式,同时还存在诸如不能够充分利用中国现状提供的挑战和机会,发现自己的问题并提出自己的观点,对中国本土学术话语的地位不够自信等方面的问题。

三、中西生命伦理学差异之解读

1. 文化根基之差异性解读

从人类认识发生学的角度来说,当人类近祖类人猿尚未转化为人类的时候,只具有动物意识,它们与周围的世界混为一体或物我不分,而主体思维的产生,正是人之为人而不再是动物时主体意识觉醒的结果。主体意识的觉醒在中西方传统哲学中都是比较早的,并在各个历史阶段不断被强化。但西方主体意识的觉醒,伴随着主客体的相分,中国主体意识却与人以外的大自然保持着千丝万缕的联系。主客相分和天人合一这两个哲学理论分别是西方文化和中国文化的内核和灵魂,它们的相异是全部中西文化差异的源头,这仿佛已经是一个不证自明的命题,如果我们寻根究底下去,可以追述到人类的童年发现些许源头。

神话是人类童年的印记,是人类敲打世界的第一块砖,它虽然具有孩童般的天真与幼稚,但透过它我们可以清晰地把握民族自身脱胎出来的遗传特性,也可以窥视民族初年在建构自己的文化世界时所体现出来的精神倾向,从而透视出民族文化价值体系的起点。① 它是一个民族在文明社会的门前,怀着极其复杂的心情,使劲叩门时发出的奇妙的声响,体现了人类对自身特殊的文化方向的选择。

(1)古希腊神话和基督教神话——有缺陷的人类

古希腊的神话给欧洲语言留下了两个得自神的共同概念:普罗米修斯原则和爱比米修斯原则。他们代表着人类起源的缺陷。普罗米修斯与爱比米修斯兄弟俩受众神委托适当地分配给每一物种一定

---

① 樊浩:《中国伦理精神的历史建构》,江苏人民出版社,1992年版,第62—63页。

的性能。爱比米修斯在性能分配过程中,留下了一个致命的遗憾:忘记了人类。当普罗米修斯来检验爱比米修斯的分配结果时,他看到的是赤身裸体,一无所有的人类。为挽救人类,普罗米修斯从赫菲斯托斯及雅典娜那里盗取了技术的创造技能及火,并送给了人类。宙斯闻之大怒,从此普罗米修斯被缚于山崖并遭受老鹰啄食肝脏,这个惩罚是因爱比米修斯的遗忘而起。因此,人类是双重过失——遗忘与盗窃的双重产物。爱比米修斯把人类遗忘,这过失是一个偶然事件,但对人类而言,从起源开始,就是一个有缺陷的起源。

对古希腊上述神话文本的解读,使我们触摸到人的限度:其一,在与动物的比较中,就起源而言,人没有任何与生俱来的属性,它的属性是一种因过失、缺陷而致的被给予,人是一个有缺陷的存在;其二,人必须远离缺陷,远离的方式就是借助普罗米修斯的火与技术创造技能,所以说没有技术就没有人。事实上,普罗米修斯和爱比米修斯两原则标志着人的代具性①的存在。作为人的代具性技术没有一个无所不包的种,技术的发展生成过程就是技术的生成过程。因而人的代具性决定人必然随技术的发展历史在自身的发展过程中获得自身的属性,这就是"后种系生成"概念的全部含义。② 人是一种缺陷存在,技术弥补承担了这一缺陷。希腊早期神话说明人类的诞生一方面是缺陷的,一方面伴随着启示人类要用技术理性弥补的先天观念。

希腊神话是一种哲理性的文化,西方文化的哲学突破也是以古希腊文化的神话——宗教为背景和前导而发生的。公元前八到六世纪的赫西俄德(Hesiod)的《神谱》(Theogony)中的神话思想、奥菲斯教(Orphism)的神话——宗教思想和斐瑞居德(Pherecydes)的神话——宗教思想构成了这种背景和前导。③ 作为古希腊形而上学的

---

① 这种代具性简而言之,即指失去某个肢体的躯体对某种不属于躯体本身的外部条件的依赖。人只有依靠技术、运用工具以补身体之不足。按照生物学的解释,任何物种所具备的一切特征均先天地包含在胚胎(种)之中,其生成无非就是通过不同阶段的发育,展示物种生来具有的特性。然而就作为有缺陷存在的人而言,它的特性并不是一开始就具备,它就是无属性。参考(法)贝尔纳·斯蒂格勒著,裴程译:技术与时间,译林出版社,2000年版。

② 参考(法)贝尔纳·斯蒂格勒著,裴程译:《技术与时间》,译林出版社,2000年版。

③ 参考汪子嵩等:《希腊哲学史(第1卷)》,人民出版社,1988年版,第72页。

准备,这种神话—宗教思想可以表征为密切相关的两点:把人和世界分离开来并对立起来,以及把思辨引向仅仅关注客观世界。

关于人的诞生问题,基督教的《圣经·创世纪》部分记载:宇宙天地未成形之前,黑暗笼罩着混沌空虚的世界,上帝花了一周的时间将这个世界以及万物一一造出。人是上帝按照自己的形象最后被造出,取名亚当,后来又造出女人夏娃。这本该是个美丽的神话,但也是这个神话给予人罪恶的本质。故事没有结束。本来亚当、夏娃在伊甸园可以享受无穷无尽的人生,但他们听信蛇的诱惑,违背了上帝的旨意,偷吃了伊甸园的禁果,被上帝察觉后受到严厉的惩罚,被逐出伊甸园,并且一生都要赎罪。基督教文化中,人是罪恶的载体,它的罪恶更明显地是反映在灵魂上的罪恶,需要灵魂的救赎。

(2)中国神话——命运与神相通的人类

在中国,盘古开天辟地和女娲造人的神话传说家喻户晓。人类诞生前混沌一团,盘古孕育其间,若干千年后盘古将混沌不分的天地分开,而其本人随着演化为除了人以外的世界万物。女神女娲用黄泥,按照自己的形象不停地做人。人的身体虽然小,但因为是神创造的,相貌和举动也有些像神,和飞鸟走兽都不同。这样,看起来似乎有一种管理宇宙的非凡气概。女娲将那些小人儿分为男女,让男人和女人配合起来,叫他们自己去创造后代,这样,人类就世世代代绵延下来。女娲造人后,曾发生半边天空坍塌的事件,于是又有了女娲为了拯救人类而用五彩石补天的神话。

将中西方神话进行比较不难看出,作为西方文化源头的基督教文化和希腊文化,两者的共同之处可以归纳为两点。其一,主客相分。人与周围的自然环境是相对独立的,周围环境是人的认识对象、作用对象。其二,都表达了人是有缺陷的思想:希腊文化强调了生理上的缺陷,是西方重视技术发展的文化契机;基督教文化更多指向心灵的缺陷,这是西方传统哲学的高度发展的动力。在中国文化源头所表现出来的是天人合一和人为天下贵的思想。中国人有着像大山一样的父亲盘古和大海一样的母亲女娲的呵护。天地万物包括人本来就是混沌一体的,因为都是盘古的一部分,它们之间保持着千丝万缕的联系。自然是既定的,不用寻根究底,但要敬仰;人所生活的环境,无所不缺,足够满足人类的生活所需,大自然一旦出现灾难性的问题自然由女娲这样的母亲来解决;人是最完美的,因为人的形体是照着神的样子而来,自然比动物高一等。从神话这样一个文化源头开始,就界定了西方"主客相分"和中国"天人合一"的文化基调,并各自发展演化。

西方的主客相分,首先表现在客观世界二分为本质和现象两界。西方的本体论把客观世界隔离开来作为形而上学建构的对象,旨在认识自然界,也就是从自然本身来解释它。这样,本体论作为关于"第一性"的学说天然地要把客观世界划分为现实的自然现象和作为其"本原"的本质世界。前者流变无序,无知识可言,只有后者才是可认识的。亚里士多德说明了这一点:"形式理论的倡言人是因为相信赫拉克利特(Heraclitus)学说的真理性而提出这种理论的。他们认为,一切可感觉事物始终处于流变状态之中,因此,如果认识或思维要有对象,那么,除了可感觉事物之外,一定存在着某些别的长存实体;因为,对于处于流变状态的事物,是无知识可言的。"①其二,在认识论上,西方的本体论实际上把客观世界与人分离开,形而上地把它建构为人的认识对象。认识论则把人作为认识的主体形而上地建构起来,所以说,西方的形而上学根本上是围绕人作为主体对于客观的本质世界的认识这个问题展开的,这便铸就了西方文化的科学品格。如在柏拉图那里,本质世界是作为思维主体的认识对象建构起来的,这种理智主体更被笛卡尔以其"我思故我在"的著名命题建构成"思维实体",从而与客观本质世界相对立。这样,与客观世界对立的认识主体作为理智主体是"心人"。莱布尼茨、洛克、休谟、康德先后又都沿这样的认识论路线把这"心人"建构成"理智"(understanding)、"纯粹理性"(pure reason),及至维特根斯坦,更把主体建构为"无广延的点"的形而上的"我"。从方法论上讲,西方注重逻辑推理和实证分析。

与西方主客相分截然不同,中国的先贤认为,尽其心者,知其性也;知其性,则知天矣(《孟子·尽心》)。人生的最高境界,就是成为圣人,而圣人的最高成就就是个人与宇宙的同一、人与自然的融合。②中国人不认为宇宙是外在的,不承认人与自然的对立,而是认为宇宙与人相通,自然与人互为一体,研究宇宙即是研究自己,所强调的是"万宗归一的整体宇宙观"。中国主流文化中,并非没有主体性,只是其主体性不是以"主客体相对立、相分离为特征的主体性,而是以主

---

① W. D. Ross (ed.). *The Works of Aristotle*. Vol. 8, Metaphysics, 10078b13—30, Oxford University Press, 1928.

② 张岱年:《中国哲学史大纲》,中国社会科学出版社,1982年,第6页。

客体相统一、相融合的主体性"。另一方面,在万宗归一的整体宇宙观中,人最为贵。从孟子的"万物皆备于我",到董仲舒的"人之超然万物之上,而最为天下贵也",到陆九渊的"万物森然于方寸之间,满心而发,充塞宇宙",到王守仁的"人者,天地万物之心也;心者,天地万物之主也"等,莫不表达了这样的思想。这种主体性实质上就是一种主体意识,是一种意识存在体。中国传统哲学比较注重人的生存与发展,这是难能可贵的。然而,强调人的主体地位却成了过分强调主体而忽视对客体功能与特性进行精确认识的契机。这种天人合一的整体宇宙观反映在思维方式上,即中国人在看待客观事物时,强调要用整体的观点,因此中国人重综合性思维,轻分析性思维,譬如,孔子的"仁"、老子的"道"、墨子的"兼爱非攻"等无不是归纳概括的结果。①

中国传统文化是以儒家为主,佛教、道家以及其他传统文化元素作为补充的多维结构。这种多维结构对当下的中国社会仍然保持着深远的影响力。儒家伦理精神体现出来的是一种德性,它的特点在社会伦理上表现为家族本位,在个体道德上表现为情感本体,在价值取向上表现为整体至上,在精神性格上表现为道德性的进取,修身养性,自强不息,最终达到"至善"的境界。② 以儒家为主的多维结构体系形成中国整体至上的文化价值特征,从而也形成了中国生命伦理学的价值指向特征,而当代西方的生命伦理学研究不可避免地带有宗教文化、西方理性主义、自由主义以及个人主义的印记。

2. 信仰与宗教文化的差异

一个民族的文化风格在很大程度上是由其宗教信仰和理想决定的,宗教化的伦理观念同其他真理一样,都触及人类思想深层并最终作用于人的行为。每一民族都把自己民族的宗教真理视为最高最神圣的最不可动摇的理念,从而辐射开来形成这个民族某一特性和偏爱。③ 宗教是一个象征系统,一套礼仪,一系列道德原则或参与社会实践的程序规范。无论闪米特人的排他型先智宗教,印度渊源的吸收型神秘主义宗教,还是取向哲理的中国内向型宗教均无例外。

---

① 梯利,葛力译:《西方哲学史》,商务印书馆,2000 年,第 5 页。
② 樊浩:《中国伦理精神的历史建构》,江苏人民出版社,1992 年,第 41—42 页。
③ 孙慕义、黄钢:《比较医学伦理学的宗教伦理学论纲 1》,中国医学伦理学,1996(4):29.

中国是以道德代宗教的国家,中国人的伦理态度,举止行为,做人的准则,怎样对待生、死、病痛,怎样对待医生与病人等方面,俱受到儒释道的影响。西方医学与基督教密不可分,离开宗教文化,不可能认识医学道德文化背景。中国医生从来都十分敬重精神问题,他们敬天法祖,也可能尊儒重道,仁慈、公正、节制、忠诚、慎独其身,其所行善德皆为病家之生命。而基督教的爱他人如爱自己,奉守十诫,为永生而爱病人的人生目的、救赎与圣化与孔孟、穆圣、老庄、佛释互补互益。中国的医生虽并不把儒学作为宗教,但他们深知这种传统道德的无形约束力和神圣性。当然,近代以后,西方基督医学的渗入和替代,汇通和影响了中国的医学道德文化,儒化了的基督教或基督教化了的儒学自有其特殊的美学、道德、政治内涵,它显然已对医学教育、医学道德、医生的做人与自我发现以及人的尊严、价值发生了作用。[①]

西方宗教的良心与良知是上帝赋予的,它是一种法律的声音,是神的旨意,是人的灵魂支配部分。良心是上帝写在人心中的法。医生责任感就来自于这种良心,这是具有强制性的法。如果你是医生就必须"对普遍道德律予以尊重"(康德),它是"道德的自我决定"(叔本华),它"与幸福、利益、关系相联"(费尔巴哈),"无论主观、客观都是善:伦理意识"(黑格尔)。美国著名生命伦理学家恩格尔哈特在第三届生命伦理学国际会议的论文中谈道:"继西方基督教文化之后形成了世俗的西方文化。这个文化从一千年前的基督教中继承了反对堕胎干涉的严格禁令","后来,这种传统基督教的禁止立场与西方基督教的强烈理性信仰相结合,提供了一个流产为邪恶的理性推理标准","特定的西方基督教背景建构了目前世俗道德情感和直觉,期待着这些问题应该得到确定的理性的合理的答案"。[②]由此可见,宗教文化对西方当代文化的影响是根深蒂固的,在西方大多数的生命伦理争议,包括安乐死、人工流产、人工辅助生殖技术、胚胎干细胞研究等种种伦理争端,皆因与宗教传统冲突而起,有的是不同教派之间的冲突。而在中国看待西方的某些冲突时,其实是没有太多的深刻感触的,正如恩格尔哈特所言:"对于处在西方道德霸权的边缘,反思关于干细胞或其他研究及其治疗目的的早期胚胎使用的可行性的人，这些争论是令人迷惑的。"①所以，如果不结合西方的宗教文化背景，就不能达到对西方伦理文化的深刻理解。换句话讲，西方的生命伦理学思想在西方本身再引起多大的反响，也并不意味着就可以完全适合中国。

3. 意识哲学与身体哲学之差异

与西方传统的意识性哲学不同，中国古代哲学乃为一种身体性哲学。该哲学不仅从身体出发以其突出的此在、性感和历时的性质而与西方哲学形成鲜明的对比，而且其哲学的整个历史亦循着一种迥异于西方哲学史的理路而展开。这种"身体性"表现为中国古人一切哲学意味的思考无不与身体有关，无不围绕着身体来进行，还表现为正是从身体出发而非从意识出发，中国古人才为自己构建了一种自成一体，并有别于西方意识哲学的不无自觉的哲学理论系统。我们看到，这种"身体哲学"不仅是对中国哲学本来面目的真实还原，同时，还使其以一种"准后现代"的气质与特性，与西方后现代主义范式的哲学殊途同归，并从中体现出一种不无前瞻和具有现实批判眼光的人类新的时代精神。②

如果说西方传统哲学是以意识→范畴→宇宙这一模式来构建其哲学体系的话，那么中国古代哲学则是以身体→两性→家族来构建其哲学体系；如果说西方传统哲学是以事物之还原的分析主义为其哲学方法的话，那么中国古代哲学则以生命之生成演变的系谱学为其哲学方法。因此，无论在体系上还是在方法上，中国古代哲学都打上了极其鲜明的身体烙印。③ 中国"家"的概念具有几乎与"身"完全同旨的本体论概念。中华伦理学离不开对中国"家"文化的剖析。家文化具化成中国特有的如血缘文化、家族本位、孝文化等，无疑对当下的中国社会有着根深蒂固的影响，势必会影响到医疗卫生领域，从而会形成中国特有的生命伦理问题。

4. 平等和差等——博爱与仁爱的人伦关系之差异性解读

在西方，个人主义有着悠久的历史渊源，平等、自由与博爱是西方人伦关系的主要历史轨迹。而在中国，人情主义、血缘文化与家族

---

① H. T. Engelhardt：《道德冲突世界中的生命伦理学：基本争论及干细胞辩论的要点》,医学与哲学,2002,23 (10)：4—5.

② 张再林：《走向身体哲学》,江苏社会科学,2008(3)：24.

③ 张再林：《走向身体哲学》,江苏社会科学,2008(3)：25.

本位虽历经历史的修正,但仍然在社会范围中起着主要的主导作用。在中国传统社会中,血缘关系是社会的基本关系。①

西方宗教强调个人意志、个人利益。基督教的平等意识是当代西方医学伦理学的最重要理性基础;正因为平等才格外重视每个人的权利,尊重病人作为人的自主选择权,使他们知情,无论他们同意还是拒绝,都不可侵犯。因为"世上一切人不分男女老少,都是上帝的儿女",在"上帝"面前,包括一切人类或兄弟,不管其贫富贵贱,地位高低,我们有一位神,就是父,万物都本于他,我们也归于他;有一位王,就是主耶稣,万物都借他有的(罗马书 13:1—2)。圣经只在人与神之间划分等级,仅确立一神一王,而在人与人之间无高低之差异。上帝面前任何人都有罪,无任何君王之别,人人是上帝的仆人。人与人应"谦逊,温柔,忍耐,用爱心互相宽容,用和平彼此联络,竭力保守圣灵所赐合而为一的心"。(以弗所书 4:2—3)西方宗教对个性的承认与保护所形成的欧洲 13 至 14 世纪的任侠之风,以及 17 至 18 世纪的人权主义都是个性崇拜的突出表现,都是医学道德的思想来源。有利无伤、知情同意、生命自主、保密与公正等医学伦理学基本原则概发于此。②

西方生命伦理学更着眼于宏观的社会道德秩序,直接面对广泛的公共道德生活。康德的尊重(人)伦理是特别指向公共生活的人伦关系的。对于现代人来说,公共生活和私域生活是现代社会生活中的两种存在形态。在私域生活中,人们交往关系的对象都是一个同我处于特殊关系中的单数的他者,是一种私人的联系,每一私人联系都是直接的、以感情为基础的,对应着特定的角色和特别的身份,并且要求个别的、直接的回应性;在公域生活中,典型的交往关系是一个人同陌生人的关系,对个体来说,所谓陌生人是没有感情关系的人,我同这个陌生人与那个陌生人的关系是没有差别的,交往的对象往往忽略其个性而显现为无差别的、一般的、复数的他者,也即一种普遍性的人格。③ 就西方来说,现代公共生活中民主制度的产生和发展,其基点是构建并保护公民的政治资格和道德人格的平等。它依赖于由康德率先确立并得到后世思想家一致认肯并极大地影响了西

① 樊浩:《中国伦理精神的历史建构》,江苏人民出版社,1992 年,第 7 页。
② 孙慕义、黄钢:《比较医学伦理学的宗教伦理学论纲 2》,中国医学伦理学,1996(5):60—61.
③ 廖申白:《儒家伦理与公民伦理》,哲学研究,2001(11):68.

方文化的个性及其价值观走向的"个体理性"原则。①

　　中国的文化传统缺乏广泛的公共道德生活背景。中国重视德性,注重个人的内在生活和自我与他人的关系,采取的是一种特殊性立场,着眼于从个人行为者出发来构想个人与个人相互对待之理,探索作为追寻美好生活的合乎德性的行为以及美德诸方面。而规范伦理学则更关注社会公共生活,主张社会是一个依靠制度和规则可以不断扩展的合作体系。它采取一种"非个人性"的普遍性立场,探究以维护、促进社会合作秩序为目的而人人都必须遵守的普遍规则及原理,以及它所导致的权利和责任。在现代道德体系中,受西方理性文化的影响,对人格尊严的尊重是一种标志着现代性特征的价值立场的表达。这种价值立场来自于所有人的普遍权利,它以现代道德理性精神为基础。② 中国传统血亲人伦规范和等级人伦规范在传统伦理中拥有的那种根本至上性与现代道德理性精神之间存在着一种历史理论的断裂,符合中国的现代社会的道德要求:即使在父母子女之间也必须首先保持一种平等人格的关系,在此前提上再进一步依据血缘亲情的特点,建立起更为密切的伦理关系。

　　自然的,受平等观念的影响,西方传统医学强调博爱。医生对病人的爱,应是平等的爱,视其为兄弟。中国传统医学强调仁爱,以"尊尊"为核心。仁指忠恕,指"克己复礼",与平等、博爱不同,仁爱是上对下之爱,中国人尊尊有序、亲疏有别的宗法伦理思想却被作为"人道之大者"。

　　西方讲究医患的平等,称"求医"为 see a doctor。受儒道与中国化的佛家思想影响,在中国,病人是被施恩之人,病人治病称"求医",即肯求医生的恩赐和施舍。西方医生通过为病人诊治,得到上帝的宽恕,以此编织成群体为上的思想体系,具有浓厚的宗教色彩,医生用对病人的爱,求得上帝的大爱,由此医生的灵魂得救;中国式的见于医,疚于医,有愧于医,医生的神圣性得到保证,但是对于病人,无自尊感与独立性③。

　　中国学者黄建中先生曾在《比较伦理学》一书中概要归结了中西

　　① 廖加林:《尊重——公共生活的基础性道德价值》,道德与文明,2008(6):24.
　　② 刘清平:《儒家伦理与社会公德》,哲学研究,2004(1):37—41.
　　③ 孙慕义、黄钢:《比较医学伦理学的宗教伦理学论纲 2》,中国医学伦理学,1996(5):61.

方伦理学的五个重要区别:中国的伦理与政治结合,西方的伦理与宗教结合;中国的道德以家族为主体,西方的道德以个人为本位;中国道德主张义务平等,西方道德主张权利平等;中国重私德,西方重公德;中国的家庭崇尚尊敬,西方的家庭崇尚亲爱。① 由于文化根基、宗教信仰、哲学向度存在差异,所以中西人伦关系表现出截然不同的特征。

第三节 中华医学生命伦理多元结构的历史命运

面对西方生命伦理学的发展势头,中华医学生命伦理学发展方向如何? 要回答诸如此类的问题,首先应当对中国在生命伦理学的发展过程中存在哪些困境进行审慎的思考,方可正确把握生命伦理学的发展趋势。

中国生命伦理学经历了一个生成、发展和深化的过程,纵观 30 年,我国生命伦理学自其从西方引入起就成为伦理学研究领域的一个热门话题,也是成果较为丰富和最为活跃的一个学科。总体而言,当代中国生命伦理学领域已经出现了理论研究、实践研究、政策参与、人才培养等全方位学术建设的高潮,在理论研究方面也基本出现了包括基础理论、具体问题和实践策略研究三位一体的大格局。但是即便经历了多年的研究和探索,中国生命伦理学仍然没有进入到成熟的阶段。国际生命伦理学学会主席维克勒(Daniel Wikler)早在第三次国际生命伦理学会议(1997)上的主题报告——《生命伦理学和社会责任》中提出:生命伦理学已经历了三个阶段,第四个阶段正在诞生的过程中,第一阶段以某些专业行为准则的形成为标志,如不允许做医学广告、禁止诋毁同行等,此阶段应称为医学伦理学阶段;第二阶段是生命伦理学阶段,在这个阶段中,医生的处境发生了根本性的变化,古老医学职业中的家长主义、讲真话等受到挑战,生命伦理学家需要新的哲学理论和方法;第三阶段的生命伦理学延伸到卫生保健政策和卫生经济领域;第四阶段的生命伦理学可称为人口保

---

① 黄建中:《比较伦理学》,山东人民出版社,1998 年,第 83 页。

健的生命伦理学,它不仅像第二阶段一样包括专业行动准则、医疗工作者和公众,也像第三阶段超越了传统的医患关系范围,横跨生物和社会科学、人类和管理科学,而且还有自身的特点——高技术医学的出现和应用不是中心问题,而只是其中之一,不再注意医生的两难推理和谁能得到稀有卫生资源等难题,而将注意力集中在多种影响卫生保健的因素上。① 客观上看,维克勒对于生命伦理学阶段的划分基本上描述了生命伦理学的发展过程,如果按照维克勒的生命伦理学划分理论,中国生命伦理学的发展虽然可以归到第四阶段初期,但是没有经过第二、第三阶段的充分的认识总结和理论准备,而在当下的发展过程中,面临以下几方面的困境。②

一、理论困境

早在 1979 年,美国当代生命伦理学家恩格尔哈特(H. Tristram Engelhardt)首次访问中国时,曾敏锐地观察到,中国的医学伦理学缺乏对道德判断、观念和实践进行严格的概念上的和分析性的哲学追究。在其旅行报告中,他写下了对中国医学伦理学的初步观感和直率批评。恩氏概括道:"在中国,有许多诚挚而专注研究着我们美国毫无疑问属于生命伦理学的各种问题。可是,这些问题在中国并没有激起同样的睿智探究。他们缺乏一种批评和辩论的讨论道德和社会政策的基础,缺乏一种健全的哲学传统质询种种基本的约定,也不对伦理学和科学中各色主张作出根基性证明。"在恩氏看来,这种哲学反思精神素质的缺乏可能根源于:中国人和中国学者对多种不同道德系统的差异性缺乏广泛的体验;不习惯将确立某个单一道德体系的实际需要与通过比较发现不同价值观之间的智识长处区分开来;辩证唯物主义将道德和伦理的沉思从属于经济的力量。③

在恩格尔哈特作出以上评论的时候,中国的生命伦理学还处在传统医学伦理学的阶段,对于当时的中国而言是新兴的学科,理论基础的缺乏是必然的。但是,时至今日,中国生命伦理学仍然缺乏形而

---

①　Daniel Wikler:《第三次国际生命伦理学学术会议主题报告：生命伦理学和社会责任》,医学与哲学,1997,18(10)：546.

②　参考万旭、郭玉宇:《中国生命伦理学的当下困境及发展趋势分析》,中国医学伦理学,2012.12：563—566.

③　[美] H. T. 恩格尔哈特:《中华人民共和国的生命伦理学》,Hastings Center Reort(海斯汀中心报告),1980,10(2)：7—10.

上的深刻探讨,其理论困境主要体现在缺乏有力的哲学支撑。

首先,在中国,生命伦理学依然被广泛地视为应用伦理学。如果这一理解基于知识和学科分工的必要,强调生命伦理学不直接研究一般的伦理理论和命题,而主要关注医学实践中的道德困惑,则未尝不可。不幸的是,当人们强调生命伦理学是一门应用伦理学时,这每每成了忽视或逃避生命伦理学哲学反思功能和使命的一个遁词。当代的生命伦理学有着更广阔的内涵:生命伦理学应当对人的生命状态进行道德追问;对生命的终极问题进行伦理研究;对生命科学技术进行伦理裁判与反省;对生命,特别是人的生命的本质、价值与意义进行道德哲学解读。①然而,以为生命伦理学仅仅是一门应用伦理学,故勿须对医疗卫生的道德根基进行批判性和建设性的探索,实际上等于取消了生命伦理学本身。忽视医学伦理学的哲学反思特质,便使之沦为一块没有灵魂的学科。而当下,传统生命伦理学理论不断遭遇实践有效性的考验。究其原因,是因为传统的生命伦理学失去了与身体的联系。从现象学的视角看,自我的形成总是与身体的构造交织在一起的。因此,在身体退场的同时,生命伦理学也与自我的本质理解失去联系,不能很好地回应不同个体的需求和欲望。中国古代哲学为一种身体性哲学,该哲学不仅从身体出发以其突出的此在、性感和历时的性质而与西方哲学形成鲜明的对比,而且其哲学的整个历史亦循着一种迥异于西方哲学史的理路而展开。

其次,研究队伍的理论水平参差不齐。目前,我国业已形成了一股生命伦理学研究的热潮,但是生命伦理学研究的素养要求是多方面的,既需要哲学的理论基础,也需要对医学的认知,更需要纯粹的学术研究态度。不少人或者缺乏哲学、伦理学的学习背景,或者缺乏必要的医学领域知识的训练,或者只是迎合于现实的需要,于是在研究生命伦理问题的过程中,要么就事论事,触及不到问题的理论深处,要么只能停留在理论层面,脱离实践,无法起到指导实践的作用。诸多医学院校的《生命伦理学》或者《医学伦理学》教材相对陈旧,在深度与广度上都与生命伦理学的发展现状和趋势相脱节。

第三,诸多学者热衷于研究高新生命科学技术相关的热点伦理问题,忽视了对基本理论及其中华特质伦理学的探究。高新生命科

---

①　孙慕义:《生命伦理学的知识场域与现象学问题》,伦理学研究,2007
(1):48.

学技术的迅猛发展,必然引起很多新的伦理问题,这些问题值得重视。但是在关注这些热点问题的同时,我们也不可以忽略对中国生命伦理学基本理论问题的研究,而后者的研究基础直接决定着前者的研究水平。徐宗良教授指出,对具体的问题进行伦理判断,在对有关的准则、规范展开争议之际,着重对生命伦理学的理论和功能本身做一番认真的哲学思考,以及对其建设寻求强有力的理论支撑是十分必要的。① 正如美国学者古尔德所言:确定"应该是怎样"的前提条件必须依靠逻辑的连贯性,以及对前提条件存在的原因进行哲学的研究。② 这就意味着生命伦理学研究者应当对哲学(包括生命哲学、道德哲学,甚至宗教学)进行深入的研究,在此基础上梳理出生命伦理学内在的逻辑关系。

　　西方的生命伦理学研究呈现多元化趋势,各种体系的理论基础及应用原则不同程度地影响我国的学者。生命伦理学的理论基础包括医学人道主义、儒学人道主义、功利主义、道义论、人道功利主义等等③;在应用原则领域,包括比彻姆"四原则说"(自主原则、不伤害原则、行善原则和公正原则,比彻姆、邱卓斯,1989)、恩氏"四原则说"(允许原则、行善原则、拥有原则和政治权威原则,恩格尔哈特,2006)和"五原则说"(生命价值原则、善良原则、公正原则、说实话原则、个人自由原则,蒂洛,1985)。比较而言,对我国影响最大的是彼彻姆的四原则说,它普遍应用于医学院校生命伦理学的教材当中。也有学者立足于本土文化,对生命伦理原则的普世性包括直接套用西方的其他理论、原则进行质疑,"我们没有自由争鸣的风气,很少有认真的深入的批评,没有形成学派的良好土壤,寄生于西方语言霸主的思维习惯,永远是用西风压倒东风,在重大主题的讨论和条规的制订中不允许有任何不同的声音"④。诸多学者开始致力于在传统伦理资源当中挖掘生命伦理思想,构建儒家生命伦理学、道家生命伦理学等,逐渐形成本土化的生命伦理学体系语言。

---

① 徐宗良:《浅论生命伦理学理论的哲学之源》,道德与文明,2003(1):28.

② 转引自徐宗良:《浅论生命伦理学理论的哲学之源》,道德与文明,2003(1):28.

③ 李霁、张怀承:《中国近二十年生命伦理学研究进展》,湖南医科大学学报(社会科学版),2000.2(3):80.

④ 孙慕义:《汉语文化圈的生命伦理学批判》,粤海风,2005(1):34.

不少学者提倡反思现有的生命伦理学体系,进行本土化的理论构建,并且已经在探索当中。也有学者指出,应当看到生命伦理学与医学人文学的内在联系,并在生命伦理学的发展中嵌入医学人文思想。这样,可以为生命伦理学的发展提供方向性的保证;应当切实地坚持挑战与回应的模式,保持生命伦理学的实践指向,直面医学与社会互动中的冲突。① 生命伦理学本土化是在研究过程中亟待解决的问题,也是必然趋势,但历来学习西方模式思维惯性的存在,本土化的构建举步维艰。我们不可盲从一家之言,应当立足于本国,面向后现代与道德多元化,探寻适合自身发展的路径。

中华本土化生命伦理学是中国生命伦理学自身发展的必然趋势,正如美国学者恩格尔哈特评论的:中国有着深厚的传统伦理资源,应当重新获得和吸收其自身的文化资源,从而可以通过自己的文化语言重新预设生命伦理学弘扬的意义。②

中华生命伦理学的身体伦理学方法构建是一个艰巨的理论工程,难点主要体现在两个方面:其一,对中国传统哲学思想及其生命伦理学思想如何进行身体学为主线的提炼和当代阐释? 其二,提倡中国生命伦理学的身体伦理学方法到底是对中国本土哲学的批判性继承与复归,还是对当下西方后现代文化背景下身体学兴起影响下再一次的亦步亦趋之物?

因此,对生命伦理学理论和原则进行哲学探索并随着经济、科技、文化的发展进行理论创新,是生命伦理学研究的一项重大课题。对于中国而言,尤其需要挖掘中国本土传统哲学如儒释道的生命伦理思想,同时发展中国特有的中医生命伦理学,这关系到中国生命伦理学发展的根本性问题。

二、实践困境

中国生命伦理学的实践困境在于对诸多重大生命伦理问题的研究似乎停滞在消化西方生命伦理学研究成果的讨论过程中,如卫生制度改革问题、高新生命科学技术带来的相关问题,乃至当下的临床医患关系问题等等。那些引自西方社会的生命伦理学原则在实践应

---

① 万旭:《当代美国医学人文思想兴起之探究医学与哲学(人文社会医学版)》,2009 年第 1 期,第 19—22 页。

② H. Tristram Engelhardt:《中国在生命伦理学领域坚持正义的道德任务》,郭玉宇译,孙慕义校,中国医学伦理学,2008 年第 21 卷第 5 期,第 157 页。

用的过程中也并没有达到预期的效果。对中国影响最大的是彼彻姆的四原则说。彼彻姆的《生物医学伦理学原则》对西方生命伦理学产生了巨大的影响。"自从它的第一版问世以来,它已经占据了生命伦理学,成为生命伦理学的主导"[1]。彼彻姆的四原则在中国同样引起了广泛的关注。在中国当下,四原则已经成为一种伦理思维定势并占有话语权威,它的伦理分析框架被各种教科书、案例集所采纳,并成为临床医生行医的重要伦理指导规范,俨然成为生命伦理学的圣经。

不可否认,四原则的引入有力地促进了中国学术界对于生命伦理学理论与原则的思考,但是在中国本土语境下,来自西方的彼彻姆四原则最多只能是一个相对的行动指南,在运用的时候也必须要考虑到中国的具体情况。有些学者在运用生命伦理学原则解决实践问题的时候,理论和实际问题联系不紧密,或者只是简单的套用。

而综观医学实践,僵化的原则主义显然不能解决很多重要的问题,如看病难、看病贵的问题、农民的基本卫生医疗问题、农民基本的医疗保险问题、人口的老龄化问题、艾滋病防治问题、我国人口性别比例失调的问题、青少年的性教育问题、青少年人流手术的规范问题、医疗公正问题等。解决这些实践难题,卫生制度改革是关键。中国的卫生制度能否像西方社会那样完全市场化,市场化后有什么样的伦理后果? 同时,高新生命科学技术所带来的伦理问题我们也不能忽视,在讨论的过程中必然要结合中国的文化语境去分析。中国的脑死亡立法、安乐死合法化的困境在什么地方? 伦理学如何给予合理建议? 人工辅助生殖技术的各种形式(人工受精、体外授精、代理母亲、DNA复制等等)在中国能否应用? 应用的限度又是什么?在应用的过程中应当有什么样的伦理规约? 等等。中国的生命伦理学应该结合自身的伦理思维积极去回答这些问题。

借鉴现有的国内外生命伦理学资源,结合中国国情,试图研究中国本土化生命伦理学发展路径。Taylor女士在2002年湖南召开的国际生命伦理学大会上指出生命伦理学存在着两条伦理路径,即基于原则的生命伦理学路径和基于关怀的生命伦理学路径[2]。中国的生命伦理学的发展关键问题不是在于选择原则伦理学还是关怀伦理

---

[1]　Bernard Gert, Charles M. Calver, K. Danner clouser. *Bioethics: A Returnto Fundamentals*. Oxford University Press,1997:71.

[2]　李霁:《多元文化空间中的生命伦理学》,伦理学研究,2003年第1期。

学,而是能不能构建出汉文化圈的生命伦理学。如何研究中国本土化生命伦理学的发展路径,现提出几点建议。

首先,对中西方生命伦理学发展脉络进行系统的梳理,呈现医学道德、医学伦理学与生命伦理学前后的衔接关系,以及生命伦理学发展的趋势;对西方伦理学发展过程中所面临的现实问题与中国将要面临的现实问题进行比较,并结合中国的文化背景把握中国生命伦理学发展的趋势。

其次,当下的中国生命伦理学可以分为两个层次。第一个层次,面对全球化趋势,发展程序性的道德规范,作为和道德异乡人合作的伦理规范体系。正如恩格尔哈特所言,人们实际上是在两种层次上过道德生活:(1)面对道德朋友时,采用具体的道德共同体层次,人们在其中达成对于良好生活的充满内容的理解;(2)面对道德异乡人时,采用俗世的伦理学层次,它是无内容的,因而有能力跨越众多不同的道德共同体。① 所以,每个人都应以博大的胸怀去过两种类型的道德生活:一方面坚守自己的道德信仰,按照自己的道德信仰去生活、去影响和劝说别人;另一方面,以宽容的态度去对待自己认为错误的行为,而不用强制手段去对待别人。恩格尔哈特推崇“允许原则”作为第二种道德生活的基本原则,表面上呼吁不要干涉道德异乡人的道德生活,其核心内涵是坚守自己的道德生活。可以转换成本土化的表述,“他所不欲,勿施他人”,“我所不欲,勿施予我”。第二个层次,立足于本国具体国情,面向本国现实的生命伦理问题,构建符合本土道德共同体的中国本土化生命伦理学体系。

最后,中国本土化生命伦理学应是符合中国实际的生命伦理学。一方面,中国的传统文化诸如血缘文化、家族本位,无疑对当下的中国社会有着根深蒂固的影响,势必会影响到医疗卫生领域,从而会形成中国特有的生命伦理问题,如红包、医托、就医的熟人效应;另一方面,在研究中国生命伦理学的过程中,也应当汲取本土化的生命伦理资源。“中国的生命伦理学需要根据中国现在在世界上所承担的角色和在市场领域中所承担的新的角色(这个市场对中国的复兴具有贡献)重新思考它的使命和它的意义。中国

① ［美］H. T. 恩格尔哈特著,范瑞平译:《生命伦理学基础(第二版)》,北京大学出版社,2006年版。

必将影响全球对道德和生命伦理学的反思,它在世界上的作用肯定不仅仅是经济的、科学的和技术的影响力,更是文化上的影响力。中国在文化导向与道德引领方面具有重要的道德责任。"①因为在中国传统文化中,蕴藏着极其丰富的生命伦理学思想,这不仅是东方或亚洲传统医学伦理思想的重要组成部分,也是世界医学伦理的重要策源地之一,如儒释道中丰富的生命伦理内容,应当合理汲取这些养分,形成特有的中国本土化生命伦理学。就传统文化对中国国民的影响,大多数的国人不会过着单一的儒家生活或者道家生活,而是应该是受儒家为主的,道家、佛教作为补充的三维结构的伦理生活根基,同时又受西方文化影响的伦理生活。所以,在构建本土化生命伦理学的过程中,我们也提倡多元文化,呼吁研究儒家生命伦理学、道家生命伦理学或者佛教生命伦理学,更应立足本国现实问题,面对高新生命科学技术的发展、后现代道德多元化,使用当下的伦理语言(汲取中外理论资源后进行本土化的转化)构建当下的中国生命伦理学。

我们不拒绝西方的生命伦理资源,从哲学基础的角度来说,西方哲学的思辨与理性传统值得我们借鉴,但我们应侧重于研究方法的学习,而不是套用具体的原则内容。

总体而言,构建中国本土化生命伦理学的事业任重而道远,但这是中国生命伦理学发展的必然之路。这里应明确的是,提倡中国化、本土化不是狭隘的民族主义,在文化多元化、道德多样化背景下,只有体现民族特征的,才真正具有生命力。

三、中国生命伦理学发展趋势

以上困境迫使中国生命伦理学界越来越注重于提出和思考生命领域中的伦理问题,而不再拘泥于建立某种普遍化的原则。对各个伦理问题的论证也不再只依赖于一个前提,而是依赖多种因素。中国生命伦理学在发展过程中应当把握以下趋势:②

1. 本土化与全球化互补

中国生命伦理学的发展既不可封锁自闭也不可以妄自菲薄,

---

① H. Tristram Engelhardt,郭玉宇译,孙慕义校:《中国在生命伦理学领域坚持正义的道德任务》,中国医学伦理学,2008 年第 21 卷第 5 期。

② 参考万旭、郭玉宇:《中国生命伦理学的当下困境及发展趋势分析》,中国医学伦理学,2012(12):563—566.

既不可无视全球化的文化浪潮而死守传统的德目，也不可照搬西方的价值系统，实施简单的拿来主义。当下的中国生命伦理学体系可以分为两个方向，即两个层次共同发展：第一个层次，立足于本国具体国情，面向现实的生命伦理问题，构建符合本土道德共同体的普世伦理规范体系，如儒家生命伦理学、道家生命伦理学等，坚守自己的道德信仰，按照自己的道德信仰去生活；第二个层次，面对全球化趋势，发展程序性的道德规范，以宽容的态度去对待道德异乡人的生活，用本土特色的语言可以表述为"他所不欲，勿施他人"①。正如恩格尔哈特教授所言，"中国在生命伦理学方面坚持正义的道德任务，首先应该重新获得和吸收其自身的文化资源，从而可以通过自己的文化语言重新预设生命伦理学弘扬的意义。"②汉语化的生命伦理学的重新铸造，无疑将会对一些当下起着主导作用的重要道德观念，即那些经常是不加批判的各种欧美的生命伦理学进行批判性的反思。这些曾经从西方出口，进口到世界各地的生命伦理学需要重新评价，这种重新评价需要包括对所谓的生命伦理学原则的重新审视，也包括对晚期欧洲文化革命中人权和人的尊严的俗世概念的重新审视。

中西生命伦理学如何糅合与对话？关于这一点，人类文化之系谱学理论解释得比较合理。人类文化之系谱学是指，人类文化乃为一宏观的并具有亲属性的文化家族，尽管每一个家族成员之间具有其文化的相似性，但这并不妨碍成员具有其不可还原、不可通约的自身特有的文化属性。③较之西方的意识哲学，什么是中国传统哲学自身特有的属性，这应当归结到中国哲学之根深蒂固的"身体性"（body of subject）之中去思考。因为中国古人一切哲学意味的思考无不与身体有关，无不围绕着身体来进行，正是因为对哲学的思考从身体出发而非从意识出发，形成中国哲学独特的"身体性"。中国古人为自己构建了一种有别于西方意识哲学的不无自觉的理论系统，即自成一体的哲学理论系统。我们看到，这种"身体哲学"不仅是对中国哲学本来面目的真实还原，同时，还使其以一种"准后现代"的气质与特

①　郭玉宇、孙慕义：《恩格尔哈特俗世生命伦理学思想之简评》，道德与文明，2010(6)：62.

②　H. Tristram Engelhardt，郭玉宇译，孙慕义校：《中国在生命伦理学领域坚持正义的道德任务》，中国医学伦理学，2008.21(5)：157.

③　张再林：《走向身体哲学》，江苏社会科学，2008(3)：24.

性,与西方后现代主义范式的哲学殊途同归,并从中体现出一种不无前瞻和具有现实批判眼光的人类新的时代精神。① 后现代主义主张所有的身体存在本质上都是有漏洞的和不受束缚的,身体之间的差异不像传统的生命科学所主张的那样是自然给定的,而是通过纪律和调节的结合来维持的规范性。② 后现代主义身体伦理学关注的焦点在于普遍性和差异性体验的共同作用,它促使我们的注意力转移到医学实践中具体的活生生的身体。身体伦理学把活生生的身体作为人类生存的场所和空间,即活生生的身体既是疾病的场域,也是理解方式的场域。因此,活生生的身体为医学实践提供了全新的存在论、认识论、方法论以及伦理学的分析方式。

2. 多元化与规范化并存

后现代道德多元化是当下的客观事实。后现代主义在西方后工业社会时期出现,这是一种含混而庞杂的社会思潮。当代人在社会观、历史观、价值观和人生观上的巨大裂变悉数反应,除此之外,当代人在认知视野和方法上的根本变化也被一一揭示。就其社会形态而言,后现代主义反映了西方后工业社会即晚期资本主义社会所具有的一些全新特征;而从其精神状态来看,它则由新解释学、接受美学、解构哲学、法兰克福学派和女权主义的兴起而形成其文化氛围。与之相伴随的,乃是存在主义、结构主义、分析哲学和现象学影响的逐渐消退。③ 这种思潮从西方伊始,席卷全世界。多元化是后现代主义的标志性特征,因为后现代主义首先体现了思维方式的转变和创新。以哲学为例,德里达认为,哲学的第一任务就是对发生的重新激活。④ 后现代多元化又直接导致人们在选择上的多样性。后现代主义反对文化上的"霸权",倡导一种多视角看问题的思维方式,这对于避免思维视角的单一和僵化是必须的。但是随着医学相关高新生命科学技术的发展,在新技术带给具体个人裨益的同时,随之产生的社会负面效应更不可低估。

---

① 张再林:《走向身体哲学》,江苏社会科学,2008(3):24.

② 周丽昀:《身体伦理学:生命伦理学的后现代视域》,学术月刊,2009(6):24.

③ 卓新平:《后现代思潮与神学回应》,中国社会科学院研究生院学报,1997(3):40.

④ [法]德里达,朱刚译:《哲学的第一任务:对发生的重新激活》,世界哲学,20(3):5.

人工辅助生殖、基因研究、胚胎研究、克隆技术、安乐死等,这些生命伦理命题引起多方面的争论,尽管世人对这些问题的看法可以是多元的,但是行为选择的多元性却要受到限制与规范,尽可能发挥高技术的正面效应同时减低其带来的负面影响。对于社会整体而言,道德体系的稳定性是必须去维护的,更何况如果没有伦理和法律对其作出规范,被滥用的可能就增大。因此,一方面,尊重个人和团体的自由和创造性的多元性,另一方面建构生命伦理学的原则规范,既要具有"准绝对性",又具有巨大的包容性和理解力去尊重道德选择上的多样性。

3. 理性与信仰共融

后现代主义颠覆从近代延续到现代的主要思维模式,反对把科学认知方式当成哲学思维的样板,反对把丰富多彩的世界还原为一种基质,反对用一种僵硬的思维模式解决不同性质的问题,反对在宇宙和人类中预设中心。其实这些颠覆都是与哲学的使命及本性相合的,因为哲学思维的前提就是反思和批判,不承认一切先人之见,但同时面对当下人类生存与信仰的危机往往表现出对科学、自由理性之信心的减弱或者丧失。相对主义、虚无主义均表达了对理性的蔑视。在生命伦理学的建构中,不能寄希望于建立一种单一的、抽象的、绝对的道德理念。我们应认识到,麦金泰尔所描述的现代启蒙工程的失败,并不是理性的终结,而是暴露出理性的限度,理性的限度并不代表理性的无能,对理性限度的反思正是理性本身的贡献。中国生命伦理学需要理性,同时包含精神的信仰,只有信仰才能形成对生命的爱,才能不断地促使人类对生命的审慎思考。生命伦理学是对生命的爱,从中国的墨子、希腊的柏拉图、基督教的奥古斯丁和德日进,许多学者认为爱是存在于宇宙中单独的最有效的力量。任何一种体系如果不能认识到这种力量和人类情感特征,将注定会失败的。[①] 所以当下社会,理性在把握现实世界,思考人类社会生活的一般规律方面仍然发挥着主要作用。另一方面,人需要信仰,需要精神,需要情感,科学理性的功利化所造成的恶果,需要信仰来拯救。没有信仰依托的理性,其限度只会无限度地放大。中国的生命伦理学需要构建自己的精神家园。

---

① ［新西兰］Darril Macer,马晶译、孙慕义校:《生命伦理学是对生命的爱》。见:樊浩、成中英主编,孙慕义执行主编:伦理研究(生命伦理学卷·2007—2008)(上册),东南大学出版社,第137页。

日益更新的技术革命加之后现代道德多元化境遇都在深刻地改变着人们的生活，因而俗世社会需要维护和建立社会生活秩序与个体生命秩序之价值原理的道德哲学。生命伦理学应当是一种发展伦理学，发展伦理学认识到需要运用比常规道德伦理更多的东西来应付一整套复杂的多层面的价值问题，它不应限于固定的学术话语模式，它根据发展的核心问题使伦理批评和伦理战略超越工具性的应用，而走向重新构建伦理理论之路。后现代道德多元化境遇下的中国生命伦理学应当是一种"发展"的伦理学，立足当下，面向未来，是对自身"发展"的伦理反思和伦理战略，体现自身的生命力之发展。

参 考 文 献

[1] 钱穆:《现代中国学术论衡》,岳麓书社,1986 年版.

[2] 米兰·昆德拉:《生活在别处》,安丽娜译,青海人民出版社,1998 年版.

[3] 罗伯特·施佩曼:《道德的基本概念》,沈国琴等译,译文出版社,2007 年版.

[4] 亚里士多德:《尼克马科伦理学》,苗力田译,中国社会科学出版社,1990 年版.

[5] 莫里斯·梅洛-庞蒂:《知觉现象学》,姜志辉译,商务印书馆,2001 年版.

[6] 保罗·利科:《论现象学流派》,蒋海燕译,南京大学出版社,2010 年版.

[7] 王力:《老子研究》,天津市古籍书店,1989 年版.

[8] 南怀瑾:《易经杂说》,中国世界语出版社,1994 年版.

[9] 周辅成:《论中外道德观念的开端》,载《中西哲学与文化比较新论》,人民出版社,1995 年版.

[10] 马太福音,5:20.

[11] 卡尔·白舍客:《基督宗教伦理学(第二卷)》,静也等译,上海三联书店,2002 年版.

[12] 罗素:《西方哲学史(上)》,马元德译,商务印书馆,1963 年版.

[13] 柏拉图:《斐多》,杨绛译,辽宁人民出版社,2000 年版.

[14] 王瑞鸿:《身体社会学——当代社会学的理论转向》,华东理工大学学报(社会科学版),2005(4).

[15] 赵敦华:《西方哲学简史》,北京大学出版社,2000 年版.

[16] 笛卡尔:《第一哲学沉思集》,庞景仁译,商务印书馆,1986 年版.

[17] 布莱恩·特纳:《身体与社会》,马海良、赵国新译,春风文艺出版社,2000 年版.

[18] 文军:《身体意识的觉醒:西方身体社会学理论的发展及其反思》,华东师范大学学报(哲学社会科学版),2008(6).

[19] 尼采:《苏鲁支语录》,徐梵澄译,商务印书馆,1997 年版.

[20] 马丁·海德格尔:《尼采十讲》,苏隆译,中国言实出版社,2004 年版.

[21] 尼采:《查拉斯图拉如是说》,尹溟译,文化艺术出版社,1990 年版.

[22] 尼采:《权力意志——重估一切价值的尝试》,张念东、凌素心译,商务印书馆,1996 年版.

[23] 莫里斯·梅洛-庞蒂:《知觉的首要地位及其哲学结论》,王东亮译,生活·读书·新知三联书店,2002 年版.

[24] 约翰·奥尼尔:《身体形态:现代社会中的五种身体》,张旭春译,春风文艺出版社,1999 年版.

[25] 米歇尔·福柯:《疯癫与文明》,刘北成、杨远婴译,生活·读书·新知三联书店,2003 年版.

[26] 米歇尔·福柯:《临床医学的诞生》,刘北成译,译林出版社,2001 年版.

[27] 米歇尔·福柯:《性经验史(第 1、2、3 卷)》,佘碧平译,上海人民出版社,2000 年版.

[28] 让·波德里亚:《消费社会》,刘成富、全志钢译,南京大学出版社,2000 年版.

[29] 汪民安、陈永国编:《后身体:文化、权力和生命政治学》,吉林人民出版社,2011 年版.

[30] 迈克·费瑟斯通:《消费文化与后现代主义》,刘精明译,译林出版社,2000 年版.

[31] 葛红兵:《身体伦理学》,学林出版社,2000 年版.

[32] 周与沉:《身体:思想与修行》,中国社会科学出版社,2005 年版.

[33] 王晶波:《相术起源与中国古代命运观》,甘肃社会科学,2004(5).

[34] 肖萐父、李锦全主编:《中国哲学史》,人民出版社,1982 年版.

[35] 李海燕:《儒家伦理与传统医德》,武汉科技大学学报(社会科学版),2003(4).

[36]《四书五经》,北京古籍出版社,1996 年版.

[37] [魏]王弼注,[唐]陆德明音义,孔颖达疏:《周易注疏》,文渊阁四库全书本.

[38] 陈鼓应:《庄子今注今译》,中华书局,1983 年版.

[39] 辛战军:《老子译注》,中华书局,2008 年版.

[40] [汉]董仲舒:《春秋繁露》,上海古籍出版社,1989 年版.

[41] 姚春鹏(译注):《黄帝内经》,中华书局,2010 年版.

[42] [唐]孙思邈撰,焦振廉等校注:《备急千金要方》,中国医药科技出版社,2011 年版.

[43] [唐]孙思邈撰,朱邦贤、陈文国校注:《千金翼方校注》,上海古籍出版社,1999 年版.

[44] [明]李时珍:《本草纲目》,人民卫生出版社,1982 年版.

［45］［明］陈实功：《外科正宗》,中医古籍出版社,1999 年版.

［46］许结：《中国文化史纲》,广西师范大学出版社,2002 年版.

［47］詹石窗、谢清果：《中国道家之精神》,复旦大学出版社,2009 年版.

［48］孙以楷、陆建华：《道家与中国哲学(先秦卷)》,人民出版社,2004 年版.

［49］陈广忠、梁宗华：《道家与中国哲学(汉代卷)》,人民出版社,2004 年版.

［50］陆建华等：《 道家与中国哲学(魏晋南北朝卷)》,人民出版社,2004 年版.

［51］方立天：《中国佛教与传统文化》,上海人民出版社,1988 年版.

［52］刘长林：《中国系统思维》,中国社会科学出版社,1990 年版.

［53］薛公忱主编：《中医文化溯源》,南京出版社,2013 年版.

［54］王明强：《〈庄子〉心读》,经济日报出版社,2007 年版.

［55］王明强：《〈老子〉庄语——从〈庄子〉视角的一种品读》,中国物资出版社,2012 年版.

［56］毛继祖：《蓝琉璃》,上海科学技术出版社,2012 年版.

［57］马大正：《清代蒙古高僧传译辑》,全国图书馆文献缩微复制中心,1990 年版.

［58］特沫若：《瑞应寺》,辽宁民族出版社,2003 年版.

［59］马克思、恩格斯：《马克思恩格斯选集第 4 卷》,人民出版社,1972 年版.

［60］孙懿：《从萨满教到喇嘛教》,中央民族大学出版社,2002 年版.

［61］［瑞典］多桑：《多桑蒙古史(上册)》,冯承钧译,中华书局,1962 年版.

［62］内蒙古大学历史系蒙古史研究室编：《蒙古史研究参考资料》(第 17 辑,内部资料),1965 年版.

［63］包路芳：《蒙古族的死亡观与临终关怀》,社会科学,2007(9).

［64］宝龙：《蒙医学与中医学的比较研究》,黑龙江中医药大学 2004 年博士论文.

［65］何亮亮：《维吾尔族传统的伦理思想》,西域研究,1995(6).

［66］范丽娜：《优素甫·哈斯·哈吉甫的伦理思想研究》,新疆师范大学 2011 年硕士论文.

［67］陈青萍：《〈福乐智慧〉健康史料探索》,陕西师范大学 2007 年博士论文.

［68］季羡林：《敦煌学、吐鲁番学在中国文化史上的地位和作用》,红旗,1986(3).

［69］努尔兰·肯加合买提：《乌太波衣达克和他的〈医药志〉》,新疆大学 2003 年硕士论文.

［70］努巴河提·斯马胡勒：《哈萨克族医学概论》,中国古籍出版社,2010

年版.

[71] 乌太波衣达克：《医药志（哈文版）》，新疆科技卫生出版社，1994年版.

[72] 任宏：《浅谈补法在老年病中的运用》，内蒙古中医药，2012(11).

[73] 金贵：《试论〈正教真诠〉的伊斯兰人道思想》，"第二次回族学国际学术研讨会"论文汇编，2006年.

[74] 陈卫川：《回族医药概论》，中国民族医药杂志，2008(1).

[75] 黄宝栋：《回回清真养生学（下）》，中国民族医药杂志，2008(8).

[76] 冯怀信：《〈古兰经〉人学思想探析》，郑州大学学报，1999(6).

[77] 牛阳：《〈回回药方〉研究》，阳光出版社，2010年版.

[78] 诸国本：《中国民族医药散论》，中国医药科技出版社，2006年版.

[79] 古文凤：《漂泊的家庭：苗族》，云南人民出版社，2003年版.

[80] 吴晓丽：《论苗医护理理念及其在现代护理中的实践作用》，中国民族民间医药杂志，2004(71).

[81] 游来林：《传统苗医药文化对苗药发展的影响》，贵州民族学院学报（哲学社会科学版），2011(5).

[82] 滕建甲：《苗族整病技法》，中国古籍出版社，2011年版.

[83] 郭正春：《纳西东巴文化中的伦理观研究》，2005年清华大学硕士论文.

[84] 和万宝：《东巴古籍译注全集·第1卷》，云南人民出版社，1999年版.

[85] 孙慕义：《后现代生命神学》，文峰文化事业有限公司，2007年版.

[86] 周辅成：《西方伦理学名著选辑》，商务印书馆，1964年版.

[87] [德] 马克思、恩格斯：《马克思恩格斯全集·第19卷》，人民出版社，1963年版.

[88] 何兆雄：《中国药业伦理史》，上海医科大学出版社，1988年版.

[89] 孙慕义、马家忠：《新医学伦理学概论》，哈尔滨出版社，1995年版.

[90] 赵洪钧：《近代中西医论争史》，安徽科学技术出版社，1989年版.

[91] 朱琼瑶：《医药职业道德概论》，中国医药科技出版社，1989年版.

[92] 何裕民：《差异·困惑与选择——中西医学比较研究》，沈阳出版社，1990年版.

[93] 伍天章：《现代医学伦理学》，广东高等教育出版社，1994年版.

[94] 薛公忱：《中医文化研究·第一卷：中医文化溯源》，南京出版社，1993年版.

[95] 李良松、郭洪涛：《中国传统文化与医学》，厦门大学出版社，1990年版.

[96] 杜治政：《医学伦理学探新》，河南医科大学出版社，2000年版.

[97] 刘长林：《内经的哲学和中医学的方法》，科学出版社，1982年版.

[98] 马伯英：《中国医学文化史》，上海人民出版社，1994年版.

[99] 卢启华:《医学伦理学》,华中科技大学出版社,2003 年版.

[100] 孙福川:《医学伦理学》,黑龙江人民出版社,2001 年版.

[101] 冯天瑜:《中华文化辞典》,武汉大学出版社,2001 年版.

[102] 石大璞:《医学中的伦理纷争》,西北大学出版社,1993 年版.

[103] 张其成:《中医哲学基础》,中国中医药出版社,2004 年版.

[104] [英] 爱德华·泰勒:《原始文化》,连树生译,上海文艺出版社,1992 年版.

[105] [美] 马斯洛:《马斯洛谈自我超越》,石磊编译,天津社会科学院出版社,2011 年版.

[106] 王旭东:《中医美学》,东南大学出版社,1989 年版.

[107] H. Tristram Engelhardt, JR. *The Foundations of Christian Bioethics*. Swets-Zeitlinger Publishers, 2000.

[108] Albert R. Jonsen. *The Birth of Bioethics*. New York Oxford, Oxford University Press, 1998.

后　记

　　修正完最后一段文字，仰天而叹，生活为何如此匆忙。残阳飞火，使生命沉醉。我们生活在一个充满变化和气象万千的时代，能够认真对某一个问题给予真心的关注、凝视，并通过驻足探究，能收获些许新的思想和新的颇有价值的发现，并不是一件很容易的事。真做起来，哪怕是一件小事，权当一种特别的欣慰。

　　细算起来，与生命伦理学结缘已逾30个年头，这些年因为主要从事党务与行政工作，虽然间或做一些教学与中医临床，也参与很多这方面的学术活动，但一直没有进行类似的规模式的专题研究与探索。生命伦理学已经有了一个长足的发展，研究水平也有很大的提高。就理论与实践的向度，更加深入进生命的本质和人的品行，并注重当下的人类生存状态，亦初步确立了一整套生命道德哲学体系和伦理建构；在形而上的研究上，更加归化于生命哲学的方法论；在生命科学实践或医务活动、卫生经济政策制定等方面，开始关注基础和文化传统的影响力和民族信仰基因的叙事。在这样的背景下，为总结、筛滤、评价和集成中华民族医学中的生命伦理资源，是一项很有意义的行动。我和我的研究组，因此做了这一尝试，获得了以上的初步成果，显然，还有很多缺憾，值得我们继续进行下去。

　　本研究得到了我的挚友东南大学孙慕义教授的鼎力帮助，他对于提纲和写作，给予了具体的指导，提出了许多宝贵的意见。项目组的同志们在资料文献整理和搜集过程中，付出了艰苦的劳动，课题的最后完成与他们的努力密不可分，他们是一支优秀的新生力量。在此，我深表感激！这个成果，是属于大家的。参与本项目研究的成员有：南京医科大学郭玉宇副教授，南京中医药大学王明强副教授，东南大学万旭博士，南京中医药大学包玉颖讲师、张洪雷副教授、王进讲师。还要感谢的是东南大学出版社刘庆楚编审，作为本书的责任编辑作出了无私的奉献。

最后,需要申明的是,这个项目受到了江苏省医学人文社会科学基金委员会的支持,我本人对委员会的专家们表示诚挚的谢意!

我想,有目的的人生,才可以成为人文的人生;钱穆有道:"日何为而照耀? 地何为而运转?"生命或身体,因文化而演成,因伦理的道义而修为,又为自由或生或死,亦可谓自然人生之目的;然终约一言,我们不可离人而成为我、完成我,以此所感,医乃仁术,应作为完成和实现自我的永恒的大词。

马家忠

2013 年 8 月 20 日于南京仙林